AF500414

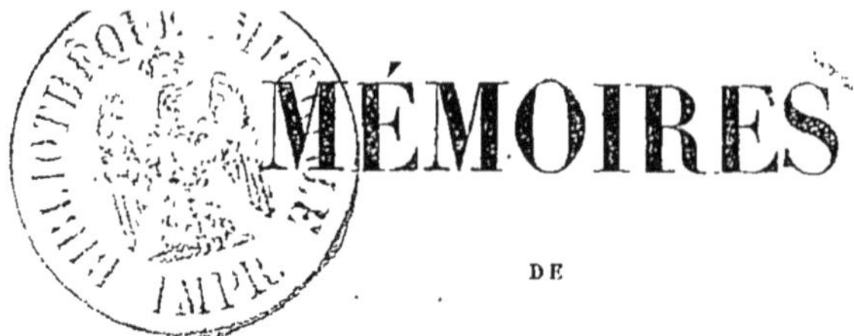

MÉMOIRES

DE

MÉDECINE ET DE CHIRURGIE

PRATIQUES

PAR

LE Dr PROSPER HULLIN

MÉDECIN EN CHEF DE L'HÔPITAL DE MORTAGNE (VENDÉE),

Lauréat et membre correspondant de l'Académie impériale de médecine,

Correspondant de la Société de médecine d'Angers, de la Société impériale académique de Nantes,

Honoré, en 1854, d'une mission officielle dans l'Aube pour y traiter le Choléra, etc.

Un volume in-8° de 527 pages, avec 4 planches. Paris, 1862, chez J. B. BAILLIÈRE et FILS, libraires de l'Académie impériale de médecine, rue Hautefeuille, 19. — Prix : 6 francs.

L'ouvrage de M. PROSPER HULLIN, que nous avons publié récemment sous ce titre, a déjà été l'objet des éloges des praticiens les plus compétents.

Pour faire apprécier l'intérêt et le mérite de ce livre, nous ne croyons pouvoir mieux faire que de reproduire ici quelques-uns des articles qui lui ont été consacrés par divers journaux de médecine.

I

(Extrait de la *Gazette des hôpitaux* du 7 mars 1863.)

BIBLIOGRAPHIE.

Mémoires de médecine et de chirurgie pratiques, par M. le docteur Prosper HULLIN, médecin en chef de l'hôpital de Mortagne (Vendée).

Dans toutes les sciences, dans toutes les branches des connaissances humaines, il y a des hommes qui font métier d'écrire : aucune, peut-être, n'en a davantage que la médecine; c'est qu'aucune autre ne prête plus à la discussion.

A côté de ces hommes honorés du titre de savant, il en est d'autres qui, exclusivement livrés à la profession, ne songent qu'à l'exercer avec honneur : ce sont les artistes, les praticiens; ceux-ci n'aspirent pas à la gloire d'auteur, mais ils ne s'interdisent pas non plus de prendre la plume quand ils ont quelque chose de bon, d'utile à dire.

M. P. Hullin appartient à la classe des praticiens : fils lui-même d'un médecin distingué, il a pris de son père les talents et l'amour pour la science qu'il cultive avec le même zèle que s'il en faisait ressource.

L'ouvrage qu'il vient de publier n'a rien des traités élémentaires ou didactiques; c'est une collection de Mémoires sans rapport entre eux dont les hasards de la pratique lui ont fourni les sujets et les matériaux.

La vaccine y tient une grande place. Lorsqu'elle fit son entrée en France, sous les auspices de Woodwille, en 1800, le père de M. Hullin se prit d'une espèce de passion pour cette salutaire pratique ; il y avait alors quelque mérite à la défendre contre la critique, qui ne manque jamais aux nouvelles découvertes.

Aujourd'hui le sujet est un peu usé ; mais M. Hullin a trouvé le moyen de le rajeunir par des expériences nouvelles; et, par exemple, le premier il a mesuré au thermomètre toutes les variations de température que peut éprouver le virus-vaccin sans s'altérer dans sa constitution, sans perdre la faculté de se substituer à la petite vérole; il a inventé un instrument avec lequel la main la plus inexpérimentée vaccine aussi sûrement que la main la plus habile et la plus exercée. Ces études, et d'autres que j'omets, ont mérité à M. Hullin les récompenses les plus élevées de l'Académie impériale de médecine : quatre médailles d'or, dix médailles d'argent.

Dans ce même livre, on trouvera un mémoire intéressant sur *les polypes de l'utérus, du vagin et du rectum*. M. Hullin propose de nouveaux procédés et de nouveaux instruments pour la ligature de ces polypes : il avait à faire la ligature d'un polype utérin, les instruments en usage y avaient échoué; M. Hullin en imagina de sa façon et débarrassa heureusement sa cliente d'une maladie qui la conduisait promptement à la mort par l'abondance et le retour des hémorrhagies : ainsi font les grands praticiens !

La réputation de M. Hullin dans le traitement des maladies des femmes en fit presque un accoucheur malgré lui : on l'appelait dans les cas difficiles; le goût de l'art obstétrical lui vint en l'exerçant; quelque naturels que soient en général les accouchements, il y en a d'impossibles, comme lorsque la tête du fœtus est hors de proportion avec la filière du bassin de la mère. Alors l'accoucheur n'a souvent d'autre ressource que de sacrifier l'enfant; mais cela même a ses dangers. M. Hullin a imaginé un nouvel instrument, qu'il appelle du nom un peu barbare de *céphalapagotome*, pour faire entendre par ses racines qu'il coupe la tête en l'attirant au dehors.

Cet instrument, M. Hullin n'en a pas fait usage, que je sache, sur le vivant; mais il a été l'objet d'un rapport devant l'Académie, dont la dernière conclusion proposait d'inscrire le nom de l'auteur parmi les candidats au titre de correspondant. C'était en 1838, sous la présidence de Moreau, celui-là même dont l'amphithéâtre de la Faculté de médecine vient d'entendre l'éloge. En effet, M. Hullin fut nommé correspondant, le plus grand honneur que puisse ambitionner un médecin des départements.

Je ne puis me résoudre à continuer cette analyse : je sais trop que la rapidité de ma plume nuit à l'auteur, plutôt qu'elle ne le sert; mais comment la traîner sur douze ou quinze mémoires des plus importants et sans liaison entre eux?

Il y en a sur tous les sujets :

Sur une épidémie de dyssenterie qui a régné à Mortagne, la patrie de l'auteur;

Sur une épidémie de croup dans la même ville;

Sur les effets thérapeutiques du tannate de quinine;

Sur l'éclampsie;

Sur l'utilité de créer des salles mortuaires d'attente;

Sur d'autres encore, etc.

Mais, parmi ceux que j'omets ou que je comprends dans cet *et cætera*, il en est dont il faut dire au moins l'occasion, car elle est des plus honorables pour l'auteur.

C'était en 1854; le choléra venait d'éclater épidémiquement dans quelques départements. L'autorité supérieure, effrayée, demanda des secours aux compagnies savantes; celles-ci firent appel aux hommes de talent et de dévouement : M. Hullin s'offrit et fut agréé. On l'envoya dans le département de l'Aube; jamais médecin ne répondit mieux à la confiance du public et aux espérances de l'administration. Le conseil municipal de Champignol, le sous-préfet de Bar-sur-Aube, interprètes des sentiments de leurs concitoyens, exprimèrent à M. Hullin leur reconnaissance et leur satisfaction; M. le préfet de l'Aube et M. l'évêque de Troyes firent mieux encore; à tant de services, ils décernèrent la décoration de la Légion d'honneur. M. Hullin a aujourd'hui un titre de plus dans l'ouvrage qu'il vient de publier. Tout praticien qui tient à connaître les innovations scientifiques lira avec plaisir et bénéfice les mémoires du laborieux médecin de Mortagne.

Dr Bousquet, de l'Académie impériale de médecine.

II

(Extrait de l'*Union médicale* du jeudi 12 mars 1863.)

BIBLIOTHÈQUE.

Mémoires de médecine et de chirurgie pratiques, par M. le docteur Prosper HULLIN, médecin en chef de l'hôpital de Mortagne (Vendée), lauréat et membre correspondant de l'Académie impériale de médecine, etc. Un vol. in-8°, accompagné de planches. Paris, 1862, J.-B. Baillière et fils, libraires.

Il faut aimer, honorer, respecter le médecin de campagne. Le bien qu'il fait est immense, et trop souvent il le fait sans retentissement, sans récompense. Mais quand, au soir de cette vie de labeurs et de peines, il trouve le loisir de se recueillir, de donner un enseignement, de produire les résultats de son expérience, de publier un livre, il faut l'admirer, car sa main a dû rester longtemps hésitante avant de livrer ses premiers feuillets à cet homme terrible qu'on appelle l'imprimeur, ce créateur de quelques réputations légitimes, cet assistant de tant d'avortements, ce croque-mort de tant d'espérances. Éloigné des grands foyers de la science, des bibliothèques, il ne peut puiser qu'en lui-même, dans ses souvenirs, dans sa pratique, les idées et les faits qu'il veut produire. Il sait d'avance qu'il doit lutter contre l'indifférence aujourd'hui générale pour la littérature médicale, et bien plus grande encore pour les publications qui émanent d'ailleurs que de Paris. Et, puisque l'occasion m'en est offerte, je suis bien aise de dire que le froid accueil que reçoivent les livres de province vient beaucoup moins de Paris que de la province elle-même. La province n'a d'yeux que pour Paris. Un journaliste de province disait naguère :

« Il faut que Paris sache que Paris n'est pas tout. »

Eh! cher confrère, il n'y a guère que nous, Parisiens, qui sachions cela. Nous sommes, ici, si bien pénétrés de cette croyance-là, que, depuis plusieurs années, nous avons institué, dans ce journal, une *Chronique médicale des départements*, où nous cherchons à mettre en lumière tout ce qui se produit en province de bon et d'utile à connaître. Il est vrai que nous n'en sommes pas toujours agréablement récompensés, mon collaborateur et moi. Mais il y a longtemps que nous pensons, avec d'Alembert, qu'il « ne faut pas se croire malheureux d'avoir fait cent ingrats pour acquérir un ami. »

Nous voudrions le devenir, l'ami du confrère modeste, instruit et méritant, qui vient de publier le livre dont le titre est plus haut indiqué. Il s'en exhale comme un parfum de cette bonne et saine pratique de campagne, soigneuse, attentive et charitable; de cette pratique qui fait dire : Voilà un médecin qui aime son art, qui y croit, qui le respecte en cherchant à en approfondir les secrets, à en employer intelligemment les moyens.

Ce volume est, comme son titre l'indique, un recueil de mémoires de médecine et de chirurgie. Plusieurs de ces mémoires ont reçu la haute approbation de l'Académie de médecine et ont valu à leur auteur le titre de membre correspondant de cette compagnie. Les praticiens liront avec avantage le mémoire intitulé : *Procédés et instruments nouveaux pour détruire les polypes de l'utérus, du vagin et du rectum.* Ce travail est destiné à montrer que la ligature est souvent le seul moyen à employer, et que ce moyen est aussi innocent que les autres, quand l'opération est faite avec prudence, et que les malades, placés dans des conditions avantageuses, sont soignés avec toutes les précautions convenables. Les observations contenues dans ce mémoire sont très-saisissantes. M. Hullin a appliqué coup sur coup deux ligatures, et a employé un procédé et des instruments qui lui sont propres. Des figures représentent ses instruments. On y trouve ce sage précepte, si oublié par nos chirurgiens toujours si pressés de faire connaître leurs succès, que l'on doit attendre longtemps avant de publier les résultats d'une opération de ce genre, dans la crainte de donner comme guéries des femmes qui n'ont éprouvé qu'un soulagement passager.

De tous les sujets traités par M. Hullin, il en est un, dit-il, qui lui « tient particulièrement à cœur, » c'est celui dans lequel il a résumé sa pratique de la vaccine et de la revaccination. Avec quelques rares confrères, parmi lesquels il ne faut pas oublier le regrettable docteur Fiard, M. Hullin a été l'un des premiers, dès 1829, à proclamer le dogme nouveau, très-contesté alors, aujourd'hui à peu près universellement admis, de la vertu préservatrice temporaire de la vaccine et de l'utilité des revaccinations. « En 1829, dit-il, nous n'étions, à ma connaissance, que vingt-huit médecins à soutenir qu'une seule vaccine ne suffisait pas pour préserver tous les sujets sans retour; mais, en même temps, nous enseignions les moyens de compléter, par une seconde vaccination, ce que la première pouvait avoir laissé d'incomplet.

« Aujourd'hui tout le monde, en France et hors de France, paraît se rapprocher de la minorité de 1829; comment ne serais-je pas fier d'en avoir été, quelque petite que soit la place que j'y ai tenue? On vaccine et revaccine partout, et on fait bien. »

Les autres mémoires sont consacrés à la description d'instruments d'obstétrique, à la relation d'un cas remarquable d'éclampsie, de plusieurs épidémies, de dyssenterie, de croup, etc.

Nous signalons un fait très-curieux à l'occasion duquel M. Hullin a trouvé le moyen de débarrasser, sans instruments, une vessie dans laquelle s'était glissé un crayon de 5 centimètres de long sur un diamètre de 6 millimètres. Voici ce moyen : il conseilla au malade de retenir longtemps ses urines, de lier même la verge, et, lorsqu'il n'y pourrait plus tenir, de passer devant une table, le tronc fléchi, de manière à former avec le bassin un angle d'environ 45°, de tenir les bras et les jambes assez courbés, et les mains cramponnées aux bords de cette table, afin de faire une forte inspiration et d'expulser vivement les urines.

Ces conseils eurent un plein succès; dès la première tentative, le crayon fut rejeté à trois pas du malade, et cela sans avoir beaucoup souffert.

C'est par la connaissance d'une loi d'hydrostatique que M. Hullin a été très-judicieusement guidé en donnant ce conseil ingénieux. On sait que quand on rempli d'eau un vase muni dans son bas-fond d'une ouverture plus ou moins étroite, et qu'on ouvre tout à coup cette ouverture, le liquide s'échappe en formant un tourbillon à la surface, lequel s'empare des corps flottants et les fait tourner sur eux-mêmes en les forçant de présenter au passage l'une de leurs extrémités. La vessie représente très-bien le vase dont nous venons de parler, et c'est cette analogie que M. Hullin mit si heureusement à profit. Au dire de M. Bousquet, feu Sédillot se débarrassait par ce moyen de petits calculs qui se formaient dans sa vessie.

On le voit, ni l'intérêt ni la variété ne manquent à cet ouvrage.

Je termine en félicitant M. Hullin de cette production, et en engageant surtout les médecins de campagne à lire cet ouvrage. Nous, ici, nous sommes heureux de le signaler; c'est à eux qu'il appartient d'encourager et de remercier leur habile et ingénieux confrère.

Amédée Latour.

III

(Extrait du *Bulletin général de thérapeutique médicale et chirurgicale* du 15 décembre 1862.

BIBLIOGRAPHIE.

Mémoires de médecine et de chirurgie pratiques, par M. le docteur Prosper HULLIN, médecin en chef de l'hôpital de Mortagne (Vendée).

Lorsqu'un homme comme le docteur Hullin, qui porte le poids du jour de la pratique, vient frapper à notre porte pour nous offrir un livre qui est le produit pur de son expérience, nous l'accueillons toujours avec bonheur; et notre estime lui est immédiatement acquise, si, sous l'écrivain qui s'efforce d'élucider quelques points de la science, nous sentons l'homme qu'anime un sincère amour de l'humanité. A ce double titre, que l'ouvrage du laborieux médecin de Mortagne soit le bien venu, et que la critique lui soit légère, car il s'agit ici bien moins de science spéculative que de science en action.

Nombreux et fort divers sont les sujets traités dans cet intéressant volume; c'est ainsi que l'auteur s'occupe tour à tour des polypes de l'utérus, du vagin et du rectum, des moyens d'extraire mécaniquement un enfant plus ou moins volumineux d'un bassin rétréci, de l'éclampsie, de la fracture du tibia et du péroné, de la vaccine, de la variole et des revaccinations, de la dyssenterie épidémique, de l'angine couenneuse, du choléra épidémique, de l'influence thérapeutique du tannate de quinine, etc. L'auteur ne s'est pas préoccupé du soin de classer méthodiquement ces sujets divers, autant au moins qu'ils pouvaient se prêter à un ordre quelconque, et il a eu raison : cet ordre eût été un pur artifice qui n'eût en rien éclairé les matières qu'il avait à traiter. Je préfère de beaucoup ce désordre apparent qui traduit bien la mobilité de la pratique, à un ordre tout factice qui n'eût porté que sur les apparences. Nous allons dire en peu de mots les questions principales sur lesquelles la pratique de M. le docteur Hullin lui a permis de faire des observations intéressantes.

Sous le nom de *croup*, il est évident que le laborieux médecin de Mortagne traite à la fois et de cette détermination morbide particulière et de l'angine couenneuse. Cette angine, même alors qu'elle conserve bien encore cette dénomination, est bien souvent un simple herpès guttural, qui, dans l'immense majorité des cas, n'a aucune espèce de gravité : il n'y a là ni tendance à envahir le larynx, la trachée, les bronches, ni source d'intoxication qui peut entraîner la mort en généralisant dans l'économie une influence incompatible avec la permanence de la vie. Bien que sur cette question, toujours si actuelle, il y ait, dans le livre de notre laborieux confrère, un peu de vague qui obscurcit nécessairement les conclusions de l'habile médecin de l'hôpital de Mortagne, il ne ressort pas moins des observations de l'auteur divers enseignements utiles à la pratique. Il en est de même du chapitre relatif à la dyssenterie; nous aurions aimé que l'auteur eût demandé à l'anatomie pathologique les lumières qu'elle peut fournir sur cette question, et qui eussent éclairé utilement le diagnostic. Avec un tact médical qu'on ne trouve pas toujours dans les praticiens mêmes qui ont vu beaucoup, M. Hullin fait justement remarquer, à l'égard de l'épidémie dyssentérique grave qu'il a eu occasion d'observer, que la thérapeutique, dans ce cas comme dans une foule d'autres, n'est point un lit de Procuste sur lequel on doive placer tous les malades indistinctement. Il y a sur ce point, dans le livre de notre habile confrère, quelques remarques judicieuses sur lesquelles nous appelons l'attention.

Le choléra, parmi les maladies diverses dont parle M. Hullin dans son livre, est encore une épidémie grave où il n'a pas laissé de faire quelques remarques qui ne sont pas sans valeur. En un mot, si ce n'est pas dans cet ouvrage, qui n'en a du reste nullement l'ambition, qu'on peut chercher la solution des questions qui y sont abordées, l'auteur, au moins, en esprit judicieux et consciencieux tout ensemble, se tient ferme dans la ligne d'observation pure qu'il s'est tracée, et ces mémoires seront lus avec plaisir et profit par tous les médecins qui n'estiment pas que le monde finisse là où leur vue s'arrête, et aiment à bénéficier de l'expérience des autres.

IV

(Extrait de l'*Abeille médicale* du 23 mars 1863, page 98.)

Compte-rendu des **Mémoires de médecine et de chirurgie pratiques** du docteur Prosper HULLIN, médecin en chef de l'hôpital de Mortagne (Vendée).

Lorsque M. le docteur Prosper Hullin publia son premier ouvrage, c'était, si j'ai bonne mémoire, en 1832, époque où le choléra sévissait avec fureur à Paris. Il était jeune alors, il aimait la science de toutes les ardeurs de son esprit; or, frappé de l'inanité thérapeutique vis-à-vis le fléau, et ne consultant que l'humanité, son courage et son abnégation, il partit pour la capitale, se distingua dans les hôpitaux par son dévouement, et revint en province, où, dans un mémoire plein d'aperçus nouveaux, il donnait d'excellents conseils à ceux de ses confrères qui n'avaient pas encore suivi l'épidémie.

Vous le voyez, M. Hullin s'annonçait déjà comme un savant, utile à son pays, voué à la science, et devant plus tard, par l'importance de ses travaux, prendre un rang distingué parmi les praticiens penseurs et inventeurs. Puis quel magnifique début dans la carrière médicale! offrir spontanément sa vie, son cœur, son intelligence..... sublime holocaüste! Et pourtant ce fut un fait bien naturel pour sa nature, car vingt-deux ans plus tard, en 1854, alors que le froid égoïsme habituel eût pu déjà s'emparer de lui, nous le voyons, avec l'élan d'un jeune homme, quitter son pays, ses amis, pour affronter une seconde fois le fléaû redoutable, en prodiguant ses secours aux habitants de l'Aube. C'était une belle mission, qu'il ne tenait que de lui et de sa générosité; aussi, puissions-nous dire, en passant, que c'est par là que nous l'avons admiré toujours, depuis que nous avons eu l'avantage de le connaître. Cependant l'homme qui le jugea le mieux dans la circonstance, ce fut Monseigneur Pierre-Louis Cœur, évêque de Troyes, mort au mois d'octobre 1860. Le digne évêque comprit aussitôt l'homme supérieur, et lui voua son amitié. Ce fut une heureuse compensation et un encouragement vers des voies nouvelles.

Monsieur le docteur Hullin s'est toujours montré l'infatigable combattant des épidémies. Bien plus, apportant dans son art la sagacité et l'esprit d'observation qui le distinguent, il a su créer des instruments nouveaux, simplifier des méthodes opératoires, et propager la vaccine; à ce point qu'on peut affirmer que M. le docteur Bousquet, de l'Académie, et notre honorable ami ont été depuis près de 30 ans les deux travailleurs émérites de cette importante question.

Aussi est-ce dans leurs travaux que peut se puiser une sérieuse connaissance de la vaccine et de son précieux exercice. L'auteur possède un excellent système ; il ne construit pas à plaisir d'aventureuses hypothèses, fruit d'un esprit superficiel, il s'appuie simplement sur la grande loi de la science, la loi des faits. En un mot, cet ouvrage révèle un patient et judicieux observateur, qui a pris pour théâtre de ses expériences le pays où il exerce, avec ses nuances et ses influences diverses. Pour accréditer ses écrits, il a dû ajouter à ses constants efforts la puissance de l'action, de la persuasion et de l'exemple. Qu'a-t-il donc fait? Pendant 30 ans, il a parcouru les campagnes de la Vendée et les départements voisins, terrassant l'ignorance, vaccinant malgré les préjugés, et finissant enfin par s'emparer de la sympathie générale par son talent de praticien et son honnête popularité. Voilà, j'espère, un héroïque dévouement puisé dans la conviction profonde qu'un médecin, digne de ce beau nom, doit toujours se rendre utile à ses semblables. Que ne puis-je énumérer les services qu'il a rendus, ses grandes et généreuses pensées ! Il me suffit heureusement de le juger comme confrère.

Enfin, au bout de trente longues années, quand il a bien vu, bien observé, bien conçu, il vient nous parler avec franchise, avec indépendance, nous présenter loyalement ses opinions choisies et ses travaux, en écartant dédaigneusement les théories personnelles pour n'enseigner que le vrai.

Voici les principaux articles qui composent le livre de M. Hullin et qui traitent tantôt de médecine, tantôt de chirurgie ; cela s'explique facilement, car les différentes branches de la médecine sont liées par des principes communs, par des services mutuels ; il n'y a point de séparation tranchée dans l'art de guérir. Le premier chapitre est intitulé : *Instruments et procédés pour détruire les polypes de l'utérus, du vagin et du rectum.* Il est accompagné de planches.

Ici, l'auteur a prouvé, comme tant d'autres inventeurs, que la nécessité a toujours été, par excellence, la mère de l'industrie : c'est une difficulté vaincue par une heureuse idée, que partagent aujourd'hui les meilleurs praticiens.

Viennent ensuite des *instruments obstétriques, destinés à l'extraction d'un enfant plus ou moins volumineux d'un bassin plus ou moins rétréci*. Le céphalapagotome n'a rien à craindre des instruments moins récents ; à lui seul, il réunit quatre instruments : un céphalotome, un tire-tête, un crochet aigu et un repoussoir. Le *forceps multiple* du docteur Hullin résume aussi à la fois les divers avantages du forceps ordinaire, du forceps à dents, du forceps céphalotribe; et, pour cela, il ne s'agit que d'ajouter quelques pièces mobiles; aussi, les six expériences faites à la Maternité de Paris donnèrent d'excellents résultats et contribuèrent à faire obtenir à leur auteur le titre de membre correspondant de l'Académie impériale de médecine.

En troisième lieu, on lit des *réflexions pratiques et phrénologiques sur un cas remarquable d'éclampsie*. Observation saillante sous le rapport du traitement, des aperçus phrénologiques et des conclusions. Le chirurgien étudiera sans doute avec plaisir une intelligente *manière de guérir les fractures communicatives du tibia et du péroné, à l'aide d'un maillot et d'un corset*. La cinquième partie de l'œuvre est intitulée : *De la vaccine, de la variole, des revaccinations ; nouveau mode opératoire à l'aide d'une lancette spéciale. Moyen de conserver le vaccin.*

On reconnaît à l'instant la prédilection de l'auteur pour ce sujet qui est traité de main de maître ; là, on trouve la vérité et d'excellentes théories, que justifie l'expérience, car, dans sa vie, le docteur Hullin a vacciné près de 20,000 enfants.

En feuilletant toujours, nous trouvons des *observations sur une dyssenterie épidémique, et l'analogie de cette épidémie avec le choléra qui régnait à quelque distance.*

Dans cette occasion, le docteur fut non-seulement un philanthrope dévoué et acclamé, mais un médecin remarquablement heureux.

Le *croup épidémique de Mortagne* (1848) forme la septième partie; la huitième comprend un voyage médical à Paris, en 1832, pour étudier le choléra, et un rapport à M. le Ministre de l'agriculture, après une mission officielle dans l'Aube (choléra 1854).

L'auteur parle aussi de *la valeur thérapeutique du tannate de quinine*. Il décrit un *appareil fumigatoire* de son invention; dans la onzième partie, il s'étend avec logique sur l'utilité de *l'établissement des salles mortuaires d'attente; il raconte ensuite sa mission au congrès médical de Paris* (1845), et finit par une curieuse observation intitulée : *Des moyens de débarrasser sans instruments une vessie dans laquelle s'était glissé un crayon*. Le procédé est tout dynamique et d'une pratique aisée.

En résumé, la lecture de ces mémoires, en nous instruisant, nous a fait le plus vif plaisir, et nous dirons que l'auteur est un homme de persévérance, qui, au bout du sillon largement tracé, s'écrie du fond de son cœur : « Heureux moi-même si mon exem-« ple peut exciter l'émulation de mes honorables confrères livrés, « comme moi, aux durs travaux de la pratique des champs ! »

Que ces paroles si bien senties, si pleines de délicatesse et de désintéressement, suffisent pour disposer en faveur de l'ouvrage ceux qui ne connaissent pas encore l'auteur.

EUGÈNE LANDAIS,

Médecin à Nueil-sous-Passavent (Maine-et-Loire), ex-interne de l'hôpital civil de Saumur, et secrétaire de la Société de médecine de cette même ville.

V

(Extrait de la *Revue médicale* du 28 février 1863.)

BIBLIOGRAPHIE.

Mémoires de médecine et de chirurgie pratiques, par M. le docteur PROSPER HULLIN, médecin en chef de l'hôpital de Mortagne, en Vendée, 1 vol. in-8°.

L'auteur de ce volume nous paraît avoir embrassé dans sa pratique tout ce que le médecin exerçant en province se trouve à même de rencontrer sur la voie thérapeutique. La spécialité n'est pas le fait des villes où la population est restreinte ; elle fait bien ses affaires et celles de ses clients respectifs dans les grandes cités comme Paris, Lyon, etc., mais en dehors de ces grands centres de la civilisation, où les cas rares finissent par se trouver nombreux, en province, dans des villes et des villages, il faut que le médecin soit multiple et que sa pratique s'étende d'un bout à l'autre de la pathologie. Le livre que nous avons sous les yeux nous présente son auteur comme le type de cette classe de médecins.

La partie chirurgicale qui ouvre le volume, comprend plusieurs Mémoires parmi lesquels on distingue celui qui traite d'instruments et de procédés opératoires nouveaux pour détruire les polypes de l'utérus, du vagin et du rectum. Le lecteur trouvera dans ce Mémoire à la fois matière de souvenir et matière à apprendre. Le fractionnement des polypes volumineux au moyen de ligatures coup sur coup, comme les désigne l'auteur, est une pratique qui se recommande souvent à l'imitation, si elle ne peut pas tout à fait s'élever à la hauteur d'une méthode.

L'art des accouchements a sa part dans l'ouvrage de M. le docteur Hullin. On y peut lire avec fruit le Mémoire qui a pour objet l'extraction de l'enfant dans les cas difficiles. On y trouvera la description et l'usage d'un instrument complexe ou à plusieurs fins, que l'auteur imagina, et qui, sous le nom de céphalapagotome, indique l'opération à laquelle il est destiné par l'accoucheur.

La *Vaccine et les revaccinations* ont aussi occupé longuement l'esprit de notre auteur, à en juger par le Mémoire qui porte ce titre. M. Hullin, prenant part au débat qui s'agite depuis quelque temps entre les partisans et les adversaires de la vaccine, sur la liberté ou l'obligation légale du vaccin, ne transige pas sur ce point : il s'inscrit pour que la vaccine soit rendue obligatoire. Quant à l'affaiblissement du vaccin, il y pourvoit en demandant, avec les praticiens les plus compétents, que les revaccinations soient instituées tout comme les vaccinations. Avec son esprit inventif, M. Hullin ne devait pas toucher à la question sans penser aux instruments qui la rendent pratique ; aussi nous décrit-il une lancette spéciale, adaptée par lui à ce soin, un mode opératoire pour s'en servir, et enfin les moyens de conserver le vaccin. Pour ce qui regarde l'expérience qui donne le droit de parler, on peut dire que M. le docteur Hullin, ajoutant à la sienne l'expérience de son père, embrasse ainsi un laps de temps et une pratique soutenue, qui donnent à ses opinions une autorité médicale qu'on ne saurait prudemment contester.

Le sixième Mémoire de l'ouvrage est le fruit de l'observation qu'estimaient par-dessus tout les médecins du dix-septième siècle, le siècle des grands observateurs et des épidémistes, comme on les a très-convenablement désignés.

Ce Mémoire est intitulé : *Analogies de la dyssenterie épidémique de Mortagne en* 1849 *avec le choléra qui régnait en même temps aux environs de cette ville.*

Dans cette étude, on le pense, l'auteur pose la question de savoir si ces deux épidémies sont exclusives l'une de l'autre ; et, s'il ne la tranche pas par une affirmation positive, il n'en cherche pas moins à captiver l'attention pratique sur le fait de cette ville que le choléra enveloppe deux fois à dix-sept ans d'intervalle dans sa ceinture, et qu'il n'envahit pas tant que dure la dyssenterie qui coïncide au dedans avec la présence du terrible fléau au dehors.

Nous passons bien à regret sur deux Mémoires ayant pour objet deux missions médicales données à l'auteur dans une épidémie de croup et une épidémie de choléra asiatique, pour consigner les conclusions d'un autre Mémoire sur la valeur comparative du tannate de quinime de Barreswil, que son moindre prix aurait fait préférer au sulfate de quinine, s'il avait produit des résultats curatifs équivalents.

Le tannate de Barreswil fut envoyé à l'auteur en sa qualité de membre correspondant de l'Académie de médecine ; et la clinique expérimentale commença aussitôt. Dix-huit mois après et fondé sur quarante-huit observations, M. Hullin résumait ainsi le résultat de ses expériences :

1° Le tannate de quinine mérite de prendre place à côté du sulfate comme antipériodique ;

2° Si le sulfate est plus actif, le tannate est plus doux, et sera par conséquent mieux supporté par les estomacs irritables et délicats ;

« 3° Le tannate joignant à ses propriétés fébrifuges des propriétés astringentes et toniques, convient par cela même d'une manière toute particulière dans des dyssenteries malignes et dans les fièvres typhoïdes, compliquées ou non.

« 4° Le tannate a guéri non-seulement les fièvres tierces, quartes, etc.; mais encore des rhumatismes articulaires aigus.

« 5° Il a supprimé de la manière la plus heureuse les accès de douleurs nerveuses périodiques ;

« 6° Il a arrêté avec facilité une hématurie périodique et une métrorrhagie avec douleurs abdominales, etc. »

Un dixième mémoire a pour objet de faire connaître un appareil fumigatoire pour l'inspiration des vapeurs aqueuses.

Sales-Girons.

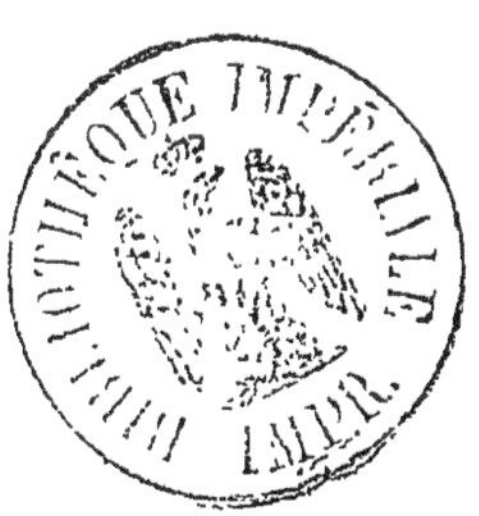

Corbeil, typographie et stéréotypie de Crété.

MÉMOIRES

DE

MÉDECINE ET DE CHIRURGIE

PRATIQUES

PARIS. — IMP. SIMON RAÇON ET COMP., RUE D'ERFURTH, 1

MÉMOIRES

DE

MÉDECINE ET DE CHIRURGIE

PRATIQUES

PAR

Le Dr Prosper HULLIN

MÉDECIN EN CHEF DE L'HOPITAL SAINT-ALEXANDRE DE MORTAGNE (VENDÉE)

Lauréat et membre correspondant de l'Académie impériale de médecine,
Correspondant de la Société de médecine d'Angers, de la Société impériale académique de Nantes,
Honoré, en 1854, d'une mission officielle dans l'Aube pour y traiter le choléra, etc.

ACCOMPAGNÉS DE QUATRE PLANCHES

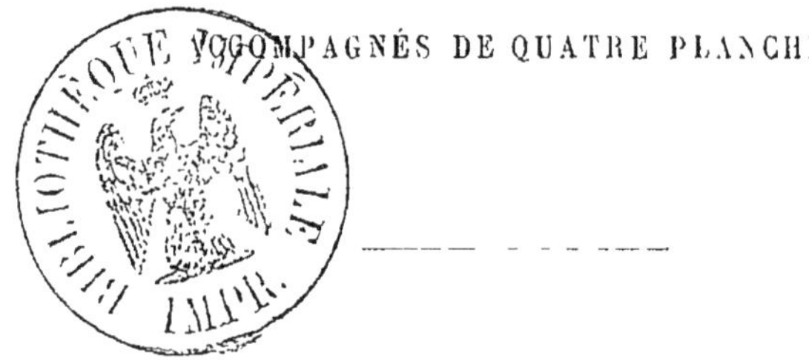

PARIS
J. B. BAILLIÈRE ET FILS
LIBRAIRES DE L'ACADÉMIE IMPÉRIALE DE MÉDECINE
Rue Hautefeuille, 19

LONDRES, HIPPOLYTE BAILLIÈRE, 219, Regent-Street ; — NEW-YORK, BAILLIÈRE BROTHERS, 440, Broadway
MADRID, BAILLY-BAILLIÈRE, 16, plaza del Principe Alfonso

1862

A MESSIEURS

BOULLAY

DOCTEUR ÈS-SCIENCES, OFFICIER DE LA LÉGION D'HONNEUR,
MEMBRE DE L'ACADÉMIE IMPÉRIALE DE MÉDECINE, ETC.

ET

BOUSQUET

DOCTEUR EN MÉDECINE,
MEMBRE DE L'ACADÉMIE IMPÉRIALE DE MÉDECINE,
CHEVALIER DE LA LÉGION D'HONNEUR, ETC.

TÉMOIGNAGE DE MON AFFECTION SINCÈRE.

PROSPER HULLIN.

AVANT-PROPOS

Modeste praticien de province, mais épris de l'amour de mon art, attentif à recueillir en mon particulier tout ce qu'une grande pratique m'offrait d'intéressant, je m'étais borné jusqu'ici à jeter de loin en loin quelques courts Mémoires dans nos recueils périodiques les plus estimés. Je ne songeais nullement à les réunir en corps d'ouvrage; mais la pensée que je n'avais pas, des amis, trop indulgents peut-être, l'ont eue pour moi; ils semblent croire que ces Mémoires, quelque indépendants qu'ils soient les uns des autres, tireront de leur rapprochement un intérêt auquel ils ne peuvent prétendre séparément. Je me suis laissé persuader, et je cède à leurs conseils dont je ne puis du moins suspecter la sincérité.

Entre tous les sujets que j'ai traités, il en est un qui me tient particulièrement à cœur : c'est peut-être le plus facile, mais, à coup sûr, il est le plus utile, car il intéresse tout le monde sans exception; je veux parler de la pratique de la vaccine et de la revaccination.

Les bienfaits de la vaccine ne font plus question parmi les médecins ni dans le monde éclairé; mais le temps, ce grand juge des inventions humaines, a modifié un peu les idées des premiers vaccinateurs : je me flatte de n'être pas entré un des derniers dans cette nouvelle voie.

En 1829, nous n'étions, à ma connaissance, que vingt-huit médecins à soutenir qu'une seule vaccine ne suffisait pas pour préserver tous les sujets sans retour; mais, en même temps, nous enseignions le moyen de compléter par une seconde vaccination ce que la première pouvait avoir laissé d'incomplet.

Aujourd'hui tout le monde, en France et hors de France, paraît se rapprocher de la minorité de 1829; comment ne serais-je pas fier d'en avoir été, quelque petite que soit la place que j'y ai tenue! On vaccine, on revaccine partout, et on fait bien.

L'avenir de la vaccine, je ne crains pas de le dire, est dans la revaccination, non moins que dans le renouvellement du vaccin.

Voici maintenant l'ordre dans lequel j'ai cru devoir ranger les Mémoires qui composent cet ouvrage :

I

Instruments et procédés pour détruire les polypes de l'utérus, du vagin et du rectum.

II

Instruments obstétriques.

III

Réflexions pratiques et phrénologiques sur un cas remarquable d'éclampsie.

IV

Fracture comminutive du tibia et du péroné, guéri à l'aide d'un maillot et d'un corset.

V

De la vaccine, de la variole, des revaccinations. — Nouveau mode opératoire à l'aide d'une lancette spéciale. — Moyens de conserver le vaccin.

VI

De la dysenterie épidémique de Mortagne (Vendée), en 1849.

VII

Croup épidémique à Mortagne (Vendée), en 1858.

VIII

Voyage médical à Paris, en 1832, à l'occasion du choléra. — Rapport à M. le ministre de l'agriculture, du commerce et des travaux publics, après ma mission officielle dans l'Aube, en 1854.

IX

Sur la valeur thérapeutique du tannate de quinine.

X

Appareil fumigatoire.

XI

De l'utilité de l'établissement des salles mortuaires d'attente.

XII

Ma mission au congrès médical de Paris, en 1845.

XIII

Nous avons réservé pour la fin de ce travail la solution d'un problème qui ne peut manquer de paraître singulier; mais je prie le lecteur de suspendre son jugement :

Trouver le moyen de débarrasser, sans instruments, une vessie dans laquelle s'était glissé un crayon de cinq centimètres de long sur un diamètre de six millimètres.

Voilà tout ce que j'ai rassemblé dans ce volume après trente-deux ans d'une pratique étendue et qui a passé pour être heureuse : heureux moi-même si mon exemple peut exciter l'émulation des honorables confrères qui me liront et livrés comme moi aux pénibles travaux de la pratique des champs !...

Mortagne (Vendée), juin 1862.

MÉMOIRES

DE

MÉDECINE ET DE CHIRURGIE

PRATIQUES

I

PROCÉDÉS ET INSTRUMENTS NOUVEAUX POUR DÉTRUIRE LES POLYPES DE L'UTÉRUS, DU VAGIN ET DU RECTUM.

> Levret a donc fait une très-belle découverte en imaginant un procédé simple et facile pour porter une ligature sur le pédicule des polypes cachés profondément dans le vagin; un grand nombre de malades ont dû la vie à cette précieuse opération.
>
> (MONTFALCON, *Dictionn. des sciences médic.*, t. XLIV, p. 246.)

Ce n'est qu'après avoir soumis mon appareil aux appréciations de chirurgiens éclairés; ce n'est qu'après les avoir mis à même de constater les services importants que ces instruments m'ont rendus, dans des cas très-difficiles, que ces confrères m'engagèrent à les faire connaître et à publier les succès sur lesquels on peut raisonnablement compter. Quelque précieux que me fussent ces conseils, j'ai cru, avant d'entreprendre ce travail, devoir étudier les appareils les plus usités dans la pratique. Après les avoir examinés avec attention, il me fut démontré que ceux auxquels les opérateurs accordent le plus de confiance présentent cependant de nombreuses et graves imperfections; ceux que je propose me paraissent si supérieurs, que j'aurais cru manquer à ma conscience si, peu soucieux des infirmités de mes semblables, j'avais gardé un plus long silence.

Toutefois, je n'ai pas voulu me faire le seul arbitre de mes procédés; j'ai cherché des juges impartiaux, j'ai soumis mon appareil au jugement de plusieurs sociétés savantes; je l'ai présenté à l'Académie impériale de médecine. Voici l'opinion de cette illustre compagnie :

« Le docteur Prosper Hullin, de Mortagne (Vendée), a présenté à l'Académie de médecine des instruments destinés à lier les polypes utérins. Ce fut la nécessité, mère de l'industrie, qui le conduisit à imaginer ces instruments. Il avait, ainsi qu'un autre confrère, échoué dans des tentatives réitérées pour porter une ligature autour du pédicule d'un énorme polype utérin, en se servant des instruments ordinaires; c'est alors qu'il imagina ceux dont je vais donner la description, etc., etc.

« M. P. Hullin rapporte dans son travail l'observation intéressante d'une malade sur laquelle il a fait une application prompte, facile et heureuse de ses instruments, malgré le volume énorme du polype.....

« Si maintenant nous recherchons, avec M. Hullin, les avantages qu'ils présentent, nous voyons qu'ils offrent une simplicité extrême : point de canule, point de pince brisée, comme dans l'appareil de Desault ; ils sont d'un emploi beaucoup plus sûr que les porte-ligatures de Sauter, qui se terminent par une simple fourchette à leur extrémité.

« La possibilité de passer les aiguilles dans l'anneau du serre-nœud dispense de cette manœuvre difficile qui consiste à faire passer au-dessus du fil de la tige à pince brisée le fil que conduit la canule.

« Quant à la modification que présente l'extrémité inférieure du serre-nœud,..... son mécanisme est plus compliqué que celui du serre-nœud de Desault, mais il nous semble plus efficace.

« Nous adressons cependant deux objections à ces instruments : la première, c'est la difficulté que l'on peut éprouver à contourner le polype avec une tige aussi petite que celle de l'aiguille conductrice; la seconde, c'est la crainte que l'anneau du serre-nœud ne blesse et n'ulcère la face interne du vagin ou le col de l'utérus, en raison du diamètre très-grand qu'il présente; néanmoins, nous sommes forcés de reconnaître que ces objections sont purement théoriques, et que, jusqu'ici, la pratique a prouvé que les résultats sont en opposition avec ce que l'on pouvait redouter (1). »

La première imperfection reprochée à mon instrument, j'ai trouvé, je crois, le moyen de la faire disparaître (p. 44 et 46), et j'ai prouvé, par de nouveaux faits (p. 47), que les inconvénients signalés par la seconde ne se sont pas présentés.

En même temps que je sollicitais le jugement de l'Académie de médecine de Paris, j'adressais mes instruments à la Société de médecine d'Angers, ainsi qu'à la Société impériale académique de Nantes. Le *Bulletin de la Société de médecine d'Angers* en parle en ces termes:

« Tels sont, messieurs, les instruments à l'aide desquels M. Hullin a délivré sa malade du polype énorme qui distendait le vagin, et qui avait causé des désordres fonctionnels nombreux et graves. Ces instruments simplifient singulièrement les

(1) Extrait du rapport fait à l'Acad., *Bulletin de l'Académie de médecine*, t. VIII, p. 616.

manœuvres si souvent laborieuses dans la ligature des polypes. La courbure des aiguilles permet, en effet, de contourner facilement les polypes d'un certain volume et d'atteindre aisément leur pédicule. Mais ce qu'il y a de véritablement ingénieux dans l'appareil de M. Hullin, c'est la manière dont le serre-nœud arrive sur le pédicule en glissant sur les deux aiguilles, qui, en se dégageant, entraînent la ligature avec elles; au moyen de ce mécanisme si simple, on évite le croisement quelquefois difficile des porte-nœuds, et l'on conduit plus sûrement le serre-nœud jusque sur le pédicule du polype (1)... »

Le rapport de la Société impériale académique de Nantes n'est pas moins explicite: «En présence des instruments de M. Hullin, il nous semble que l'art s'est encore enrichi, et que cette conquête est d'autant plus précieuse, qu'elle porte le véritable cachet du perfectionnement : simplification des moyens et facilité de la mise en œuvre.

« L'idée de porter deux tiges flexibles percées d'un chas d'aiguille a dû venir à bien des opérateurs; mais comment les retirer sans déranger le fil dans la position qu'elles lui en avaient donnée? Là paraissait exister une impossibilité. Aussi

(1) Rapport du docteur Daviers. *Bull.*, 2e année, p. 75.

Sauter s'était-il borné à employer deux baleines échancrées d'où le fil s'échappait au moindre frottement. M. P. Hullin a vaincu la difficulté en ayant l'heureuse idée de faire traverser à ses aiguilles l'anneau du serre-nœud, d'y engager ainsi le fil naturellement, et surtout de le maintenir fixé là où il avait été fixé par elles. *Rien de semblable n'avait encore été produit.*

« Il est à remarquer que, quel que soit le procédé que l'on adopte, *ligature* ou *excision* du polype, l'appareil de M. Hullin y trouve place de la manière la plus avantageuse (1)... »

Je pourrais multiplier ces extraits; mais ceux que je viens de citer suffisent pour donner une juste idée de mes instruments.

Ce mémoire se divise en trois parties : la première concerne l'invention et l'application de mon appareil; la seconde comprend tout ce qui est relatif à la nouvelle méthode du fractionnement des polypes au moyen des ligatures coup sur coup; la troisième partie se rapporte à la section d'un col utérin cancéreux, à l'aide d'une ligature.

(1) Rapport du docteur Guénier. *Bull. de la Société académique*, 1842.

I. — Description des Instruments.

Tout le monde sait que longtemps avant Levret on liait les polypes de l'utérus et du vagin; mais cette méthode de traitement n'était appliquée que sur ceux dont le volume était assez développé pour faire saillie hors des parties génitales. Levret nous a donné les moyens propres à porter une ligature sur les végétations placées à une distance plus ou moins élevée dans la cavité vaginale. Avant lui, les femmes affectées de cette infirmité périssaient misérablement faute de soins convenables; il en était de même des personnes qui avaient des polypes dans le rectum. Je ne m'étendrai pas sur l'éloge de ce célèbre accoucheur. Le plus bel éloge d'un homme de science est de rappeler ses découvertes et les services qu'il a rendus.

Levret pratiqua sa première opération en 1742. Pour en faciliter l'opération, il proposa plusieurs instruments, dont la plupart sont aujourd'hui abandonnés; cependant il reste de lui un porte-nœud d'argent à double tuyau dont quelques opérateurs font encore usage. Depuis

Levret, de nombreux appareils dont on ne parle plus ont été inventés. L'empressement des hommes de l'art à faire confectionner ces sortes d'instruments ne doit pas surprendre; en effet, on rencontre quelquefois dans la pratique certains cas graves où les forces des sujets sont si abattues, et chez lesquels la moindre traction est suivie d'une hémorrhagie si abondante, que le chirurgien ne peut y toucher : il faut ou qu'il trouve le moyen de lier le polype sans l'abaisser, ou qu'il abandonne sa malade à une mort certaine. De là l'obligation de chercher l'instrument le plus propre à la circonstance. Tel est précisément le cas où je me suis trouvé.

Une femme tourmentée depuis très-longtemps d'un polype utérin énorme tomba dans un tel état de faiblesse, que la ligature était le seul moyen de salut; la nécessité d'agir promptement et le manque d'instruments convenables me placèrent ainsi dans l'obligation de créer les moyens de pourvoir aux exigences de la position (1). Mais, avant de décrire les pièces dont se compose mon appareil, je crois utile, pour l'ordre des matières contenues dans ce travail, de faire connaître tout d'abord l'observation de la malade.

(1) Il fallait porter la ligature à une grande hauteur dans le vagin (12 centimètres environ).

Je fus appelé, en 1841, par M. le docteur Sallé (1), auprès de madame S..... de Malièvre (Vendée), qui portait depuis un grand nombre d'années un polype utérin dont voici l'histoire. Cette dame, âgée de quarante-cinq ans, d'un tempérament sanguin et nerveux, fut bien portante jusqu'à l'âge de vingt-huit ans; son état maladif date de dix-sept ans, époque de son mariage; loin de se calmer, ses souffrances n'ont fait qu'augmenter. Au début, elles consistaient dans la sensation d'un poids dans la région abdominale, de tiraillements douloureux dans les aines, la région des reins et la partie interne des cuisses; cet état était accompagné de petites coliques, peu intenses d'abord, mais qui plus tard devinrent plus fréquentes, plus fortes, et quelquefois extrêmement violentes; partant des reins, elles allaient mourir dans la vulve, et, quand elles étaient vives, elles excitaient une tension douloureuse de la région hypogastrique. Aujourd'hui le ventre est volumineux, dur et tendu; un flux leucorrhéique, dont la malade a toujours été atteinte, coule avec une très-grande aboudance, surtout quand les coliques augmentent d'intensité. Épais, âcre, d'une odeur repoussante depuis plusieurs

(1) Praticien distingué de la ville des Herbiers (Vendée).

années, et souvent mêlé de sang, cet écoulement excite aux parties génitales de vives démangeaisons, qui deviennent un tourment de plus. Depuis dix ans, elle ne peut supporter les approches de son mari. Il y a huit ans, il lui survint une perte très-forte qui dura six semaines et menaça ses jours; quelque temps après, les menstrues reparurent, mais peu régulières : elles sont tantôt en retard ou en avance, et tantôt trop rares ou trop abondantes. Depuis quelques mois, elles reviennent abondamment tous les quinze jours; et pendant leur durée la malade, affaiblie, est souvent obligée de garder le lit.

Longtemps le toucher ne découvrit rien de spécial aux divers médecins consultés : cependant, au dire de la malade, le chirurgien d'un régiment auquel elle se confia crut reconnaître une chute de matrice, contre laquelle il appliqua un pessaire. Au bout de six mois, le pessaire tomba et ne fut pas remplacé.

La malade conservait encore de l'appétit : néanmoins ses forces s'épuisaient de jour en jour par les pertes continuelles et les souffrances auxquelles elle était en proie; la faiblesse augmenta bientôt au point qu'elle ne pouvait plus marcher sans le secours d'un bras. Telle était la position inquiétante de madame S.....; non-seulement elle ne trouva aucun soulagement dans les nombreux remèdes employés depuis dix-sept ans, mais encore elle faillit mourir victime d'une affection dont on ne connaissait pas encore la véritable nature; en effet, l'odeur fétide de l'écoulement, les douleurs très-vives de l'utérus et l'état général de la malade, pouvaient facilement en imposer, et faire croire plutôt à une dégénérescence cancéreuse qu'à toute autre affection.

Ce fut en avril 1844 que M. Sallé, consulté de nouveau (1), reconnut par le toucher la présence d'un polype énorme dans le vagin. Cette découverte ranima l'espérance de notre confrère, et, après un examen attentif, il crut pouvoir promettre une guérison prochaine, si toutefois la malade voulait se soumettre à une opération peu douloureuse et sans danger.

Rassurée par les paroles de son médecin, elle se soumit sans peine; dès lors M. Sallé proposa de m'adjoindre à lui pour effectuer l'opération projetée. Nous nous rendîmes près de cette pauvre femme, le 17 du mois précité, et nous la trouvâmes dans l'état suivant (c'était la première fois que je la voyais). Souffrant depuis longues années et réduite à une faiblesse extrême, madame S.....

(1) Depuis plus d'un an, ce médecin n'avait pas vu la malade.

ne peut faire quelques pas sans être menacée de lipothymie ; le ventre est volumineux, tendu, douloureux ; des coliques aiguës la tourmentent incessamment ; la figure bouffie, d'une pâleur excessive, exprime la douleur et l'inquiétude ; les extrémités inférieures et les parois abdominales sont œdématiées ; la langue est humide et saburrale ; perte de l'appétit ; la peau décolorée et sans chaleur ; soif nulle ; le passage des urines et des matières fécales se fait avec la plus grande difficulté, et en provoquant des tranchées et des cystalgies continuelles ; pouls petit, mou, peu fréquent (76 pulsations) ; il y a parfois de la fièvre, accompagnée de soif et de sécheresse à la peau ; mais ces symptômes ne sont pas constants ; un liquide séro-purulent, fétide et souvent mêlé de sang, coule en abondance par l'orifice vulvaire. Le toucher, pratiqué, non sans difficulté, à cause de l'émotion de la malade et de l'étroitesse remarquable de la vulve (1), fit reconnaître, dans le vagin, la présence d'un corps charnu assez mou, bosselé, arrondi en forme de poire, et dont le volume égalait celui d'une forte tête d'enfant à terme. En poussant fortement en haut, on peut circonscrire avec le doigt cette masse, qui inférieurement est trilobée ; réunie et

(1) Madame S..... n'a jamais eu d'enfant.

rétrécie supérieurement, elle forme un pédicule épais qui semble pénétrer dans la matrice ; ce pédicule, on peut aussi le circonscrire, et lorsqu'on pousse encore avec plus de force, on reconnaît le col de l'utérus ; il est mou comme le polype et ne se distingue pas facilement. Le spéculum laisse voir l'extrémité inférieure et la couleur de cette excroissance, qui est d'un rouge peu prononcé.

Après avoir reconnu dans cette végétation l'existence d'un polype énorme, implanté dans l'intérieur de la matrice ou à la face interne du col (1), il nous restait à déterminer l'opération la plus propre à détruire cette excroissance ; c'était la question la plus importante à résoudre ; c'était le point capital. La ligature nous sembla devoir être préférée à toute autre méthode, soit à cause du volume du polype et du volume du pédicule, qui paraissait assez gros pour ne pas céder facilement à la torsion, soit parce que la torsion, difficile à pratiquer, attendu l'élévation du corps sur lequel il fallait agir, pouvait occasionner une perte susceptible de faire périr, en peu d'instants, la malade, déjà si épuisée et si faible. Par la même raison, la résection eût été plus

(1) Aucun signe ne pouvait faire reconnaître le point précis où le pédicule avait pris naissance.

redoutable encore; restait donc la ligature comme unique espoir de succès (1).

Nous avions préparé d'avance les objets nécessaires pour tamponner en cas d'hémorrhagie, et bien nous en prit, comme on le verra; nous avions à notre disposition le serre-nœud de Desault, plusieurs aiguilles à séton, des pinces à pansement fort longues, et, en cas de besoin, deux baleines échancrées telles qu'elles ont été proposées par Sauter. Le pédicule sur lequel nous devions opérer était fort élevé (12 centim.); nous dûmes, tout d'abord, pour en faciliter la ligature, exercer quelques tractions sur le corps du polype afin de l'attirer en bas : pour cela, la malade étant placée sur le bord du lit, dans la position d'une femme sur laquelle on veut pratiquer la version du fœtus, nous conduisîmes deux doigts sur le polype et tirâmes légèrement sur la masse; mais à peine eûmes-nous fait cette

(1) La ligature, quand elle est possible, me semble devoir toujours être préférée à la résection, attendu qu'il n'y a pas de sang répandu, et qu'elle est plus innocente; la résection, au contraire, effraye davantage, parce qu'on est obligé d'employer l'instrument tranchant, et qu'une hémorrhagie est toujours plus ou moins redoutable quand elle vient d'organes situés profondément : il existe, du reste, plusieurs exemples qui prouvent que l'excision de ces excroissances a causé des hémorrhagies mortelles; Zacutus Lusitanus en cite des cas. Dans la deuxième partie de ce Mémoire, on trouvera de nouvelles réflexions à l'appui de l'opinion que je viens d'émettre.

tentative, qu'une hémorrhagie violente se déclara : le sang coulait à flots; déjà la femme, menacée de lipothymie, ne voyait plus; nous fûmes obligés de tamponner au plus vite. Le tamponnement achevé, elle fut déposée dans son lit; nous prescrivîmes une décoction de seigle ergoté, nous recommandâmes le calme, le silence le plus profond, et la perte n'eut aucune suite fâcheuse. La nécessité de l'opération remise à huitaine nous rappela près de la malade au jour indiqué; l'ayant trouvée dans les mêmes conditions qu'à notre première visite, nous résolûmes de tenter de nouveau la ligature; mais cette fois elle devait avoir lieu dans le vagin sans déplacer le polype. Nous étions munis des mêmes instruments. La femme placée sur son lit dans la position indiquée, nous essayâmes de porter une ligature sur le pédicule, avec les pinces d'abord, ensuite avec les aiguilles à séton; mais, quelque variés que fussent nos efforts, ils demeurèrent impuissants. La vulve étant étroite et l'excroissance très-volumineuse, le cordonnet, arrivé sur le corps du polype, ne pouvait être porté assez profondément pour le contourner. Abandonnant alors ces divers procédés, nous essayâmes la méthode de Sauter. Cette méthode consiste, comme on sait, à placer la ligature sur deux baleines flexibles échancrées à l'une de leurs extrémités, à les porter ensemble sur le pédicule et à le lier. Ce moyen ne réussit pas mieux que les premiers, attendu l'élévation du polype et la courbure que les tiges étaient obligées de prendre pour embrasser cette masse. Lorsque les baleines cheminaient, le fil échappait toujours de l'échancrure, et le nœud ne pouvait être effectué. Après deux heures de tentatives infructueuses, nous fûmes donc contraints d'abandonner encore la patiente, dont les forces étaient épuisées, et de délibérer de nouveau sur le parti à prendre. Aucun autre instrument n'était à notre disposition ; le porte-nœud de Desault nous manquait, et quand bien même il se fût trouvé sous notre main, nous n'eussions pas mieux réussi avec lui, à cause de la forme droite des pièces composant cet appareil. Pour triompher de ce cas difficile, la courbure des tiges était impérieusement commandée, 1° par le rétrécissement de la vulve; 2° par le volume excessif de la masse polypeuse; 3° enfin par la forme sphéroïde de cette masse. S'il nous avait été permis d'inciser la fourchette pour rendre la vulve plus large, nous serions sans doute parvenus à porter la ligature sur le pédicule; mais notre malade, d'une excessive pusillanimité, ne voulait supporter aucune opération sanglante.

Il fut donc arrêté que chacun de nous chercherait l'appareil qui lui semblerait le plus convenable; voici celui que j'imaginai ; il est composé de trois pièces métalliques isolées, savoir : deux aiguilles servant de porte-nœud (voyez fig. 2 et 4 de la planche I) et la troisième pièce formant le serre-nœud (voyez fig. 1). Les deux aiguilles représentées sur la *planche* I, fig. 2 et 4, dont l'une doit être plus forte que l'autre, sont en acier doux et aplati; leur longueur est de 25 centimètres chacune, sur trois millimètres et demi de largeur; leur épaisseur varie : la plus forte est de deux millimètres au moins, et la plus faible d'un millimètre seulement. Ces aiguilles présentent ainsi un aplatissement d'avant en arrière dans presque toute leur longueur; mais cet aplatissement change de direction. Lorsqu'il est arrivé à deux centimètres environ de l'extrémité supérieure, il devient latéral pour favoriser l'établissement d'un trou transversal, formant le chas de l'aiguille; ce chas, qu'on ne peut voir sur l'aiguille de la figure 2 représentée de face, est visible sur les figures 3 et 4 vues de côté. L'une d'elles, la plus faible vers ses 3/4 inférieurs et sur son plat, se trouve percée d'un second trou (voyez fig. 2, n° 5). Je l'appellerai *aiguille d'attente* ou à double ouverture; l'autre (voyez fig. 4), je la nommerai *aiguille conductrice*, parce qu'elle est chargée de porter et de former le nœud autour du pédicule, comme on le verra. Or, pour la faire marcher avec plus de facilité, elle devra offrir l'épaisseur et la force nécessaires à la résistance des parties. Du reste, plus elle aura de volume, plus elle sera facile à manier (1). Les aiguilles, vers leurs extrémités supérieures, doivent être moins volumineuses et les chas assez minces pour passer simultanément et avec facilité par l'ouverture supérieure du serre-nœud; conditions essentielles, si l'on ne veut pas éprouver trop de difficulté à retirer les chefs de la ligature.

Le serre-nœud que je propose est fait sur un modèle plus ou moins semblable au serre-nœud de Desault; mais il en diffère par son mécanisme (voyez fig. 1). Il consiste en une tige métallique de 15 à 18 centimètres de hauteur, plus ou moins, selon l'élévation du polype à lier; cette tige, d'une largeur de 13 millimètres inférieurement, sur une épaisseur de trois millimètres (voyez fig. 1), va toujours en se rétrécissant, en s'arrondissant jusqu'à son extrémité supérieure, qui se termine brusquement par une petite tête ronde, aplatie de haut en bas, de six millimètres de diamètre, sur deux millimètres en épaisseur (voyez fig. 1, n° 1). Cette tête est percée d'un

(1) J'ai dit, page 35, 36 comment on pouvait lui faire présenter ces conditions avantageuses.

trou vertical de cinq millimètres de diamètre (voyez fig. 1, n° 11). L'extrémité inférieure de la tige, sur son plus grand élargissement, présente une ouverture formant un carré oblong d'un centimètre 1/2 de hauteur sur 9 millimètres de largeur (voyez fig. 6, n° 10). La partie médiane de cette ouverture est traversée, de droite à gauche, par la pièce (fig. 5) faite sur le modèle d'un *cric* et destinée à produire les mêmes effets : aussi la désignerai-je indistinctement sous le nom de *cric* ou sous celui de *treuil*. Ce cric présente un corps et deux extrémités : le corps nous offre sur son milieu un trou qui le traverse entièrement (voyez n° 2). L'extrémité droite offre un aplatissement taillé en ovale et servant à faire mouvoir la pièce entière (voyez n° 7). A l'extrémité gauche est adaptée une roue à rochet (voyez fig. 5, n° 8) sur laquelle vient s'engrener un ressort fixé sur la partie gauche et inférieure de la face antérieure du serre-nœud (voyez planche I, fig. 6, n° 13) pour former un encliquetage (voyez les pièces réunies, fig. 1, n° 12). Le treuil est fixé, par ses deux extrémités, dans les trous pratiqués sur le milieu des côtés latéraux de l'ouverture inférieure (voyez fig. 1, n° 12, 6 et 14), et la partage en deux parties égales (voyez n°s 4,4); au-devant de cette ouverture et à gauche, il existe une petite vis dont nous indiquerons l'usage. Ce serre-nœud présente deux faces; l'antérieure est celle où se remarque le ressort (voyez fig. 6); on y voit encore la concavité que doit offrir l'instrument dans son tiers supérieur (voyez fig. 1). La face postérieure est celle où se trouve la petite vis dont une des extrémités correspond au ressort pour le soulever (voyez fig. 1, n° 9). Ainsi, quand on voudra se servir du treuil dans un sens, on tournera le treuil n° 14, figure 1; et pour qu'il puisse fonctionner dans un sens contraire, on soulèvera le ressort au moyen de la pièce n° 9, qui sera entièrement vissée.

Tel est le mécanisme des trois pièces de mon appareil. Voici maintenant la manière de s'en servir, et comme nous l'avons appliqué sur le sujet de mon observation. La malade placée sur le bord du lit, dans la position dont nous avons parlé page 14, l'opérateur commencera par donner aux aiguilles la courbure nécessaire pour qu'elles présentent une concavité susceptible de recevoir la convexité du polype (1); après quoi il les enfilera d'un petit cordonnet de soie, long de deux pieds environ, avec l'attention d'observer les précautions suivantes : l'un

(1). Cette courbure aura lieu dans l'étendue de la moitié supérieure des aiguilles, courbure qu'on augmentera ou qu'on diminuera à volonté, selon le besoin. (Voyez planche 1, figure 3.)

des chefs de la ligature, tenu de la main droite, sera passé dans l'ouverture de l'aiguille conductrice, figure 4, dont la convexité regardera l'opérateur; le même chef sera passé de la même manière dans le trou supérieur de l'autre aiguille, dont la convexité sera tournée aussi vers lui: il ramènera ensuite ce même bout jusqu'à ce qu'il traverse le trou inférieur de cette même aiguille; l'autre chef, conservé un peu plus long, restera libre. Ainsi enfilées, et leur concavité tournée en bas, le chirurgien place l'aiguille conductrice sur l'aiguille à double ouverture, les maintient liées ensemble au moyen des deux chefs, qui, étant rassemblés et tendus, servent à faire quelques tours vers l'extrémité inférieure des aiguilles, sans les fixer par un nœud. L'opérateur alors, les tenant de la main droite vers le tiers inférieur, leur concavité répondant au polype, introduira simultanément leurs extrémités supérieures dans le vagin; mais, avant cette introduction, il placera sur les parties latérales du polype (1) plusieurs doigts de la main gauche servant de conducteurs aux aiguilles, et les fera parvenir ainsi sur les points du pédicule qu'il veut lier : ces mêmes doigts, il les retire et les porte au-dessus de la main droite pour soutenir les aiguilles,

(1) Cette application aura lieu, soit à la partie latérale droite du polype, soit à sa partie antérieure.

tandis que, de cette main droite il déroule les chefs qui les rassemblaient ; séparant ensuite l'aiguille à double ouverture de l'aiguille conductrice, il confiera la première à un aide intelligent qui, sans la faire bouger de place, la tiendra toujours dans la même position. Ces manœuvres terminées, le chirurgien porte de nouveau l'indicateur gauche dans le vagin sur l'aiguille qu'il tient de la main droite, et, s'aidant ainsi de ses deux mains, en allant de gauche à droite d'abord, ensuite de droite à gauche, il contourne le pédicule avec cette aiguille(1), qui, au fur et à mesure qu'elle chemine autour de lui, laisse derrière elle une ligature formée aux dépens du chef flottant librement entre les cuisses de la femme (1). L'aiguille conductrice revenue à son point de départ, le pédicule se trouve entouré d'une anse de fil qui, au moyen du serre-nœud, doit en opérer la section. Pour obtenir ce résultat, on applique la troisième pièce de la manière suivante : [3]

(1) En ayant soin, pendant ces manœuvres, de ne pas attirer l'aiguille en bas, et lui conserver le même degré d'élévation dans le vagin.

(2) Ce chef doit suivre les mouvements de l'aiguille et tourner avec elle, quand elle arrive à son point de départ.

(3) Le chirurgien choisira un serre-nœud d'une longueur proportionnée à la hauteur du polype, et, avant son application, lui donnera une courbure semblable à celle des aiguilles ; elle aura lieu dans la moitié supérieure de la tige : cette précaution

l'opérateur commencera par dégager le chef passé dans le trou inférieur de l'aiguille à double ouverture; et, après avoir réuni les aiguilles, comme elles l'étaient en arrivant sur le pédicule, il les maintiendra dans cette position, en tenant la partie de ces instruments qui est hors de la vulve avec la main gauche, le pouce tourné en dessus et les autres doigts en dessous. Saisissant ensuite de la main droite l'extrémité inférieure du serre-nœud, dont la convexité est tournée vers lui, il engagera l'extrémité inférieure des aiguilles dans l'ouverture supérieure de cet instrument, qu'il fera parvenir près de l'index et du pouce de la main gauche; arrivé là, l'opérateur soutient les deux aiguilles sur l'extrémité inférieure et palmaire de ses quatre doigts, abaisse le pouce en face du doigt médius pour laisser passer la tête du serre-nœud et la porter ainsi dans le vagin jusqu'à l'extrémité supérieure des aiguilles, qu'elle doit franchir. Il faut bien observer, en poussant le serre-nœud, de ne pas retirer à soi les aiguilles, car il est essentiel que leurs chas demeurent toujours à la hauteur

sera toujours avantageuse pour que cette pièce s'accommode mieux avec la forme du polype et celle des parties génitales. Cette courbure sera faite de façon que la convexité réponde à la face postérieure de l'instrument, et la concavité à sa face antérieure. (Voyez planche I, figure 1.)

des points sur lesquels à été appliquée la ligature.

S'il arrivait que les chas, pressés l'un contre l'autre, ne pussent franchir simultanément l'ouverture du serre-nœud, il faudrait imprimer aux aiguilles de petits mouvements répétés de rotation de gauche et de droite en les attirant en bas, tandis qu'on pousserait en haut le serre-nœud, pour leur faire traverser plus facilement l'ouverture mentionnée.

Si, par ce moyen, on ne réussissait pas à abaisser les aiguilles, il faudrait les tirer les unes après les autres, toutefois après avoir légèrement repoussé en haut l'aiguille qui doit être retirée la dernière; alors le succès est infaillible, et chacune d'elles amène le chef qui lui correspond (1). Pour achever l'opération et couper le pédicule, il ne s'agit plus que de serrer le nœud : pour effectuer ce dernier temps de l'opération, le chirurgien confiera à son aide l'instrument appliqué sur le polype, engagera l'un des bouts de la ligature dans le trou pratiqué sur le corps du treuil, lui fera traverser ce trou, et le ramènera ensuite, d'arrière en avant, sur l'un des

(1) Si, en retirant chaque aiguille, le chef ne venait pas facilement avec elle, on n'insisterait pas à l'avoir de la sorte ; mais on irait la chercher avec l'index de la main droite, et de cette manière l'on réussira toujours à l'extraire.

côtés de cette pièce; les deux chefs se trouvant, dans cette position, en rapport l'un avec l'autre, seront liés ensemble au moyen de deux nœuds fortement serrés, et l'on coupera, près de ces nœuds, les deux chefs excédants. Si, par cette manœuvre, l'opérateur juge le pédicule suffisamment comprimé, il se contente de fixer cet instrument sur la cuisse qui s'en rapproche le plus, à l'aide d'une bande très-peu large qui, passant par l'ouverture inférieure du serre-nœud, va s'attacher à un bandage de corps placé au-dessus des hanches. Nous verrons page 36 que, dans notre procédé, il est inutile d'employer aucun bandage pour fixer le serre-nœud; lorsque le treuil est fortement serré sur le pédicule, l'instrument ne bouge pas de place, et la femme, conservant ses mouvements plus libres, se trouve infiniment plus à l'aise.

Si la ligature n'est pas assez fortement tendue, on peut facilement la serrer en faisant tourner le treuil; au fur et à mesure qu'il marchera, il roulera sur son corps les deux chefs, qui deviendront de plus en plus tirants. On répétera tous les jours la même manœuvre jusqu'à ce que le polype soit tombé.

Au moyen du treuil, qui ne complique en rien l'appareil, une main étrangère à l'art peut facilement remplacer celle du chirurgien et exécuter le mouvement convenable pour serrer la ligature sans courir le risque de déranger la position du serre-nœud.

Un autre avantage du treuil est de hâter la chute du polype en serrant le pédicule, plus fortement qu'on ne l'eût fait avec l'instrument de Desault; nous verrons dans le courant de cet ouvrage que le treuil présente plusieurs autres avantages.

Tels sont les moyens et les instruments à l'aide desquels nous sommes parvenus à délivrer madame S... d'un polype qui l'eût infailliblement conduite au tombeau. Quelques minutes suffirent pour en faire la ligature, et, au bout de huit jours (1), la masse polypeuse, ne tenant plus à son pédicule, se détacha d'elle-même. Elle nous offrit les particularités suivantes : dans son état normal, ai-je dit, elle avait le volume d'une forte tête d'enfant à terme; maintenant, elle est diminuée des deux tiers; elle est molle, flasque et très-fétide; elle offre extérieurement une teinte d'un gris foncé noirâtre; coupée par tranches, on remarque qu'elle se

[1] A cette époque, mon serre-nœud ne présentait à son extrémité inférieure qu'une échancrure; s'il eût été tel que je le propose aujourd'hui, le polype eût été beaucoup moins de temps à tomber, comme nous le verrons dans la deuxième partie de ce travail.

compose de deux tissus parfaitement distincts; le plus extérieur est celui qui forme la presque totalité de cette masse; il est mou, spongieux, d'un rouge assez foncé et cellulo-vasculaire. L'autre tissu présente plusieurs points blancs semés çà et là sur la surface des tranches; ce tissu est plus dur, plus compacte que celui qui l'entoure, et offre l'aspect du tissu squirrheux, mais il ne crie pas sous le tranchant du scalpel.

Aujourd'hui (il y a dix mois que l'opération a été pratiquée), madame S... se porte bien; la matrice, entièrement revenue sur elle-même, est d'un volume ordinaire et semble très-saine; les leucorrhées n'existent plus, l'embonpoint augmente, et jamais la santé n'a été meilleure.

Si maintenant je compare mes instruments avec les instruments de Levret, Kerck, Laugier, Buttet, Contigli, Clarke, David, Lœffler, Sauter, Herbiniaux, Bouchet, Desault, etc., etc., je les trouve plus simples, plus maniables, et d'un usage facile dans des cas où les autres seraient d'un emploi difficile ou même impossible. Les instruments de Desault étant les plus répandus dans la pratique, je vais les comparer avec les miens. Quant aux autres appareils, je n'en parlerai pas, attendu qu'ils sont aujourd'hui fort rarement employés, et quand ils le sont, ce n'est guère que dans les cas les plus simples.

En examinant les porte-nœuds de Desault, je trouve d'abord la forme droite de ses tiges si désavantageuse, qu'elle doit rendre quelquefois leur application impossible. Par exemple, dans un cas semblable à celui de mon observation, cette forme eût rencontré un obstacle insurmontable dans l'étroitesse remarquable de l'orifice vulvaire, comme je l'ai dit page 12.

Les autres inconvénients viennent de deux sources différentes : les uns tiennent au mécanisme très-compliqué des porte-nœuds; les autres sont relatifs à la manière dont se fait la ligature, inconvénients si graves qu'ils peuvent favoriser la récidive du polype; je m'explique : à ce moment de l'opération où l'on retire les tiges du vagin, il arrive souvent que des mucosités épaisses et du sang coagulé se trouvent interposés entre les mors de la pince brisée où l'un des chefs est engagé, de sorte qu'en attirant l'instrument, ces corps tenaces peuvent, si le nœud n'est pas fortement serré, le retenir et l'abaisser.

Le même inconvénient arrive bien plus facilement encore quand on vient à croiser ces mêmes branches pour effectuer le nœud; il est extrêmement difficile d'exécuter ce mouvement sans l'attirer plus ou moins en bas, lorsque surtout la ligature est portée à une élévation assez grande dans le vagin : or, ce nœud étant ainsi abaissé et laissant au-dessus de lui une partie du polype non attaquée, l'excroissance est plus susceptible de se reproduire que s'il en était autrement. Ces incidents fâcheux ne peuvent se rencontrer dans l'emploi de mon appareil. Le serre-nœud, arrivé sur le chas des aiguilles, retient et repousse en haut l'anse formée autour du pédicule lorsque l'on vient à retirer les aiguilles et le chef hors de la vulve.

J'ai dit également que mon appareil était d'une application très-facile. A notre troisième réunion près de madame S..., je communiquai mes instruments au docteur Sallé; une description très-succincte de ces pièces fut suffisante pour le mettre au courant de leur mécanisme, et l'ensemble de l'opération lui parut tellement simple, qu'il me témoigna le désir de les employer le premier sur la malade. Dès le premier essai, la ligature fut placée avec la plus grande facilité; il en fut de même du serre-nœud, et cette opération, qui, dans les précédentes séances, occasionna tant de fatigues, tant d'ennui durant nos longues et infructueuses tentatives, fut terminée en quelques minutes par une main inexercée à ces sortes d'instruments.

Un autre avantage que présente cet appareil, c'est celui d'être, pour ainsi dire, sous la main de tout médecin. En effet, la fabrication d'aiguilles pareilles à celles dont j'ai donné le modèle est facile : le plus simple forgeron de campagne pourra les confectionner. Quant au treuil, si l'ouvrier employé n'était pas assez habile pour l'établir, il pratiquerait sur l'extrémité inférieure du serre-nœud une simple échancrure, et l'instrument, bien qu'imparfait, permettrait cependant à l'opérateur de satisfaire aux exigences d'une position pressante.

Cet avantage paraîtra peut-être peu important au praticien des villes à qui rien ne manque. Certes il ne penserait pas de la sorte, s'il s'était trouvé avec nous près de madame S..... L'appareil qui nous a rendu tant de services a été fabriqué sous nos yeux par le serrurier de notre ville.

Le serre-nœud de Graëff est muni d'une vis de rappel, susceptible comme le treuil, de serrer le nœud sans faire bouger l'instrument de place; mais le mécanisme en est plus compliqué, la confection plus difficile, et il est loin d'offrir autant d'avantages que celui que je propose.

Les rapports plus ou moins grands de ressemblance qui existent entre la cavité vaginale et celle du rectum me donnent lieu de penser que ces instruments ne seraient pas moins propres à la ligature des polypes développés dans l'intestin; ils seront donc appliqués, dans l'un comme dans l'autre cas, de la même manière et selon la méthode indiquée. Si le polype était fort élevé, il serait peut-être utile d'appliquer dans l'anus, pendant l'opération, un anneau métallique en forme de spéculum pour dilater cette ouverture et faciliter l'application de l'appareil.

Si, comme il le dit, Desault est parvenu à porter une ligature jusque dans l'intérieur de la matrice, mes instruments étant d'une application plus facile, y seraient donc employés avec un égal succès; mais peut-on se flatter d'une réussite semblable? cette opération me paraît d'une exécution tellement difficile, que je ne la crois praticable que dans certaines circonstances fort rares.

Des succès que j'ai obtenus à l'aide de mes instruments dans un cas aussi difficile et aussi grave que celui de madame S....., je tire les conclusions suivantes :

1° Les instruments que je propose pour pratiquer la ligature des polypes de l'utérus, du vagin et du rectum, etc., sont plus simples, d'une application plus facile et plus sûre que les instruments inventés jusqu'à ce jour;

2° Ces instruments, d'une fabrication facile, seront toujours à la disposition du médecin de campagne comme du médecin de ville;

3° Quel que soit le procédé que l'on adopte (ligature ou excision), mes instruments y trouvent place de la manière la plus avantageuse (1).

II. — Du fractionnement des polypes au moyen des ligatures coup sur coup.

Quelque temps après ce premier succès, j'eus à traiter deux nouvelles malades atteintes, comme la précédente, d'un polype de l'utérus. L'une, âgée de trente-cinq ans, l'autre de quarante-deux, bien que souffrantes depuis fort longtemps et réduites à une faiblesse extrême, portaient cependant des polypes moins volumineux que celui de madame S... Elles furent traitées de la même manière et par le même procédé; peu d'instants suffirent pour placer les ligatures, et la guérison ne se fit pas attendre. Je n'ajouterai rien de plus à ces observations, attendu que le

(1) *Rapport de la Société académique de Nantes.*

autres circonstances qui s'y rattachent sont peu importantes; il n'en sera pas ainsi de l'observation suivante : elle fournit un nouvel exemple d'un polype utérin énorme que j'ai enlevé d'après la méthode usitée jusqu'à ce jour. Cette méthode consiste à trancher le polype par fractions au moyen de ligatures appliquées coup sur coup sur la masse polypeuse jusqu'à son entière destruction.

Le 19 mai 1845, je fus appelé par les docteurs Maudet et Doué (1) près de madame C..., de Chollet. Cette dame, âgée de trente-cinq ans, d'une bonne constitution, d'un tempérament sanguin et nerveux, était ordinairement bien portante. Réglée à treize ans et mariée à vingt-deux, elle devint mère de trois enfants dans l'espace de huit années. Depuis cinq ans, époque de sa dernière couche, elle porte un polype utérin qui, depuis quelques mois, a pris un accroissement considérable et causé de tels ravages, qu'une mort prochaine paraissait inévitable. Voici, du reste, l'état où nous la trouvâmes à notre première visite : sa figure et généralement tout son corps sont d'une pâleur remarquable et sans chaleur; la faiblesse est très-grande, et elle

(1) Praticiens très-distingués de la ville de Chollet (Maine-et-Loire).

ne se tient levée que le temps nécessaire pour faire son lit, encore est-elle menacée de lipothymies; langue humide, pâle comme le reste du corps; pouls très-petit, fréquent (96 pulsations). Malaise extrême dans tout le ventre, particulièrement vers l'hypogastre; souvent ce malaise est accompagné de douleurs vives dans ces mêmes régions; ventre dur, tendu, ballonné; un écoulement séro-purulent plus ou moins épais, presque toujours sanguinolent, coule en très-grande abondance des parties génitales, et répand une odeur fétide des plus repoussantes.

Le toucher fait reconnaître dans le vagin la présence d'un polype énorme dont l'extrémité inférieure descend à deux centimètres de l'orifice vulvaire; en s'élevant, il augmente de grosseur, présente des bosselures anfractueuses qui forment plusieurs lobes tenant tous à un pédicule commun; le volume total de ce corps charnu est celui d'une forte tête d'enfant à terme. Cette masse, pour ainsi dire enclavée dans le petit bassin, comprime fortement le rectum et le corps de la vessie, au point que la malade est depuis longtemps dans l'impossibilité d'uriner ni d'aller naturellement à la garde-robe, fonctions qui lui causent les plus vives douleurs. On éprouve de la difficulté à passer le doigt entre les parois du vagin et du polype, de sorte que c'est de vive force qu'on peut circonscrire ce dernier, qui, dans sa partie la plus élevée, paraît d'un volume considérable; son tissu est dur et très-résistant; sa couleur d'un gris foncé. Le doigt ne peut atteindre le col.

Plusieurs tentatives d'abaissement faites, d'abord avec les doigts, ensuite avec les pinces de Muzeux, ne produisent aucun effet sur cette masse, qui reste inébranlable, malgré toute la force employée pour l'attirer en bas. Voyant qu'aucun moyen ne pouvait être mis en œuvre, je proposai de trancher le polype par fractions en appliquant, s'il le fallait, plusieurs ligatures successives.

Cette proposition acceptée, je portai, à l'aide de mes instruments, une ligature le plus haut possible sur la partie la plus volumineuse du polype. J'eus assez de peine, je dois le dire, à effectuer cette manœuvre, attendu le volume du polype d'une part, et de l'autre la hauteur à laquelle il fallait arriver. Une troisième difficulté, et c'était la plus grande, venait de la grosseur du cordonnet, qui ne coulait qu'avec peine dans le chas de l'aiguille conductrice. Pour finir de contourner le polype, je fus obligé d'appliquer sur l'extrémité inférieure de l'aiguille un instrument appelé par les horlogers pince à goupille, dans le but de rendre l'aiguille plus maniable et d'agir avec plus de force (1) (voyez fig. 8). L'aiguille revenue à son point de départ, j'enlevai la pince, et j'achevai sans difficulté le reste de l'opération (2).

Un tel instrument pourra, dans des circonstances difficiles, rendre service aux personnes qui trouveront l'aiguille conductrice d'un trop petit volume pour opérer avec facilité. Il est composé de deux tiges métalliques parfaitement semblables, de 8 centimètres de longueur sur demi-centimètre de diamètre, fendues et creusées dans toute leur longueur pour loger les objets que l'on veut saisir (voyez figure 7). Leurs extrémités supérieures sont béantes, tandis que ces tiges diminuant de grosseur inférieurement, sont réunies et logées dans un manche; un anneau mobile, parcourant toute la partie médiane de l'instrument, serre et maintient le corps placé dans la cannelure de l'extrémité supérieure, comme on peut s'en convaincre par les fig. 7 et 8.

Je reviens à mon observation. Six jours après

(1) Le polype était dur et très-gros : ces motifs nous décidèrent à rendre la ligature aussi forte que possible, précaution inutile, comme on le verra plus loin.

(2) De cette opération résulte un fait important à connaître : le serre-nœud, une fois appliqué et fortement serré sur le polype, a été livré à lui-même sans être soutenu par aucun bandage, circonstance qui a permis à la malade de se mouvoir avec plus de facilité; l'instrument n'a pas bougé de place et a fort bien fonctionné : l'application de tout bandage aujourd'hui me paraît donc plus nuisible qu'utile.

l'application de la ligature, toute la partie du polype soumise à son action fut extraite. Cette excroissance, réduite au quart de son volume primitif, est d'un noir peu foncé. Coupée par tranches horizontales, elle paraît formée d'un tissu cellulo-vasculaire fort dense, résistant et d'un rouge peu prononcé. La malade, touchée après la chute du polype, nous présenta une nouvelle masse polypeuse qui occupait encore toute l'excavation du petit bassin. Cette excroissance, aussi volumineuse que la portion enlevée, est lisse, dure, et nullement bosselée ; on peut facilement la circonscrire, elle diminue de grosseur en remontant vers le col utérin : celui-ci est si haut, que le doigt ne peut l'atteindre, à moins qu'une main ne comprime et n'abaisse fortement le ventre ; le col est dilaté, et livre passage au pédicule, qui semble pénétrer dans l'intérieur de la matrice.

Comme nous l'avions décidé, une nouvelle ligature fut portée le plus près possible du col, opération que je pratiquai avec autant de promptitude que de facilité, sans être obligé d'avoir recours à l'instrument dont j'ai parlé plus haut (1).

[1] Pour effectuer cette opération, je fis confectionner une aiguille d'une force double de celle dont je me servais habituellement, tandis que je diminuai d'autant l'épaisseur de l'autre

La chute du polype eut lieu le cinquième jour. A la dissection, nous reconnûmes que son volume égalait celui d'un placenta ordinaire. Sa surface, d'un blanc sale dans quelques points, paraît dans les autres d'un noir foncé. Cette masse, ouverte de haut en bas, présente plusieurs cavités avec des saillies imitant les colonnes charnues dont les oreillettes sont intérieurement pourvues; cavités tapissées d'une membrane plus ou moins semblable aux séreuses, mais sans liquide séreux. Le tissu qui entoure ces cavités est d'un rouge foncé et cellulo-vasculaire. En prolongeant les incisions, on rencontre un tissu distinct du précédent; il est blanc, d'une densité remarquable, comme le tissu lardacé, sans cependant crier sous le tranchant du scalpel.

Le spéculum laisse voir le col, qui est sain et totalement fermé; il n'y a plus d'écoulement; la matrice, revenue à son état normal, semble débarrassée de toute excroissance. La malade, soumise à une médication ferrugineuse et tonique, ne tarde pas à entrer en convalescence, à reprendre ses forces, et aujourd'hui, quatorze mois

aiguille qui demeure en place, et qui n'a aucune résistance à vaincre. Je dois dire également que la ligature, moitié moins grosse que la première, coulait parfaitement dans le chas des aiguilles, et, quoique plus faible, n'en coupa pas moins le reste du polype.

après l'opération, elle est dans un état de santé parfaite.

Réflexions. — Cette opération est intéressante sous plusieurs rapports.

Chaque ligature, avons-nous dit, embrassait une masse égale à celle d'une forte tête d'enfant. Du volume énorme de cette excroissance enclavée dans le petit bassin, vint l'impossibilité de l'abaisser : or, le pédicule se trouvant à une distance trop éloignée de la vulve, ne pouvait être ni senti ni lié. Sans doute, on aura rencontré dans la pratique des polypes aussi difficiles à détruire, et chez les malades un ensemble général de symptômes aussi graves; mais que sont devenues ces malades? ont-elles survécu?

Aujourd'hui, madame C..... est très-bien portante, mais il faudrait recommencer l'opération quelle s'y soumettrait sans peine, tant les manœuvres en sont simples (1).

Comme je viens de le dire, on tenta en vain l'abaissement du polype à l'aide des pinces de Museux; nous pensâmes qu'on ne réussirait pas mieux avec le forceps, dont l'application était d'ailleurs impossible. Ainsi, l'excision et la torsion reconnues impraticables, restait la ligature.

(1) Depuis l'opération, madame C. a fait deux enfants; et, à l'instant de mettré sous presse, il y a dix-neuf ans qu'elle a été opérée, elle est en parfaite santé.

On blâmera peut-être cette pratique, et on dira que deux ligatures consécutives exposent les malades aux suites d'un double danger, tandis qu'elles n'en courent qu'un lorsque l'on enlève la totalité du polype par une seule excision.

J'admets cette objection pour le cas où l'excision est possible; mais dans ceux où elle ne l'est pas sans de grands périls, je dis que les ligatures coup sur coup sont d'autant plus avantageuses que ces opérations, n'étant accompagnées ni suivies d'aucune effusion de sang, elles effrayent moins, et sont en effet infiniment moins redoutables.

Je n'ignore pas d'ailleurs qu'une ligature n'est pas toujours exempte d'accidents; mais je demande où est la médication, où est l'opération qui est toujours heureuse. — C'est la cinquième personne que j'opère par la ligature dans des circonstances où nul autre traitement ne pouvait être appliqué; et dans tous ces cas les malades ont guéri avec la plus grande facilité.

A ce chiffre, si je joins celui de toutes mes opérées depuis trente-deux ans, je compte dix ligatures employées dans des cas parfois très-dangereux, toutes avec un plein succès.

Voyons maintenant la nature à l'œuvre, dans des cas plus ou moins analogues, pour se débarrasser de ces végétations. Deux observations datant de 1861 nous renseignent parfaitement : dans le courant de janvier de l'année précitée, j'ai été appelé par notre confrère Riobé pour voir la Fra..., âgée de cinquante ans, qui portait depuis plus deux ans un polype occasionnant des pertes très-abondantes. A l'examen, on reconnaît que le polype remonte dans la matrice, et que la partie descendue dans le vagin atteint la grosseur d'un œuf de poule. Cette malade voulait se faire opérer de suite; mais, comme elle n'était pas encore arrivée au degré de faiblesse des autres opérées (1), nous remîmes à plus tard l'ablation de cette végétation. Deux mois après cette visite, nous étant de nouveau rendus chez la malade, avec son médecin ordinaire, notre surprise fut grande quand il nous fut démontré que le polype n'existait plus, et que son pédicule avait été coupé par les seules contractions du col utérin. Depuis plusieurs jours les pertes sanguines ne reparaissaient plus; les forces et l'appétit revenaient peu à peu, et la Fra..., à l'instant de notre visite, était bien.

Huit mois après cette guérison, une semblable malade s'offrit à notre observation. La nommée R... nous appela, M. Riobé et moi, c'était le 20 août 1861; elle portait dans le vagin un

(1) Tout à l'heure on verra que c'est à la faiblesse des malades qu'elles ont dû leur guérison.

polype de la grosseur d'un petit œuf de poule qui pénétrait dans l'intérieur de l'utérus, et qu'on pouvait facilement circonscrire à sa sortie du col. R... est une fermière de quarante-cinq ans, fortement constituée, tempérament sanguin; elle est fréquemment attaquée de métrorrhagies copieuses, avec coliques, fièvre, malaises, prostration, et enfin tout le cortége de symptômes qui accompagne d'ordinaire ces sortes de végétations. Notre intention, avant d'avoir recours à la ligature, était d'affaiblir cette femme; trois fortes saignées furent pratiquées en six semaines. Cette médication lui profita; la fièvre, les malaises, les coliques étant diminués et l'appétit reparaissant, la R... resta deux mois sans faire de remèdes. A cette époque, nous la touchâmes, et, chez elle comme chez la Fra..., nous remarquâmes que le vagin avait été débarrassé du polype, et que l'orifice utérin, revenu sur lui-même, était entièrement fermé. Ici encore le même phénomène s'est reproduit : le col a servi de ligature naturelle pour trancher et guérir.

Pourquoi n'imiterions-nous pas de tels exemples? et où pourrions-nous trouver des conseils plus sages et plus efficaces que ceux qui nous viennent de la nature.

J'ose donc dire que l'on a exagéré les accidents

de la ligature; que, dans certains cas, s'ils ont eu lieu, ils venaient probablement de l'opération pratiquée avec peu de prudence ou avec des instruments qui avaient lésé le vagin ou le col, ou de ce que l'opérateur avait compris ce dernier dans l'anse de la ligature (1).

Je dois en outre ajouter que, dans certains cas, la ligature est plus avantageuse qu'on n'aurait lieu de le penser: ainsi le prouve l'observation suivante : En 1849, j'opérai la ligature d'un polype utérin que portait depuis cinq ans la nommée B... de Saint-Lazare. Ce polype, bien qu'il ne dépassât pas le volume d'un fort œuf d'oie, avait causé des pertes tellement fréquentes et copieuses, que tout retard de traitement eût amené une mort prochaine. La ligature, appliquée le 8 août, tomba le 12 sans avoir occasionné le moindre accident. Cette masse, réduite à la moitié de sa grosseur primitive, examinée avec soin, nous offrit une enveloppe extérieure formée d'un tissu cellulo-vasculaire qui recouvrait un autre tissu plus abondant que le premier constituant la masse principale de l'excroissance; ce tissu dur, blanchâtre, crie sous le scalpel et ressemble au tissu lardacé du cancer. Cette circonstance nous donna des regrets de

(1) Bien que très-dangereux, cet accident n'est pas toujours mortel; voyez l'observation, page 46.

n'avoir pas enlevé ce polype avec un instrument tranchant qui, selon nous, eût extirpé plus profondément les racines du pédicule; aussi pensions-nous voir sous peu de temps le mal se reproduire; mais huit ans se sont écoulés depuis la chute du polype, et la B... est toujours dans un état parfait de santé. A l'instant où nous écrivons, il ne reste aucune trace de son ancienne maladie. Ici donc la ligature a détruit les couches les plus profondes comme les plus superficielles de l'affection. Comment expliquer ce phénomène? je l'ignore; mais qu'importe l'explication, l'essentiel est de savoir que la ligature produit des résultats tout aussi heureux que l'instrument tranchant : or c'est le point sur lequel je voulais insister.

Une autre circonstance importante à signaler et qui doit avoir exercé sur le succès de mes opérations une grande influence, c'est la position où se trouvaient mes opérées à l'instant du traitement : toutes étaient malades depuis fort longtemps, d'une faiblesse extrême, et par conséquent peu disposées à l'inflammation; peut-être est-ce à ces conditions, qu'on aurait pu croire fâcheuses, que je dois mes guérisons.

Lorsque de nouvelles malades se confieront à mes soins, si elles désirent se faire opérer, alors qu'elles conservent encore une partie de leurs forces, certes je n'hésiterai pas à les mettre tout d'abord, dans un état de faiblesse plus ou moins semblable à celui des personnes dont je viens de parler; une telle conduite me paraît rationnelle et prudente.

Du fait de madame C... naissent encore d'autres réflexions utiles qui méritent de fixer l'attention du praticien. Le corps du polype sur lequel la première ligature fut appliquée égalait, ai-je dit, le volume d'une tête d'enfant à terme, et il fallait retrancher une masse sphéroïde de 11 à 12 centimètres de diamètre. La compression exercée sur cette excroissance fut tellement énergique, que la ligature la coupa dans l'espace de six jours, avantage remarquable dû à l'intervention du cric. La facilité avec laquelle on peut lier aujourd'hui un polype, même dans les cas les plus difficiles, est un second avantage non moins précieux. Ainsi, non-seulement mes procédés abrégent la durée de l'opération, mais encore ils facilitent l'emploi des ligatures *coup sur coup*.

Personne avant moi n'avait songé à mettre un treuil à un serre-nœud de ce genre. Je n'ignore pas que Rodric a joint à son serre-nœud un cric plus ou moins semblable; mais, chacun le sait, cet instrument, d'un modèle différent et d'une application difficile, n'eût été pour ma malade d'aucune ressource. Le mien, au contraire, l'a délivrée promptement, et cette promptitude est, je pense, un nouvel avantage, qui, en abrégeant les suites de la ligature, en multiplie les succès.

L'application de ces instruments est si facile et leur force tellement énergique, qu'ils m'ont rendu d'une hardiesse presque téméraire ; à l'aide de ces ligatures, non-seulement je tranche aujourd'hui les polypes les plus volumineux, les plus durs, mais j'attaque encore avec succès le col utérin lui-même, quand il est cancéreux. Ce que j'avance, je le prouve sur-le-champ.

III. — Col utérin cancéreux et polypes de la matrice enlevés à l'aide d'une ligature.

Le 18 décembre 1846, je fus appelé près de la femme M..., âgée de trente-six ans, d'un tempérament nerveux et sanguin, d'une assez forte constitution et d'une santé ordinairement bonne ; réglée à seize ans, elle accoucha à vingt-quatre d'un enfant à terme, qui mourut peu d'instants après sa naissance.

Il y a environ dix-huit mois, elle éprouva des douleurs dans l'abdomen et la région des reins ;

sourdes et peu fortes dès le principe, ces douleurs s'accrurent avec le temps. Huit mois après leur début elles devinrent très-intenses et parfois insupportables ; les menstrues, qui toujours avaient été régulières, parurent d'abord plus fréquentes ; puis elles coulèrent incessamment et souvent avec une telle persistance, qu'il fallait, pour les arrêter, leur opposer les remèdes les plus énergiques.

Cette femme éprouvait en outre une pesanteur très-grande dans le fondement et les parties génitales. Voici son état à l'instant de ma première visite : Décubitus sur le dos, prostration extrême des forces ; voix faible, intelligence bonne ; langue humide, naturelle ; soif vive ; peau décolorée, chaude et sèche ; visage amaigri exprimant l'inquiétude et la désolation ; le pouls est mou, filiforme, à 112 pulsations ; l'abdomen est généralement douloureux ; coliques très-vives partant tantôt des reins, tantôt de la région hypogastrique ; écoulement continuel par la vulve d'un liquide séro-purulent, d'une odeur très-fétide et mêlé d'une grande quantité de sang ; parfois le sang, au lieu d'être liquide, sort en caillots plus ou moins volumineux, plus ou moins plastiques. Le toucher fait reconnaître un corps mou, indolent, oblong de haut en bas, plus volumineux qu'un œuf d'oie, et présentant une surface inégale. Cette végétation, que nous prenons pour un polype, est hors de la matrice; mais le pédicule paraît implanté dans son intérieur ou à la surface interne du col utérin.

La lèvre antérieure de cet organe est hypertrophiée et du volume d'un fort œuf de poule; cette hypertrophie offre dans presque toute son étendue une surface ulcérée, mollasse; cependant, çà et là on remarque des régions dures et douloureuses. On peut, avec le doigt, isoler cette masse du polype sur lequel elle est appuyée.

La lèvre postérieure est saillante, peu engorgée et presque dans son état normal; seulement, il s'en détache un petit appendice dont la surface est lisse; cet appendice nous semble avoir été produit par la déchirure de cette partie du col pendant l'accouchement.

Le spéculum ne nous laisse voir que le corps du polype; car, dans la crainte d'occasionner une perte en inclinant avec force l'instrument, nous ne vîmes ni la lèvre antérieure, ni la postérieure, qui se trouvaient cachées derrière le polype; la couleur de ce dernier est d'un gris pâle, et laisse suinter à sa surface quelques gouttelettes d'un sang vermeil.

Je conseillai le repos au lit, le tamponnement et des injections vinaigrées; à l'intérieur l'usage du suc d'orties.

Ayant appris que la malade avait consulté un grand nombre de médecins : à Chollet, les docteurs Maudet et Oudet ; à Angers, M. le professeur Négrier, etc. ; je crus convenable d'écrire à ces messieurs pour savoir ce qu'ils pensaient de son état. Voici la lettre que M. Oudet me répondit le 20 décembre 1846.

« Au premier examen par le toucher, je crus aussi, moi, à l'existence probable d'un polype utérin ; mais l'examen par le spéculum changea mon diagnostic et me fit admettre l'existence seulement d'un cancer utérin, que je crois limité au col de l'utérus, mais surtout ayant son siége dans la lèvre antérieure, qui est considérablement hypertrophiée et siége d'ulcérations visibles.

« Assisté de notre confrère Maudet, j'ai employé un très-grand nombre de fois les cautérisations au moyen du nitrate acide de mercure ; puis en dernier lieu du nitrate d'argent, avec injections astringentes ; régime tonique.

« Ces palliatifs usés, je l'ai adressée à M. Négrier, n'osant me décider à aucune opération ; car j'ai toujours cru la lésion au-dessus des ressources de l'art. Je vous rapporte ci-dessous les passages de la lettre de M. Négrier, qu'il est important que vous sachiez.

« Je voudrais, me dit-il, douter de la réalité.

«Je ne le puis ; j'accepte de tous points votre dia-«gnostic, car je crois, vu l'état de faiblesse et de «délabrement par les hémorrhagies journalières, «à un *noli me tangere.*» Et plus loin : « Pour tenter «une telle opération (il veut dire la résection du «col utérin), il faudrait être sollicité vivement. «Si la perte inévitable résultant de la section «n'était pas fatale, je crois qu'on pourrait traiter «la lèvre postérieure avec quelque espoir, le col «de l'utérus ne me semblant pas participer entiè-«rement à l'affection. »

« Parmi les palliatifs, le plus sérieux est le tamponnement avec un morceau d'amadou renouvelé deux fois dans les vingt-quatre heures.

. . . .

« Maintenant, mon cher confrère, reprend M. Oudet, comme votre diagnostic diffère du nôtre, je ne puis répondre à votre proposition. Si, au contraire, vous avez la certitude de l'existence d'un col utérin hypertrophié et cancéreux au lieu de celle d'un polype, votre proposition serait à discuter.

« L'opinion du confrère Maudet ne diffère pas de la mienne.

« Veuillez, » etc., etc.

Quelques heures après avoir reçu cette lettre, le 21 décembre 1846, on vint me chercher en toute hâte pour cette femme, qu'on disait être mourante. En effet, malgré la médication prescrite, elle avait perdu beaucoup de sang, et était dans une faiblesse telle, qu'elle ne revenait pas de l'état de syncope où elle se trouvait. Forcé, par une position si alarmante, d'agir avec énergie et promptitude, je m'adjoignis mon confrère, M. Baudry. A son arrivée, il constata l'état déplorable de la malade, et nous eûmes bientôt décidé, contrairement à l'avis des confrères précités, que le seul moyen dont on pût espérer quelques résultats heureux était de pratiquer la section du polype (1) et du col, non à l'aide d'un instrument tranchant, mais au moyen d'une ligature.

En conséquence, à l'aide de mes instruments, une ligature fut appliquée sur le polype; elle n'atteignit pas le col. Je la serrai cependant assez fortement pour attirer la tumeur et atteindre cet organe. Cette tumeur abaissée, une seconde ligature fut portée à la hauteur désirée, et cette

(1) Nous disons du polype, car, après un examen attentif, nous acquîmes la certitude que cette femme portait deux maladies distinctes. En touchant de l'index le col et le polype, le col est douloureux, le polype ne l'est pas. On circonscrit et l'on isole le col utérin de l'excroissance derrière laquelle il se trouve caché. Du reste, il importait peu d'avoir une ou deux maladies à combattre; le point essentiel était d'arrêter l'écoulement du sang; or, dans l'un comme dans l'autre cas, il fallait employer les mêmes moyens.

fois, je compris dans la même anse le col et le polype; alors nous serrâmes le fil aussi fortement que possible. Cette opération à peine terminée, la malade, accidentellement revenue de son évanouissement, ressentit vers l'utérus une douleur tellement vive, que nous eûmes la crainte d'être obligés de relâcher la ligature. Heureusement, il n'en fut rien; car, bien que l'hémorrhagie fût arrêtée, la malade retomba aussitôt dans une nouvelle syncope qui dura près d'une heure, et qui ne cessa que pour faire place à une nouvelle série d'accidents non moins graves :

Vomissements presque continuels, hoquet très-fréquent; l'estomac ne supportait rien, pas même une cuillerée de liquide; une potion fortement opiacée fut administrée, et, bien que la majeure partie en fût rejetée, le reste suffit pour modérer les crampes qui accompagnaient les vomissements.

Le lendemain, même état que la veille, le visage exprime une souffrance extrême, les traits sont retirés; insomnie, soif vive, langue sèche, vomissements et hoquet fréquents, coliques intenses, abdomen tendu, ballonné, douloureux; constipation, pouls très-petit, 120 pulsations (potion calmante, eau gazeuse, lavement laxatif, petit-lait; la faiblesse de la malade ne permet ni les sangsues ni les bains).

Le troisième jour, on serre la ligature, et la douleur hypogastrique n'est pas augmentée; les vomissements, les coliques ont diminué, et le hoquet est plus rare; la malade a passé une nuit moins agitée. (Même prescription.)

Le quatrième jour, même état. (Même prescription; on serre la ligature.)

Le cinquième jour, plus de vomissements; les coliques sont sensiblement diminuées: après plusieurs garde-robes, le ventre est devenu souple, le visage a repris plus d'expression; mais il est d'une pâleur remarquable; le pouls est relevé et aussi fréquent: 120 pulsations. (Même prescription; on serre la ligature.)

Le sixième jour, les coliques sont plus rares et moins fortes; la langue est humide; écoulement par la vulve d'un liquide séro-purulent, analogue à celui qui existait longtemps avant l'opération, mais beaucoup moins abondant. (On serre la ligature; suppression de la potion calmante; du reste, même prescription.)

Le septième jour au matin, j'étais absent et ne pus visiter l'opérée. M. Baudry la vit pour moi; il la trouva dans une position satisfaisante; en voulant serrer la ligature, il vit qu'elle ne tenait plus (1). On chercha la masse coupée, on ne put

(1) Si l'on fait attention à la densité et à la dureté du tissu dont le col utérin est formé, tissu difficile à inciser même avec le cou-

la trouver; la malade, dans la nuit, était allée deux fois à la garde-robe, et sans doute que le polype et le col, tombés dans le vase, furent jetés dans les lieux; circonstance fâcheuse, qui nous priva d'avoir des données plus positives sur la nature des tumeurs qui venaient de se détacher.

Le huitième jour, nous touchons la malade et nous ne rencontrons plus rien; le doigt porté en haut pénètre sans difficulté dans l'intérieur de l'utérus; cette introduction se fait sans douleur, nulle trace du col utérin, ni des tumeurs; seulement, à l'aide du spéculum, on distingue l'ouverture de la matrice; elle est presque ronde et offre, à son pourtour, une ligne circulaire rouge de deux millimètres de largeur, creusée dans l'épaisseur de l'organe; la cicatrisation de la plaie est déjà formée, ce qui nous donne à penser que le col est coupé depuis plusieurs jours. Nous remarquons à la paroi postérieure du vagin un engorgement du tissu cellulaire sous-muqueux. correspondant à la cloison recto-vaginale; cet engorgement s'offre sous la forme de plusieurs petites tumeurs assez dures, isolées les unes des autres, ayant la forme et le volume d'une aveline. La nature de l'écoulement est la même; il est peu abondant et ne contient point de

teau, on ne sera pas surpris que la chute de la ligature se soit fait aussi longtemps attendre.

sang; du reste la malade est fort bien. Les coliques deviennent de moins en moins fortes. (Injections chlorurées, usage des ferrugineux et des toniques.)

Le neuvième et le dixième jour, le mieux se soutient, il n'y a plus de fièvre; l'appétit, le sommeil, la gaieté, sont revenus; et, si n'était un embarras dans l'hypogastre et une faiblesse très-grande, la malade se croirait guérie.

Les onzième, douzième jours et les suivants, les engorgements sous-muqueux dont nous avons parlé sont sensiblement diminués. Les forces reviennent, et, dix-huit jours après l'opération, la malade est assez forte pour se lever et marcher seule. (Même prescription.)

Le vingtième jour et les suivants, la malade se dit guérie; cependant elle conserve toujours un peu de gêne dans le bas-ventre, et un écoulement peu abondant par la vulve. Cet état se soutient le même pendant quelques jours, quand, le 25 janvier (1), sans cause connue, il survint de fortes coliques, accompagnées d'un flux assez considérable de sang noir, peu épais, qui se mêle à l'écoulement puriforme ordinaire. Le toucher et le spéculum ne laissent rien apercevoir d'anormal; la malade est inquiète; elle éprouve des

(1) Quatre semaines après l'opération.

vertiges et de la céphalalgie. Une potion calmante et le repos au lit suffirent pour faire cesser la perte, qui ne dura que deux jours. L'hémorrhagie et les coliques passées, la malade reprit ses fòrces, sa gaieté et son calme habituel.

Au bout de deux mois, à partir de l'opération, nouvel écoulement de sang en tout semblable au premier, qui ne dura pas plus, et qui n'altéra ni les forces ni la santé. Cette fois, elle attribue l'écoulement sanguin au flux normal des règles, et se dit définitivement guérie. Cependant l'écoulement leucorrhéique existe toujours; il en est de même de la gêne et de l'embarras dans l'abdomen.

Le 25 mars 1847, trois mois après l'opération, troisième perte, plus abondante que les deux dernières; les coliques sont plus intenses; la même médication est prescrite et produit d'heureux résultats; l'écoulement sanguin ne dure que trois jours. Depuis lors la malade n'est pas aussi bien : la gêne du bas-ventre est plus grande, les coliques, plus vives et plus fréquentes, vont mourir dans les reins; cependant les douleurs, bien que fortes, ne le sont pas assez pour empêcher M .... de se livrer aux travaux du ménage; souvent même elle ne souffre pas; l'appétit et le sommeil sont bons. On examine avec le spéculum, et l'on trouve l'ouverture utérine plus large, plus affaissée; elle était ronde, elle est maintenant oblongue. Les bords de cette ouverture offrent une surface ulcérée, d'un rouge-brun très-foncé, déchiquetée, mollasse, et ressemblant à la face utérine d'un placenta; de cette surface coule un liquide séro-sanguinolent, assez abondant et d'une odeur fétide. Des injections astringentes faites avec du suc d'orties, et le même remède pris à l'intérieur, diminuèrent l'écoulement du sang, qui disparut, comme nous l'avons dit, au bout de trois jours.

Depuis cette troisième perte, et pendant quatre mois consécutifs, c'est-à-dire du quatrième au huitième mois, la malade est toujours dans le même état de malaise, tantôt plus, tantôt moins grand.

Il est à remarquer que, toutes les quatre à cinq semaines, elle éprouve une perte qui dure de deux à trois jours; avant et pendant l'hémorrhagie, les coliques augmentent; puis elles diminuent, au fur et à mesure que le sang cesse de couler.

Il faut noter que les forces se perdent et reviennent assez facilement. L'appétit et le sommeil sont bons. Nous pensons que ces pertes reconnaissent deux causes : les progrès de la maladie cancéreuse d'une part, et, de l'autre, l'apparition normale des règles.

Le 5 août, M..... éprouva une hémorrhagie

très-forte, et des coliques plus violentes que de coutume, qui durèrent trois jours. Le 19 août, elle ne souffre plus et ne perd plus de sang; il ne lui reste que de la faiblesse. Toutefois elle se rend encore utile dans son ménage.

A l'aide du spéculum, M. Baudry et moi nous observâmes les lésions suivantes : l'orifice de l'utérus est totalement déformé; il est le siége d'ulcérations profondes, dont les bords sont renversés et calleux; la surface des ulcérations est couverte d'une pellicule mollasse, d'un blanc grisâtre, qu'on enlève facilement au moyen d'un pinceau de charpie; au-dessous, on aperçoit une matière noire foncée, ayant la consistance de la gelée de groseille, et la plus grande analogie avec la mélanose.

Huit jours après cet examen, le 22 août 1847, à la suite d'une perte abondante qu'on ne put traiter à temps, M.... s'est éteinte sans souffrir, huit mois après l'opération.

Malgré nos vives instances près de la famille, elle s'est formellement opposée à l'autopsie, de sorte que toute recherche sur l'état pathologique des organes nous a été impossible.

Réflexions. — En lisant les notes des docteurs de Chollet et d'Angers, il est facile de se convaincre que toute opération sanglante, attendu la faiblesse extrême de la malade, nous était interdite. D'où il faut conclure que, sans la ligature, cette malheureuse eût infailliblement succombé peu d'heures après notre arrivée chez elle. Au contraire, après l'opération, M.... a passé trois mois sans souffrir, jusque-là qu'elle s'est crue guérie : à la vérité, cette illusion n'a pas duré; mais elle a eu jusqu'à son dernier moment des intervalles de calme qui la consolaient.

1° L'ablation du col utérin à l'aide d'un instrument tranchant est une opération qui, de nos jours, est assez fréquente; il n'en est pas ainsi de la ligature. Je sais, comme tous les opérateurs, que Lazzari en a parlé avec avantage, que MM. Velpeau et Mayor pensent également qu'on peut la pratiquer avec succès; mais je ne connais pas de faits qui marquent les cas où cette méthode de traitement doit être préférée au couteau; si la science en possède, ils sont peu nombreux, car les chirurgiens de tous les temps ont recommandé expressément, dans la ligature des polypes utérins, de ne pas comprendre dans la même anse le col de cet organe et le polype, accident redoutable, disent-ils, qui entraîne les suites les plus fâcheuses. Je me rends à leur conseil pour les cas ordinaires de polype; mais, dans une position analogue à celle de notre malade, je le regarde comme intempestif et funeste.

2° La ligature suspend l'hémorrhagie et ne la

favorise pas; M..., une fois opérée, fut trois mois sans avoir de pertes sérieuses, car je ne puis considérer comme telles les émissions sanguines qu'elle éprouva les premier, deuxième et troisième mois après l'opération; en effet, elles étaient peu abondantes, le sang était plus noir, plus liquide, moins plastique et moins vermeil que celui qui coulait à l'instant de l'opération; les coliques, en outre, étaient moins intenses et analogues à celles que la malade éprouvait quand, dans ses jours de bonne santé, ses règles venaient à paraître. Qu'on me permette d'ajouter que, dans une position aussi déplorable que celle de la malade, il eût été de toute impossibilité, comme le remarque très-judicieusement M. le professeur Négrier, d'avoir recours à l'instrument tranchant; car, je le répète, la faiblesse était telle, que toute perte de sang, que tout retard même à pratiquer l'opération, eût pu causer la mort.

3° Les malades ne s'effrayent pas de cette opération, facile à exécuter et qui n'occasionne aucune perte de sang.

4° L'opération décrite a produit les plus heureux résultats, puisqu'elle a prolongé la vie d'une femme près de succomber.

Les avantages que nous venons de reconnaître à ce mode d'opérer nous engagent à le conseiller à tout chirurgien qui aura à traiter un cas semblable à celui dont nous venons de faire l'histoire; car le premier devoir du médecin est de prolonger les jours des malades quand il ne peut les sauver. En attendant, si la nature a des ressources pour opérer la guérison, on la met en état de les employer. Toutefois, qu'on ne croie pas que j'insinue que, dans tous les cas, la ligature peut remplacer le bistouri : ce sont deux moyens différents; ils ont chacun ses indications particulières.

Un autre appareil vient d'être livré à la pratique. M. L. Boyer, son auteur, le considère comme supérieur au mien; il me permettra de n'être pas de son avis. Dirai-je qu'il ne l'a présenté à l'Académie qu'un an après moi? Je dirai du moins que, dans tout ce qu'il a de bon, le procédé de M. Boyer ressemble au mien, et que dans tout le reste il est défectueux : c'est ce que je m'engage à prouver. Ajoutez qu'il est beaucoup plus compliqué : il se compose de cinq pièces, savoir : deux porte-fil, une balle de plomb, un serre-nœud provisoire et le serre-nœud de Desault.

Je reprends : « deux tiges métalliques de 25 centimètres de long, percées à l'une de leurs extrémités d'un chas d'aiguille de 5 millimètres de longueur, et présentant à l'autre bout un anneau de 5 millimètres de diamètre (1). »

(1) *Bulletin de l'Académie de médecine*, t. VIII, p. 370.

Je regrette de ne pas connaître l'épaisseur de ces tiges; mais, en supposant qu'elles soient assez fortes pour être à même de vaincre la résistance des obstacles qu'on doit rencontrer pendant l'opération, je leur reproche de ne pas présenter une courbure semblable à celle de mes porte-nœuds, courbure nécessaire pour que ces instruments s'adaptent au corps sphéroïde avec lequel ils doivent se trouver en contact; courbure qui rend également plus facile la manœuvre : 1° en exigeant une dilatation moins grande de la vulve; 2° en évitant de froisser trop fortement les parois vaginales, de même que le corps du polype. A quoi bon l'ouverture inférieure du porte-fil tenu de la main gauche, ouverture à laquelle M. Boyer attache le chef gauche? Je voudrais que ce chef fût libre pour fournir l'anse qu'on veut former autour du pédicule, dans le cas où le chef droit ne circulerait pas librement dans le chas de l'autre aiguille.

« 2° D'une balle de plomb du calibre de guerre, percée d'un trou suivant son épaisseur. »

Loin d'être avantageuse, cette pièce est inutile et gênante : inutile, en ce que le chef doit être libre pour couler plus facilement dans le chas de l'aiguille conductrice, avantage auquel s'oppose le poids de la balle; gênante, par sa présence d'abord, ensuite par sa pesanteur, qui, pendant la manœuvre, contrarie l'opérateur en attirant incessamment en bas la tige, qui doit être toujours tenue à la même hauteur sur le polype.

« 3° D'un serre-nœud provisoire, tige d'acier de même longueur que les précédentes (les porte-fils), présentant à l'une de ses extrémités un anneau de 10 millimètres de diamètre soudé avec elle, suivant un angle de 40 degrés, et à l'autre extrémité un anneau de même dimension, soudé à angle droit du même côté que la tige. »

Si l'anneau supérieur de cet instrument, au lieu d'avoir 10 millimètres de diamètre, n'en présentait que 5, il serait semblable à celui de mon serre-nœud : c'est par l'élargissement de cet anneau que j'ai trouvé le moyen de me débarrasser des aiguilles après que le nœud est formé; et, il faut en convenir, c'était la grande difficulté à vaincre, et par conséquent tout le mérite de mon invention. M. L. Boyer est venu, un an après moi, se servir du même moyen, et il dit (1) :

« Mon serre-nœud provisoire, à raison de l'obliquité de son anneau, peut plus facilement pénétrer jusque dans l'utérus. »

Eh quoi! parce que l'anneau est légèrement oblique, il est susceptible d'être porté plus haut

(1) *Bulletin de l'Académie de médecine*, t. VIII, p. 373.

que celui qui offre une dimension moitié moins grande!.... Je ne puis me rendre à ce raisonnement, et M. Boyer reviendra de son erreur s'il veut bien remarquer que l'obliquité de l'anneau n'enlève à cette partie de son instrument que 2 millimètres, en rapprochant l'anneau de la perpendiculaire; mais que, dans un autre sens, l'anneau, conservant toujours un diamètre de 10 millimètres, ne pourra, toutes choses égales d'ailleurs, pénétrer aussi profondément dans l'utérus que mon serre-nœud, qui, je le répète, n'a que 6 millimètres.

M. Boyer dit encore, en comparant mon serre-nœud au sien : « Son anneau, soudé à angle droit avec la tige, est de 5 ou 6 millimètres de diamètre, ce qui est trop volumineux pour un serre-nœud définitif; il doit en résulter quelquefois des inconvénients pour les parties voisines. »

Je réponds que les faits cités dans cet ouvrage, faits dont plusieurs confrères ont été témoins comme moi, prouvent l'inexactitude de cette assertion. Je ne suis pas le seul praticien auquel mon appareil a rendu des services : MM. Lafond et Guénier, opérateurs célèbres de Nantes; MM. Merot, de Savenay, et Joslin, de Bourbon-Vendée, tous médecins fort distingués, l'ont employé avec le plus grand succès; or, des faits ne sont combattus que par des faits. Si, pour soutenir ce qu'il avance, M. Boyer peut en fournir d'aussi imposants, je me rendrai à son opinion.

Si l'on réfléchit à la manière dont est appliqué le serre-nœud, on voit que l'anneau ne peut nuire aux parties voisines; car celui-ci, en prenant son point d'appui sur le polype et suivant l'effort de la ligature qui l'entraîne, disparaît, et se trouve, pour ainsi dire, noyé dans cette masse. Au reste les nombreux succès obtenus avec ces instruments en prouvent l'inocuïté. Voyez pag. 41.

4° Enfin un serre-nœud ordinaire de Desault est la dernière pièce dont se compose l'appareil de M. Boyer.

Le procédé de M. Boyer n'est donc pas aussi parfait qu'il le croit. Avec lui, la ligature est souvent impossible. Je m'explique : notre confrère veut que la main gauche maintienne une des tiges toujours à la même hauteur dans le vagin, tandis que la droite forme le nœud. Mais si l'opérateur éprouve des difficultés à former l'anse, comme il arrive souvent, comment pourra-t-il les surmonter en agissant d'une seule main?...... C'est pour obvier à cet inconvénient, et pour qu'il soit plus sûrement tenu à la même élévation sur le polype, que je confie mon porte-nœud d'attente à un aide : alors les deux mains du chirurgien restent libres pour manœuvrer avec plus de facilité et avec plus de force.

Finalement, je conclus :

1° Que deux ligatures, appliquées coup sur coup, ont débarrassé et sauvé une malade à la veille de succomber;

2° Que mon procédé et mes instruments viennent de fournir une nouvelle preuve des avantages que l'Académie leur a reconnus (1);

3° Que, dans le cas où le chirurgien éprouverait des difficultés à opérer uniquement avec l'aiguille conductrice, il faudrait adapter à l'extrémité inférieure de cette aiguille une pince semblable à celle dont je me suis servi;

4° Que mon appareil est parfaitement approprié à la méthode des ligatures appliquées coup sur coup sur le même polype;

5° Que la ligature est souvent le seul moyen à employer, et que ce moyen est aussi innocent que les autres, quand l'opération est faite avec prudence, et que les malades, placées dans des conditions avantageuses, sont soignées avec toutes les précautions convenables;

6° Que personne avant moi n'avait mis de

(1) *Bulletin de l'Académie*, t. VIII, p. 616.

treuil à un instrument de ce genre, pièce qui hâte la chute du polype et diminue les dangers des suites de l'opération;

7° Que l'ablation du col utérin à l'aide d'une ligature est dangereuse, mais qu'il existe cependant des cas où le chirurgien doit avoir recours à cette opération;

8° Que l'observation de M*** fait ressortir les cas où la ligature doit être préférée à l'instrument tranchant;

9° Que l'on doit attendre longtemps avant de publier les résultats d'une opération de ce genre, dans la crainte de donner comme guéries des femmes qui n'ont éprouvé qu'un soulagement passager;

10° Que, bien que l'appareil de M. L. Boyer soit plus compliqué que le mien, il ne présente pas les mêmes avantages.

P. S. J'avais fini ce travail, lorsque je lus, dans le *Bulletin de l'Académie de médecine*, t. IV, p. 742, la nouvelle note de M. L. Boyer sur ses instruments. Ce praticien leur reconnaît plusieurs imperfections et se propose de les corriger. Je les ai signalées, ainsi que bien d'autres, dans la comparaison que je viens de faire de son appareil avec le mien. Or, quand ces modifications avantageuses seront faites, ses aiguilles, ainsi que le serre-nœud, deviendront sans doute d'une ressemblance plus frappante encore avec les instruments que j'ai proposés longtemps avant lui.

II

PROCÉDÉS ET INSTRUMENTS OBSTÉTRIQUES POUR EXTRAIRE UN ENFANT PLUS OU MOINS VOLUMINEUX D'UN BASSIN PLUS OU MOINS RÉTRÉCI.

> On peut donc établir un principe général qu'il n'est pas prudent et qu'il ne faut pas, autant que possible, abandonner l'expulsion d'une tête restée dans la matrice, aux efforts de la nature, parce que l'expérience prouve que les accidents résultant du séjour prolongé de ce corps étranger en putréfaction dans la cavité utérine sont plus graves et plus dangereux que les efforts nécessaires pour opérer l'extraction.
>
> (MURAT, *Dictionnaire des sciences médicales*, art. TIRE-TÊTE.)

Mauriceau a dit en style figuré que la grossesse est une mer orageuse sur laquelle la femme et l'enfant voguent durant l'espace de neuf mois. Levret a mieux fait, il a signalé les accidents du voyage; l'un des plus fâcheux, selon lui, est celui où la tête de l'enfant, séparée du tronc par une mauvaise manœuvre, reste dans l'intérieur de l'utérus; l'autre est précisément l'inverse, c'est celui où la tête, séparée du tronc, ne peut sortir à cause d'une conformation vicieuse du bassin.

Je veux faire connaître dans ce mémoire les instruments et les moyens qui me paraissent les plus propres à faciliter les manœuvres à employer dans ces dangereuses positions.

Et d'abord, parlons des instruments; ils sont au nombre de deux; le premier est celui auquel j'ai donné le nom de Céphalapagotome; nom complexe et en rapport avec ses nombreux usages; il vient de κεφαλή (tête), ἀπάγω qui attire au dehors et τέτομα, je coupe, — donc instrument qui coupe la tête et qui l'attire au dehors.

I. — Céphalapagotome.

Cet instrument est également destiné à fixer la tête au détroit supérieur, comme nous le dirons plus tard.

Le céphalapagotome (voyez fig. 1, pl. II) est composé de deux branches ou tiges métalliques; la première, creusée dans son intérieur, est surmontée d'une lance nommée branche à lance (voir pl. II, fig. 2). La seconde tige est cylindrique et logée dans la première branche; elle porte, à son extrémité supérieure, une plaque en forme de disque qui fait donner à cette branche le nom de branche à plaque (pl. II, fig. 3). La première branche a 33 centimètres de long (voir la fig. 2, pl. II); elle se trouve creusée dans son intérieur pour loger la deuxième branche qui peut y glisser avec facilité; sur une de ses faces, *qui est l'antérieure*, existe une rainure ou coulisse qui occupe toute la longueur de cette tige (voir fig. 2); elle sert à donner passage à la vis qui fixe la deuxième branche à la plaque mobile; elle sert aussi à loger le tenon qui existe à l'extrémité supérieure de la deuxième branche (fig. 8, Z), tenon qui empêche cette branche de tourner sur elle-même. C'est sur ce tenon que se trouve pratiqué l'écrou destiné à recevoir la vis qui fixe la plaque à cette branche (fig. 3, B). L'extrémité supérieure de la première branche est surmontée d'une lance aiguë de 33 centimètres de hauteur, et dont la base a 2 centimètres de longueur, sur 7 millimètres d'épaisseur (fig. 6). Les parties latérales de la lance sont tranchantes, et près des bords tranchants existent deux petits trous (fig. 5, F, G), destinés à donner passage à un fil de soie pour faciliter le développement de deux petites tiges métalliques de 20 millimètres de long et situées aux parois latérales et près de la base de la lance; ces tiges métalliques, mobiles de haut en bas, portent le nom d'ailerons (fig. 5, C, D); ces ailerons offrent trois bords, trois faces et deux extrémités; le bord externe de l'aileron gauche est tranchant, tandis que le bord externe de l'aileron droit est arrondi, nous saurons plus tard dans quel but. Lorsque ces ailerons sont abaissés, les bords externes se trouvent sur le même plan que les bords latéraux de la lance (voir pl. II, fig. 5, C, D); les autres bords n'offrent rien de particulier; il en est de même des faces antérieures et postérieures qui sont polies. La plus interne a 7 millimètres d'avant en arrière et est par conséquent de même épaisseur que la base de la lance. Les extrémités supérieures des deux ailerons sont adaptées aux parties latérales de la lance et sont logées dans une charnière dans laquelle elles roulent facilement et peuvent s'ouvrir de bas en haut (voir fig. 6, H, I). Lorsqu'ils sont ouverts, la face interne de chaque aileron se porte sur le même plan que celui de la lance, de manière qu'ils forment avec elle une étendue de 5 cent. 1/2 de largeur sur 7 millim. d'épaisseur (voir fig. 6, pl. II, H, I). Les extrémités inférieures des ailerons sont arrondies et percées d'un petit trou afin d'y attacher des fils de soie pour abaisser ou élever les ailerons. Lorsqu'on se sert de l'instrument comme céphalotome, les extrémités inférieures des ailerons sont logées dans deux enfoncements pratiqués sur la face supérieure de la plaque (figure 1, J, K).

L'extrémité inférieure de la première branche est vissée sur un écrou (fig. 2, L, et fig. 7, M), vissé lui-même et enchâssé sur l'extrémité supérieure d'un manche d'ébène (fig. 7, R, S). Ce manche a 11 centimètres de long, il est aplati et forme ainsi une espèce de cœur allongé (fig. 1, pl. II, N). La face antérieure présente à sa partie supérieure une vis de pression qui sert à fixer la deuxième branche de l'instrument et l'empêche d'être haussée et abaissée; cette vis est bronzée pour qu'on puisse la distinguer de la postérieure (fig. 7, Q). La vis bronzée correspond à la rainure pratiquée sur la face antérieure de la branche à lance, ainsi qu'à un point blanc (fig. 1, P), mis exprès au-dessous d'elle, afin qu'on ne puisse pas confondre la face antérieure du manche avec la face postérieure. La face postérieure de ce manche présente aussi, vers sa partie supérieure, une autre vis (fig. 7, Q), qui sert à fixer la première tige dans son écrou, ainsi que la deuxième tige, lorsqu'on se sert de l'instrument comme repoussoir; nous reviendrons sur ce sujet; l'extrémité supérieure de ce manche est beaucoup plus large que l'inférieure; dans son milieu se trouve l'écrou où se visse la première branche. Cet écrou est enchâssé dans l'épaisseur du manche et fixé au moyen de deux vis (fig. 7, R, S, pl. II); cette extrémité est large et peut facilement permettre à l'opérateur de tirer sur l'instrument quand il en sera besoin. L'extrémité inférieure est beaucoup moins large, elle est arrondie. Le manche est creusé dans toute sa longueur pour donner passage à la deuxième branche de l'instrument et loge la moitié supérieure du manche d'ivoire (fig. 1, T).

La deuxième branche de l'instrument est également en métal cylindrique de 36 centimètres de long sur 4 millimètres de diamètre; elle se trouve logée dans le manche et dans l'intérieur de la première tige de façon qu'elle peut y glisser facilement dans toute sa longueur. Cette deuxième tige présente deux extrémités, l'une supérieure, l'autre inférieure. Celle-ci est adaptée à un manche d'ivoire qui est rond (fig. 1, T). Ce manche a 5 centimètres de longueur; son extrémité supérieure va toujours en diminuant pour se loger dans le manche d'ébène; l'autre moitié est ronde et grosse comme une noix (fig. 1, T, pl. II). L'extrémité supérieure de cette deuxième branche présente un tenon de 2 centimètres de longueur sur 2 millimètres d'épaisseur (fig. 4, A), qui glisse dans la rainure de la première branche. Ce tenon est percé d'un trou (fig. 8, Z), où se loge la vis (fig. 5, U), qui fixe à cette extrémité une plaque métallique de 3 centimètres de diamètre en forme de disque (fig. 4). La face supérieure de cette plaque est raboteuse, présente deux trous pour loger l'extrémité inférieure des ailerons (fig. 4, V, X), et pour laisser passer les fils de soie pour les abaisser; sa face inférieure n'offre rien de particulier.

Au milieu de la plaque existe un trou de 8 millimètres de diamètre autour duquel se trouve soudée une gaine métallique (fig. 5, U) de 2 centimètres de hauteur; cette pièce donne passage à la première branche de l'instrument sur laquelle elle glisse facilement dans toute son étendue. C'est sur cette gaîne que vient se fixer l'extrémité supérieure de la deuxième branche, de sorte qu'en faisant mouvoir son manche de bas en haut ou réciproquement, on pourra porter la plaque de l'extrémité supérieure du manche d'ébène à la base de la lance. Lorsqu'on voudra la fixer sur quelques points de cette étendue, il faudra serrer assez fortement la vis de pression (figure 7, O), qui est sur la face antérieure du manche d'ébène, et la plaque se trouvera solidement retenue à la hauteur qu'on désirera.

Usages. Si l'on a bien compris le mécanisme de cet instrument, on voit qu'il peut servir à plusieurs usages, suivant les circonstances et les modifications qu'on fait subir à ses branches; ainsi, il sera à l'occasion céphalotome, tire-tête, capable de refouler en haut et de placer la tête convenablement pour lui faire traverser la filière du bassin; il remplacera le crochet aigu; enfin il sera, au besoin, un bon repoussoir; nous allons revenir sur chacun de ces avantages.

Pour s'en servir comme céphalotome on abaisse et on fixe les ailerons sur la plaque; dans ce but, elle est portée jusqu'à ce qu'elle touche l'extrémité inférieure de ces ailerons et que ces derniers soient logés et fixés dans les trous pratiqués sur la plaque au moyen de la vis de pression. (Voir figure 1, planche II). C'est dans cette condition que l'instrument sera un céphalotome dont on se servira comme il suit :

L'orifice de la matrice étant assez dilaté et la femme placée dans une position semblable à celle qu'on lui donne quand on veut appliquer le forceps, on introduit dans le vagin plusieurs doigts de la main gauche, graissée d'huile ou de beurre, jusque sur la tête, puis on saisit de la main droite le céphalotome également graissé et chauffé, et à la pointe duquel on doit mettre une petite boule de cire, puis on applique le plat de la lance, qui correspond à la face antérieure de l'instrument, sur les doigts introduits, le long desquels elle doit glisser et qui lui servent de conducteur pour parvenir sur le crâne; quand l'instrument est arrivé sur ce point, on le pousse doucement de bas en haut, en imprimant au manche de petits mouvements de rotation de droite à gauche et de gauche à droite qui doivent être répétés plus ou moins, jusqu'à ce qu'on soit parvenu à ouvrir le crâne et que les parois soient appliquées sur la plaque du céphalotome. Les doigts de la main gauche doivent rester dans la même situation pendant tout le temps que l'instrument met à pénétrer dans le crâne, pour veiller aux mouvements de l'instrument et aux changements qui pourraient survenir dans la position de la tête, par la pression qu'on exerce sur elle; ensuite, on retire l'instrument en lui faisant tenir la même route que celle qu'il a suivie pour être introduit, et si une ouverture d'un pouce suffit à l'opérateur, elle se trouve pratiquée par cette opération qui est aussi simple que facile. On peut voir qu'en agissant ainsi, la mère ne court aucun danger, quelque peu d'habitude qu'on ait pour les opérations; il ne s'agit seulement que de bien connaître la direction des axes du bassin.

Je suppose maintenant qu'il faille agrandir cette ouverture, voici comment on s'y prendra : lorsque l'instrument aura pénétré dans le crâne et que le cuir chevelu se trouvera appliqué sur la plaque, on le retirera de deux ou trois centimètres; mais sa pointe ne sortira pas entièrement de l'ouverture, et n'abandonnera pas la tête; lorsqu'il est ainsi retiré, on le renfonce de nouveau en ayant soin d'appuyer assez fortement sur le côté du tranchant de la lance et de l'aileron gauche, afin que ce mouvement incise plus largement les parois du crâne on répète cette manœuvre jusqu'à ce que l'ouverture ait la grandeur désirée, et l'on y parvient facilement, si on agit sur une suture, ou une fontanelle. L'expérience m'a appris qu'il était un autre moyen bien plus facile pour agrandir une ouverture sur un point quelconque du crâne, (j'en parlerai plus loin), c'est en pratiquant l'ouverture de cette manière, qu'il faudrait agir, si on opérait sur une tête très-dure et sur une partie osseuse.

Par ce que je viens de dire, on voit que je suppose que la tête est fixée au détroit supérieur, soit par les contractions de la matrice sur l'enfant, soit par toute autre cause; mais si la tête, au lieu d'être fixée, était mobile, il serait nécessaire d'introduire toute la main gauche dans l'intérieur de la matrice pour lui servir de conducteur, et la contenir; à cet effet l'accoucheur commencera par amener le sommet de la tête au détroit supérieur, et il la fixera sur ce point en recourbant les doigts sur le crâne et en appliquant le pouce sur le point qu'il veut ouvrir. Pour mieux fixer la tête il peut faire exercer, avec les mains d'un aide, quelques légères pressions sur l'abdomen, mais elles ne seront point aussi fortes que celles que conseillait Celse, qui voulait qu'un homme robuste pressât de toutes ses forces pour fixer ou faire sortir la tête. Lorsqu'on aura avisé au moyen de la rendre immobile, l'opérateur introduira l'instrument, afin de l'ouvrir dans le sens le plus convenable, soit sur une suture, soit sur une autre partie. Si pour en faire l'extraction, on se propose de vider la tête, on y introduit les doigts, ou l'on injecte de l'eau avec une seringue, pour la vider plus complétement; alors, on affaisse la voûte et la main l'attire au dehors; mais, si elle ne suffit pas, parce que la tête conserve trop de grosseur, ou que les os sont trop résistants, ou même si elle glisse des doigts; dans cette occurrence, on recourra au tire-tête ou au céphalotribe, en agissant comme il sera dit plus loin.

Jusqu'à présent nous n'avons rien eu de bien difficile à exécuter, et la plaque qui borne les mouvements qu'on imprime à l'instrument prévient tout danger. Ces avantages n'existeraient pas si on opérait avec les instruments qui ont été proposés comme céphalotome; l'instrument même de Smellie, qui reste encore dans la pratique, n'offre ni autant de sécurité, ni autant de facilité surtout quand il faut pratiquer une large ouverture; en effet, les ciseaux de Smellie, dont le tranchant est au bord extérieur des lames, introduits dans le vagin à une distance de 10 à 12 centimètres, tenus par le pouce et le médius, d'une seule main, sont peu propres à vaincre une résistance un peu forte; ajoutons que ces ciseaux peuvent, dans un mouvement brusque, abandonner facilement l'ouverture faite au crâne, et perforer ainsi les parois vaginales, ce qui arriverait surtout lorsqu'il serait indispensable d'inciser une partie osseuse : or, dans ce cas, rien ne serait là pour neutraliser une impulsion trop forte donnée à l'instrument : remarquons encore qu'en opérant avec ces ciseaux on est obligé d'agir dans le sens le plus désavantageux, attendu la position des tranchants opposés à ceux des ciseaux ordinaires; de sorte que, l'opérateur se trouvant gêné dans ce qu'il doit faire, agit avec peu d'adresse et peu de force.

Le couteau de Deventer n'offre pas plus de sécurité. Le céphalotome de Levret, ne différant point de celui de Smellie pour la manière de pratiquer et d'agrandir l'ouverture, ce que je dis de l'un peut s'appliquer à l'autre : j'ajouterai seulement que l'instrument de Levret semble plus dangereux encore, en ce que ses tranchants étant convexes sont bien plus susceptibles d'éluder les bords de l'ouverture que s'ils étaient droits. C'est après avoir comparé les difficultés à opérer avec ces divers instruments que je trouve mon céphalotome plus facile à manier et moins dangereux; durant l'incision du crâne, la main gauche surveille ce qui se passe à l'intérieur.

Oserai-je ajouter que cet instrument, agissant de bas en haut, poussé lentement, sans secousse, muni d'une plaque qui en borne l'action, offre des conditions de sécurité que je ne rencontre dans aucun autre.

Passons maintenant aux modifications à faire subir au céphalapagotome. Pour s'en servir comme tire-tête, on abaisse les ailerons et on fixe la plaque à deux ou trois centimètres au-dessous de leur extrémité inférieure (voir la planche II, fig. 5) ; on attache, à l'extrémité inférieure de chaque aileron, deux fils de soie de couleur différente; deux d'entre eux passent par les trous pratiqués sur le corps de la lame (fig. 5, F, G); tombent librement sur les bords de la plaque (fig. 9, A), et servent à élever les ailerons. Les deux autres fils passent par les trous de la plaque correspondant aux ailerons, filent le long de l'instrument et abaissent ces pièces mobiles (fig. 9, B). Ces divers fils servent donc à abaisser ou à élever les ailerons :

comme il s'agit ici de tirer la tête hors du bassin, l'application de l'instrument sur tel ou tel point du crâne n'est point indifférente; en effet, on comprend que, placé sur les parties latérales de la tête, on ne parviendrait pas à lui faire traverser le bassin, si elle présentait ses plus grands diamètres de front; il sera donc appliqué vers l'occiput ou dans les environs du sommet. En tirant ainsi sur la tête, elle descendra, en offrant ses diamètres les plus grands aux diamètres les plus avantageux du bassin.

Le céphalapagotome est introduit comme il a été dit plus haut (graissé, chauffé, etc., etc.); sa pointe parvenue sur la tête, on le pousse en haut, en lui imprimant de petits mouvements de rotation de droite à gauche et de gauche à droite, jusqu'à ce qu'il ait pénétré dans l'intérieur du crâne et que le cuir chevelu touche la plaque : il faut avoir la précaution de placer l'instrument de façon que l'ouverture soit faite d'avant en arrière; dans ce but, on place les tranchants de la lame dans cette direction, en tenant à gauche la face antérieure de l'instrument.

L'ouverture terminée et la tête appliquée sur la plaque, on fait exécuter au céphalapagotome un quart de rotation de gauche à droite, de sorte que la base de la lame et les ailerons croisent l'ouverture faite au crâne, et que la face antérieure de l'instrument regarde le pubis; pour développer les ailerons, on tire à soi l'instrument, et ce simple mouvement suffit ordinairement; s'ils ne se développaient pas, on tirerait sur les fils qui passent par les trous pratiqués sur la lame.

L'opérateur se rappellera donc la couleur des fils destinés au développement ou à l'abaissement des ailerons; mais je dois dire que la manœuvre primitivement indiquée m'a toujours suffi pour les faire élever. Lorsque les ailerons sont introduits et développés dans l'intérieur du crâne, il faut porter la plaque en haut jusqu'à ce qu'elle soit appliquée sur le cuir chevelu et qu'elle le serre fortement; pour cela, on pousse en haut et avec force le manche d'ivoire avec la main droite, tandis que de la gauche on retient le manche d'ébène, et qu'un aide serre la vis de pression qui se trouve à la face antérieure de l'instrument; par ce moyen, la tête, retenue entre les ailerons et la plaque, restera solidement fixée à l'extrémité supérieure de l'instrument, et l'opérateur pourra à son gré, et sans rien ajouter au volume de la tête, la fixer au détroit supérieur, la refouler en haut comme nous l'avons dit, la faire tourner sur elle-même, et mettre les grands diamètres en rapport avec ceux du bassin, pour lui faire traverser plus aisément cette étroite filière; ajoutons que, la tête étant fixée, l'application du forceps deviendra plus facile.

L'idée de rendre la tête immobile pour appliquer le forceps à cette hauteur n'est pas nouvelle, ainsi que je le pensais quand j'ai fait confectionner mon instrument : Mérat (1) rapporte que Deleurie avait donné ce conseil et qu'il recommandait de se servir d'un crochet aigu ; Mérat conseille de mettre en usage ce précepte, mais il veut que la tête soit fixée avec le billot de Danavia ; à la simple inspection de ces instruments, on voit qu'ils sont peu propres à l'usage auquel on les emploie.

Oserai-je comparer l'instrument que je propose avec ceux des Mauriceau, Levret, Baquie, Grégoire fils, etc., etc.?

Le tire-tête de Mauriceau n'a pas une longueur suffisante pour agir avec facilité au détroit supérieur ; il est dépourvu de perforateur, ce qui rend son application fort difficile et même impossible, si la tête se trouve élevée et mobile ; ce que je lui reproche encore, c'est d'être peu solide dans son application, attendu la large ouverture qu'on est obligé de faire pour l'introduire dans le crâne.

Le tire-tête à bascule de Levret est également

(1) *Dictionnaire des sciences médicales*, art. TIRE-TÊTE.

dépourvu de perforateur; il ne peut servir à fixer la tête qui se trouve entourée de ses branches; en outre, son application est fort difficile et ne sert qu'à un seul usage.

Baquie a inventé un tire-tête dont l'extrémité supérieure est armée d'un perforateur. Ce perforateur est pyramidal et pointu; il a 14 millimètres de hauteur sur une base de 7 millimètres. Ses angles sont peu tranchants, de sorte que cet instrument est plutôt un perforateur qu'un céphalotome; enfin il ne peut fixer la tête, ni la refouler, ni la faire tourner sur elle-même, et par conséquent il est incapable de redresser une tête qui se trouverait enclavée au détroit supérieur ou mal située.

Je fais les mêmes reproches à l'instrument de Grégoire fils, instrument composé de deux branches unies par une charnière, dont les extrémités se rapprochent et s'écartent à volonté.

Je ne suis pas plus satisfait du tire-tête proposé par M. Assalini. Cet accoucheur, pour opérer la perforation et l'extraction de la tête, lorsque celle-ci est restée seule dans l'intérieur de la matrice, propose cinq instruments *qui sont plus ou moins compliqués, et leur application parfois impossible;* c'est ainsi que s'exprime l'auteur de l'article *Tire-Tête*, du grand *Dictionnaire des sciences médicales*.

Les expériences sur le cadavre m'ont prouvé qu'il n'en est pas ainsi du céphalapagotome.

Ce n'est pas seulement comme céphalotome ou comme tire-tête que l'instrument que je propose peut être utile; son mécanisme le rend encore propre à remplacer avec avantage les crochets aigus. Un crochet aigu est-il appliqué sur un point du crâne ou du tronc peu résistant par l'état de putréfaction de ces parties, ou par toute autre cause, ou bien encore est-il tenu par une main peu exercée, et fixé d'une manière peu solide; si, dans cette circonstance, on vient à tirer assez fortement sur le crochet, sa pointe, au lieu d'agir sur la tête, la quittera brusquement et viendra s'implanter sur quelques-uns des points de l'orifice utérin, ou sur les parois vaginales; les accidents qui en résultent peuvent être terribles.

Avec le céphalapagotome on n'a rien à craindre; comme il prend ses points d'appui sur deux endroits différents du crâne, son application est plus solide, et, en supposant même qu'il vînt à abandonner la tête, il n'agirait que comme instrument à tête mousse, dont les suites sont infiniment moins redoutables. Du reste, pourquoi tirer tellement sur l'instrument qu'il puisse, en quittant la tête, occasionner des déchirures fâcheuses? Il ne faut jamais s'entêter à l'extraire de la sorte. Le forceps que je présente pourra, sans trop de danger, réduire une tête à un petit volume, et c'est avec lui qu'il faudra opérer, si une tête, après avoir été vidée, présentait encore de grandes difficultés à l'extraction. Plus tard, nous dirons la manière de l'appliquer pour extraire une tête très-volumineuse, sans qu'il soit besoin de la morceler, comme on le faisait autrefois.

Il y a la même imprudence à se servir du crochet aigu pour perforer une tête; car on ne peut souvent parvenir à pratiquer cette ouverture qu'en déchirant les téguments et les parties osseuses; de sorte qu'il peut se rencontrer des cas où les os brisés laisseraient à la surface de l'ouverture des pointes aiguës capables de labourer profondément l'orifice utérin et les parois vaginales.

Lorsque l'accoucheur aura besoin d'un repoussoir, le céphalapagotome lui en servira. Mais il conviendra de faire subir quelques modifications à son mécanisme primitif. On desserre les vis qui se trouvent sur les faces antérieure et postérieure du manche d'ébène; ensuite on dévisse la première branche (branche à lance) de dessus son manche; on la retire entièrement de l'intérieur de la plaque (fig. 2, pl. II). Le manche d'ébène reste libre sur la deuxième branche; puis on le fait descendre sur le manche d'ivoire, et on le fixe dans cette position en serrant les vis du manche d'ébène (fig. 5, pl. II); enfin, on garnit la plaque de quelques morceaux de linge pliés et fixés par un fil, de manière à former un tampon. Ce repoussoir (fig. 5, pl. II) ainsi conditionné ne laissera rien à désirer. Pour plus amples détails sur les usages du repoussoir, il faut consulter l'ouvrage de Maygrier (p. 75). Finalement l'accoucheur aura, dans le céphalapagotome, quatre instruments réunis : un céphalapagotome, un tire-tête, un crochet aigu et un repoussoir.

II. — Forceps multiple.

Le second instrument que j'offre à la pratique est un forceps, qui est à la fois forceps ordinaire, forceps à dents et forceps céphalotribe. Les divers usages auxquels il est propre l'ont fait dénommer forceps multiple, et, pour lui mériter ce nom, il ne s'agit que d'ajouter des pièces mobiles, comme je vais le démontrer.

Description. — Cet instrument, dans son état primitif, n'est autre que le forceps dit de Levret (fig. 1, pl. III); seulement le corps de l'instrument est un peu plus fort; comme lui, il est composé de deux branches : l'une, à pivot (fig. 1, *a*, *a*, *a*, pl. III), l'autre à mortaise (fig. 1, *b*, *b*, *b*, pl. III).

Chaque branche présente deux extrémités : l'une antérieure, qui porte le nom de cuiller, l'autre postérieure, portant le nom de manche. L'extrémité antérieure de chaque branche est de 26 centimètres d'étendue ; à partir du pivot, elle présente une cuiller de 5 centimètres de largeur, affectant la même structure et les mêmes courbures que les forceps ordinaires (fig. 1, *a*, *a*, *a*, *b*, *b*, *b*); les courbures latérales ou anciennes courbures, sur chaque cuiller, sont de 28 millimètres, ce qui fait que le forceps assemblé présente des cuillers qui ont 56 millimètres d'écartement ou de concavité (fig. 1, *c*, *d*) à partir de leur moitié antérieure. Chaque cuiller est percée de cinq trous, qui ont 3 millimètres de diamètre, et qui sont taraudés (fig. 1); chacun de ces trous est destiné à recevoir une vis terminée en pointe, en forme de crochet recourbé sur lui-même (fig. 2, *e*, *e*, *e*, *e*, *e*). Chacun de ces crochets a 6 millimètres de longueur; et, lorsqu'il est en place, sa pointe tournée en arrière ne dépasse pas le bord des jumelles (fig. 2, *e*, *e*). Le crochet le plus antérieur est un peu plus long que les autres (fig. 3, *f*). Chaque crochet présente une tête, un corps et une pointe. La tête est polie, et, lorsque les crochets sont vissés, elle ne dépasse pas la surface externe des jumelles (fig. 2, *g*, pl. III).

Le corps présente quatre pans; sur un de ces pans se trouvent les numéros qui font distinguer les crochets les uns des autres (fig. 3, *f*), pour qu'on puisse les visser plus promptement; chaque crochet est numéroté, chaque trou l'est également, avec des chiffres différents pour reconnaître les jumelles auxquelles chaque crochet appartient. Ainsi les trous d'une jumelle, de même que les crochets qui lui correspondent, sont numérotés avec des points, tandis que les trous et crochets de l'autre jumelle sont distingués par des chiffres. Ces crochets mobiles seront vissés sur les branches du forceps quand on voudra en faire usage (pl. III, fig. 2).

Une clef spéciale, ou une pince à bec plat, servira à les placer; d'un côté, cette clef (fig. 4) présente une échancrure pour loger le corps des crochets (fig. 4, *h*); de l'autre, elle offre un tournevis (fig. 5, I); cette clef se monte sur le même manche (fig. 4 et 5). Un peu en arrière de l'union des deux jumelles existe un trou également taraudé (fig. 2, J, J), qui est destiné à recevoir 1° une vis pour maintenir les plaques qui donnent au forceps la force nécessaire pour servir de céphalotribe;

2° Une goupille (fig. 6, K) en fer, adaptée sur les jumelles en bois qui doivent cacher les pointes des crochets, lorsqu'on voudra appliquer le forceps à dents. Nous y reviendrons.

L'extrémité postérieure de chaque branche du forceps a 21 centimètres de longueur, à partir du pivot, et se termine par un crochet mousse qu'on pourrait rendre aigu. Cette extrémité postérieure est aplatie latéralement et présente une surface de 2 centimètres 8 millimètres dans sa grande largeur. Cette partie (fig. 1 *l*, *m*,) est percée d'un trou qui est différent sur l'une et l'autre branche du forceps; sur la branche à pivot, le trou est rond (fig. 1) taraudé à 5 millimètres de diamètre, et doit recevoir une vis d'une grosseur proportionnée à son ouverture, vis qui sert à la compression de la tête (fig. 7); la branche à mortaise est munie d'une ouverture oblongue de 17 millimètres dans un sens, et de 8 millimètres dans l'autre (fig. 1, *m*); elle est destinée à livrer un libre passage à la tige métallique qui doit se visser dans l'écrou pratiqué sur la branche à pivot (fig. 8, *n*, *n*); nous reviendrons sur cette vis.

Le pivot et la mortaise du forceps multiple n'offrent rien de particulier; ils se trouvent situés à peu près au milieu de chaque branche, et servent à les assembler (fig. 1); pour y parvenir plus facilement, on usera de la clef ordinaire (fig. 15).

Usages. — Il semble d'abord que le forceps multiple ne diffère en rien des forceps ordinaires, et cependant il les remplace dans toutes les circonstances où ces instruments devront être appliqués.

Si l'accoucheur veut un forceps à dents ,il les visse dans les trous pratiqués sur les cuillers, comme il a été dit plus haut, fig. 2, *e*, *e*, *e*, *e*, *e*.

Enfin, pour donner au forceps la force nécessaire pour devenir céphalotribe, il faudra visser sur chacune des cuillers une plaque en fer. (*Voir* fig. 9 et fig. 10.) Ces plaques auront les mêmes dimensions et les mêmes courbures que celles des cuillers (fig. 8, P, P) à la surface interne desquelles elles seront placées. Je propose deux paires de plaques destinées à diminuer l'espace des anciennes courbures du forceps, et à obtenir une plus ou moins grande réduction de la tête. Chaque paire de plaques sera distinguée par les numéros 1 et 2 : la première paire est la plus mince, (fig. 9 et 10), l'autre est plus épaisse (fig. 8, P, P).

Chaque plaque a 8 centimètres de longueur sur 3 millimètres d'épaisseur, et présente une hauteur égale à celle des cuillers; la face interne est concave et raboteuse. On remarque sur la paire n° 2 un rebord assez saillant dans sa partie médiane (fig. 8, *r*), qui finit par disparaître à ses extrémités. La face externe est convexe; au milieu et non loin de ses rebords existent deux petits cylindres en fer qui sont rapportés et qui appuient sur la face interne des cuillers (fig. 8, S, S); ils ont 3 millimètres de longueur sur les plaques n° 1 (fig. 9, fig. 10); et, sur les autres, ils ont 9 millimètres (fig. 8, S, S); aux extrémités de chaque plaque existe un trou qui donne passage à la vis qui doit les fixer aux cuillers et qui se vissent dans les trous taraudés à cet effet (fig. 8, *t*, *t*); les paires de plaques ne diffèrent donc entre elles que par leur épaisseur, qui tient à la longueur des cylindres, et qui diminue d'autant l'étendue comprise entre les cuillers, ce qui fait que la tête est plus ou moins écrasée, selon que l'espace des cuillers est plus ou moins rétréci; c'est au point qu'avec les plaques n° 1 j'ai réduit une tête à n'avoir que 55 millimètres, et qu'avec les plaques n° 2 la réduction a été de 3 à 4 centimètres; tels ont été les résultats des expériences que nous avons faites, et dont nous parlerons incessamment.

Ces plaques augmentent la force des cuillers, et par conséquent celles du forceps, car, fixées par leurs extrémités au moyen des vis (fig. 11 et 12), les cuillers ainsi que les plaques ne peuvent fléchir qu'autant que ces vis viendraient à céder, de sorte que, si l'instrument se rompait, ce ne serait que dans le voisinage de la réunion des jumelles; chose impossible, à cause que cette partie de l'instrument est d'une force considérable (fig. 8).

On reprochera peut-être au céphalotribe d'avoir une épaisseur trop grande, surtout quand les plaques n° 2 y seront montées. Voici ma réponse : 1° Il n'est pas destiné à être appliqué dans l'excavation du petit bassin, mais seulement au détroit supérieur; 2° son application sera favorisée quand la tête aura été vidée; 3° enfin, en cas d'impossibilité d'agir avec les plaques n° 2, on pourrait débuter par les plaques n° 1.

Pour donner au céphalotribe une force assez grande pour briser une tête, il faudra employer une vis confectionnée comme celle que je présente fig. 7.

Cette vis a 14 centimètres de longueur sur 7 millimètres de diamètre; la tête de cette pièce présente, d'une part, un rebord saillant, et, de l'autre, un aplatissement ovalaire, dont le grand diamètre est de 5 centimètres sur une épaisseur de 5 millimètres. Le milieu est percé d'un trou de 6 millimètres de diamètre (fig. 7, U), pour loger une tige métallique et faire tourner plus facilement cette vis, s'il devenait utile d'exercer une forte pression; mais l'expérience m'a appris que la force seule de la main suffisait pour réduire les têtes les plus dures. Cette vis passe par le trou oblong (fig. 1, *m*) pratiqué sur le manche de la branche à mortaise, et se fixe dans le trou taraudé (fig. 1, L) de la branche à pivot, (fig. 8, *n*, *n*). On ne mettra cette vis que lorsque l'instrument aura saisi la tête et que ses branches seront assemblées, de sorte que l'opérateur tiendra le manche du céphalotribe de la main gauche, tandis que, de l'autre, il serrera la vis ou la fera serrer par un aide. J'ai réduit avec ce céphalotribe des têtes très-dures; l'instrument a parfaitement résisté; je pense donc qu'il pourra remplacer avec avantage le céphalotribe de Baudeloque neveu : il est moins lourd et d'une application plus facile. Il me semble aussi que le point du manche sur lequel se trouve placée la vis, de même que le moyen de la serrer doivent être préférés à une manivelle dont le jeu est gêné entre les cuisses de la femme.

On appliquera chaque branche du céphalotribe comme le forceps ordinaire; je reviendrai plus tard sur ce sujet.

Il me reste à parler des deux cuillers ou jumelles en bois destinées à recouvrir les pointes des crochets (fig. 6); elles se trouvent ajustées et moulées, pour ainsi dire, sur les courbures des cuillers du forceps (fig. 6 *bis*).

La moitié antérieure de leur face externe est creusée en godet destiné à loger les pointes quand on voudra se servir du forceps armé de dents (fig. 6). Ces jumelles ont pour but de faciliter l'application de l'instrument en même temps qu'elles protégent les parties de la mère. A la face externe, et un peu en arrière de l'union des jumelles en bois, existe une petite goupille (fig. 6, K) de 3 millimètres de longueur, qui doit se loger dans le trou qui se voit un peu en arrière de la réunion des jumelles du forceps, trou qui sert aussi à fixer les plaques du céphalotribe; cette goupille, qui est fixée sur les jumelles en bois, sert à les maintenir sur les cuillers; et, pour qu'elles ne puissent pas bouger, chacune d'elles sera liée avec un simple fil sur les branches du forceps, non loin du pivot et de la mortaise; ce fil sera coupé et retiré quand il faudra enlever les jumelles.

Application du forceps a dents.—Les dents étant cachées par les jumelles en bois, comme il vient d'être dit plus haut, cet instrument étant chauffé et graissé, on appliquera chaque branche du forceps comme à l'ordinaire. Quand la tête sera saisie et que les branches du forceps seront assemblées, on coupera le fil qui lie les jumelles, et on les retirera l'une après l'autre, comme il vient d'être dit; celle qui tient à la branche à mortaise sera tirée en dessus, et la seconde en dessous; et, pour déranger le moins possible la tête, on aura soin de retirer ces jumelles en les appliquant fortement dans la concavité des cuillers, après avoir fait sortir la goupille de son trou.

Si la tête échappe du forceps, il devient utile, de la fixer à l'aide du céphalapagotome; j'ai appliqué avec facilité sur le cadavre le forceps à crochets; mais le céphalapagotome, fixait la tête dans le forceps; il est des circonstances où le forceps à crochets rendra de grands services, surtout quand il s'agira d'extraire une tête laissée dans la matrice. Coutouly avait inventé un forceps à peu près semblable au mien. Ce forceps, dit-il, lui a été d'une grande utilité pour l'extraction d'une tête d'un bassin très-rétréci, et que nul autre instrument n'avait pu retirer. (1)

Le forceps de Coutouly présentait des dents qui, étant placées à demeure, nécessitaient un autre forceps pour conduire au but désiré. Celui que je propose offre les mêmes avantages, tout en conservant ses autres usages. Maygrier, sentant l'importance d'un tel instrument, avait réduit le forceps de Coutouly à n'avoir qu'un seul crochet, qui était placé à demeure, à l'extrémité antérieure de son forceps, et qui, par cela, nécessitait également la propriété d'un forceps spécial.

(1) Voyez son ouvrage, *Mémoire et observations sur les accouchements.*

La pointe des crochets regarde en arrière et se trouve logée dans l'écartement des cuillers; néanmoins l'application de cet instrument me paraît peu facile et deviendrait dangereux pour la mère si l'opérateur manquait de prudence et d'adresse (1).

M. Paul Dubois, professeur à la Faculté de médecine de Paris, a modifié encore cet instrument et a proposé un forceps dont les cuillers ne présentent pas l'ancienne courbure, mais seulement la nouvelle; ce forceps, au lieu d'avoir des crochets, présente à la face interne de chaque cuiller des rainures profondément entaillées au moyen de la lime; ces rainures sont très-rapprochées les unes des autres, de façon que leurs bords réunis forment des espèces de dents qui s'étendent transversalement d'un bord à l'autre de la cuiller, ce qui fait que ces dents sont plus tranchantes que pointues. J'avais d'abord eu l'intention de me rapprocher de ce modèle; et pour cela, il m'eut suffi d'adapter sur les cuillers des plaques sur lesquelles j'aurais fait pratiquer des dents transversales; mais craignant que ces dents ne saisissent pas solidement le fœtus, je me suis décidé à faire mettre celles dont mon forceps est armé.

(1) Voyez son ouvrage *Nouveaux Éléments de l'art des accouchements*, page 68 et suivantes.

Le forceps appliqué, s'il faut le retirer, on en sépare les branches, que l'on fait sortir l'une après l'autre en saisissant des deux mains celle qui doit passer la première, et on abandonne l'autre à un aide qui la soutient; puis, on porte la branche à retirer en haut et en dehors, en appuyant sur le côté opposé à celui où se trouvent les dents; enfin on tire peu à peu en même temps qu'on imprime de petits mouvements de rotation de droite à gauche et de gauche à droite; ces mouvements répétés plusieurs fois font lâcher prise aux dents qu'on éloigne le plus possible de la tête. La première branche extraite, on retire la seconde de la même manière, avec l'attention de ne pas blesser les parois vaginales ni l'utérus.

Si on ne pouvait dégager les dents, on appliquerait le céphalapagotome sur la tête qu'on attirerait en bas d'une main, tandis que de l'autre on porterait en haut le forceps; on dégagerait de la sorte les crochets, et cette branche serait retirée, en lui imprimant les mouvements de rotation indiqués plus haut; l'autre branche serait extraite de la même manière.

Maintenant que nous avons fait connaître, dans leur mécanisme, leur application et leur mode d'action, les instruments que nous proposons, on voit qu'ils sont propres à des usages différents et qu'ils peuvent être employés selon les circonstances sur un enfant vivant comme sur celui qui aura cessé de vivre ; mais je crois inutile de préciser ici tous les cas d'application, c'est au praticien à les reconnaître ; avant d'en user chez un enfant qu'on croit mort, je ne saurais recommander trop d'attention à constater son état ; car si on prenait pour mort un enfant qui ne l'est pas, quels regrets, quels remords pour celui qui, faute d'avoir fait les recherches convenables, aurait commis un tel meurtre !...

EXPÉRIENCES FAITES A LA MATERNITÉ DE PARIS, ET RÉSULTATS OBTENUS.

Le 3 juillet 1834, madame Legrand, sage-femme en chef de cet hospice, voulut bien me permettre de faire dans son amphithéâtre des expériences, et mit à ma disposition deux fœtus et un mannequin où étaient représentés les organes génitaux de la femme. Ces expériences, faites en présence de M. Tissier, chirurgien interne de la Maternité, de mademoiselle Dailly, première aide sage-femme de cet établissement, et de M. le docteur Richard, donnèrent les résultats suivants :

Première expérience. — En opérant avec mon

céphalapagotome sur une tête d'un volume ordinaire, tenu au détroit supérieur du mannequin, la main droite armée de cet instrument, je le conduisis sur cette tête, que j'ouvris avec la plus grande facilité; je rendis cette ouverture aussi grande que je le voulus, en suivant les procédés indiqués page 76 et page 109; de sorte que les assistants durent être convaincus, qu'avec cet instrument, on pouvait faire une large ouverture dans les régions les plus dures comme les plus tendres de la tête.

Deuxième expérience. — Je vidai cette tête, j'en comprimai et réduisis la voûte avec mes mains, en renfonçant les os dans l'intérieur du crâne, d'après les préceptes des accoucheurs qui prétendent que, dans cette condition, on peut faire passer une tête ordinaire par un bassin dont le diamètre sacro-pubien n'a que 7 centimètres, sur un diamètre transversal de 11 centimètres; néanmoins je dois dire que mes tentatives furent impuissantes pour extraire cette tête du bassin dont les diamètres avaient été réduits aux dimensions assignées ci-dessus; la dureté de la tête a vaincu la force de mes mains (1).

Troisième expérience. — Après avoir appliqué

(1) Les auteurs qui veulent, d'après leur expérience, qu'on en agisse ainsi, ne s'en sont-ils point laissé imposer, soit sur le volume de la tête, soit sur le rétrécissement du bassin?...

sur l'autre tête le céphalapagotome, je la saisis et l'on vit qu'il pouvait la refouler en haut, la faire tourner sur elle-même et la tirer de façon à mettre les diamètres les plus grands de la tête en rapport avec les diamètres les plus avantageux du bassin.

Quatrième expérience. — J'ai procédé ensuite à l'écrasement de cette tête au moyen du céphalotribe; elle avait un volume plus grand que d'ordinaire, car, pour l'extraire du bassin, on avait été contraint d'appliquer le forceps. Cette tête, tenue au détroit supérieur, a été saisie par le céphalotribe, qui l'a réduite à 54 millimètres dans le sens du diamètre bipariétal, et à 40 millimètres dans celui du diamètre occipito-frontal; j'appliquai l'instrument sans peine et je parvins à l'écraser sans le secours de personne, en serrant la vis avec la main droite, tandis que de l'autre je soutenais le céphalotribe. La tête, ainsi réduite, je lui ai fait traverser la filière du bassin dont j'avais réduit le diamètre sacro-pubien à 5 centimètres, et à 11 centimètres le diamètre transversal. Le peu de difficulté que j'ai éprouvé à l'extraire me fait penser que l'on pourrait lui faire traverser un bassin dont le diamètre sacro-pubien aurait moins de 5 centimètres, mais pour cela il faudrait avoir un forceps dont l'ancienne courbure n'aurait que 4 centimètres d'écartement entre les cuillers, quand celles-ci sont assemblées. Je dois dire qu'avec le forceps que je propose, je suis parvenu à écraser et à retirer une tête un peu plus volumineuse que d'ordinaire d'un bassin dont le diamètre transversal n'était que de 11 centimètres et le sacro-pubien de 5 centimètres.

L'expérience m'a appris que dans la majorité des cas il ne sera pas besoin de vider le crâne avant de le briser; il faudra seulement pratiquer quelques ouvertures sur la tête avant d'appliquer le céphalotribe. Ces ouvertures donneront une issue facile à la pulpe cérébrale, au fur et à mesure que la tête sera comprimée, et la force seule de l'instrument suffira pour la vider et la réduire aux dimensions assignées plus haut; il peut cependant se présenter des cas qui exigeront qu'on fasse cette opération avant d'employer le céphalotribe.

Cinquième expérience. — Le 6 juillet j'ai pu réitérer mes expériences en présence de personnes compétentes, et entre autres, devant mademoiselle Dailly, qui m'avait procuré un fœtus d'une dureté remarquable; en effet, on eut dit que la tête était ossifiée, et les fontanelles, également resserrées et dures, ne cédaient que difficilement aux pressions manuelles, circonstances qui donnaient à croire aux assistants que je ne réussirais pas à faire passer cette tête par un bassin qui n'avait que 55 millimètres dans son diamètre antéro-postérieur et 11 centimètres dans son diamètre transversal.

Je poursuivis cependant mes expériences et, dans ce but, je plaçai au détroit supérieur du bassin une planchette de peuplier de 8 millimètres d'épaisseur, garnissant parfaitement ce détroit et présentant une ouverture de l'étendue signalée plus haut. Cette planchette et la tête étaient tenues par un aide qui remplaçait en quelque sorte la matrice, et pour me rapprocher des conditions naturelles, j'opérais sans voir la position que mes aides avaient donnée à la tête.

Je dois dire que j'éprouvai bien plus de difficulté à agir dans ces dernières expériences que dans les premières, attendu la hauteur à laquelle j'opérais, la dureté de la tête, et parce que je ne voulais atteindre ni les sutures, ni les fontanelles; j'enfonçai donc mon céphalapagotome sur l'occiput, et, sans agrandir l'ouverture, j'en fis trois autres dans les environs, afin de donner une libre sortie à la pulpe cérébrale. Ces ouvertures faites, je fixai la tête à l'aide du céphalapagotome; ensuite j'appliquai le céphalotribe sur les parties latérales, et sans en avoir fait le vide; je réduisis la voûte et la base à n'avoir que trois centimètres environ dans le sens du diamètre bi-pariétal; enfin, pour plus de facilité, je fis une seconde compression dans le sens du diamètre occipito-frontal, en suivant les préceptes que j'ai donnés dans la quatrième expérience, page 101, et je réduisis le diamètre jusqu'à quatre centimètres. Le céphalotribe retiré, je saisis la tête avec le forceps à crochet, et je parvins à faire passer l'enfant entier par le bassin. Cependant cet enfant était énorme, et mademoiselle Dailly n'avait pu l'extraire sans faire usage du forceps,

En présence d'obstacles aussi sérieux et aussi nombreux, serait-on parvenu aux mêmes fins à l'aide des instruments obstétriques anciens?... Selon nous, les difficultés eussent été insurmontables et les dangers bien plus grands (1). Une observation importante, et qui résulte également de ces expériences, c'est que la tête, ainsi brisée, ne présenta aucun fragment d'os assez saillant et assez aigu pour blesser les parties génitales; j'en ai eu la preuve en examinant le pourtour de

(1) Ainsi, nous pensons, à cette phase du rapport de l'Académie, page 127 de ce mémoire : « Le perce-crâne inventé par M. Hullin nous semble avoir, en raison de la solidité et de l'étendue de l'incision qui résulte de son emploi, quelque avantage sur les autres instruments de cette espèce. » devoir ajouter : qu'en raison de son mécanisme, le céphalapagotome devient un instrument spécial propre à fixer la tête au détroit supérieur pour faciliter l'application des forceps.

l'ouverture de la planchette en peuplier, bois tendre et facile à rayer, et qui n'offrait aucune empreinte, ni aucune trace d'un contact violent ou raboteux.

Sixième expérience. — Je communiquai à madame Legrand le résultat de mes expériences, et elle me conseilla de les renouveler sur le cadavre. A cet effet, elle mit à ma disposition un fœtus et une femme morte des suites d'une péritonite. Profitant de cette bonne fortune et de l'assistance bienveillante de mesdemoiselles Dessuelle et Romand, élèves sages-femmes distinguées, qui occupaient un emploi supérieur dans l'hospice, je répétai devant elles mes expériences, qui conduisirent aux mêmes résultats que sur le mannequin. Voici dans quelles conditions j'opérai : Le cadavre, placé sur le bord de la table, les pieds appuyés sur des chaises, les cuisses écartées par des aides, je fis l'ouverture de l'abdomen ; j'enlevai la matrice, qui fut remplacée par la même planchette dont je m'étais servi pour mes dernières épreuves. Le vagin, la vessie, le rectum restèrent en place, le vagin était revenu sur lui-même, et j'éprouvai de grandes difficultés à le traverser; cependant après des efforts assez puissants, ma main arriva sur la tête de l'enfant tenue par un aide, et située transversalement au détroit supérieur, plus de vingt-huit millimètres au-dessus de sa position naturelle. L'enfant était d'un volume ordinaire; je me servis d'abord du céphalotome; ensuite j'appliquai sur le diamètre occipito-frontal le céphalotribe, qui la réduisit d'abord dans ce sens; puis une seconde compression sur les parties latérales de la tête ayant été pratiquée, le forceps à dents me permit de lui faire franchir le détroit supérieur, et de l'extraire hors du bassin.

Cette expérience est intéressante 1° par la hauteur à laquelle ont été appliqués les instruments; 2° pour avoir brisé la tête à une élévation aussi grande, et l'avoir extraite d'un bassin aussi rétréci. Eussions-nous été aussi heureux sur la femme vivante?... C'est notre opinion; car nos manœuvres se passant à une hauteur très-grande, étaient bien plus difficiles qu'elles ne l'eussent été sur la femme vivante.

Deux conditions fâcheuses peuvent nécessiter l'emploi de ces instruments: 1° le rétrécissement excessif du bassin; 2° le volume énorme d'une tête restée dans la matrice.

Chacune de ces conditions renferme une question que nous chercherons à résoudre au fur et à mesure que nous les poserons.

Je ne puis, par des règles générales, fixer au juste le moment où l'on devra procéder aux diverses opérations que je vais signaler; la conduite de l'accoucheur dépendant de l'état de la femme, ce sera à lui de juger et d'agir.

Première question. — Je suppose un enfant mort; la tête ne peut franchir le détroit supérieur, soit parce qu'elle est trop grosse, soit parce que le bassin est trop étroit; je suppose des accidents qui commandent de terminer promptement l'accouchement, voici ce que je conseille : Il faut perforer le crâne avec le céphalapagotome; une fois percé, il se videra naturellement par les seules contractions de la matrice, la tête vidée, il faudra appliquer le céphalapagotome: si la position de la tête n'est pas bonne, on fera les manœuvres convenables pour la situer avantageusement; pour cela, on attend l'intervalle d'une douleur; alors, on exerce sur l'instrument quelques tractions surtout pendant que la femme souffre, car c'est le moment le plus favorable pour tirer fortement; ainsi la tête s'engagera et sera extraite, pourvu toutefois qu'elle ne soit pas trop putréfiée, et si l'on éprouvait des difficultés à lui faire franchir le détroit supérieur, l'on se conduirait comme il sera dit plus bas.

Deuxième question. — Si la tête est fortement enclavée au détroit supérieur, et l'enfant mort, quel est le meilleur moyen à employer pour terminer l'accouchement?...

Les auteurs recommandent avec raison de terminer l'accouchement le plus promptement possible, attendu que la tête pressant continuellement et fortement sur les parties génitales, si les contractions de l'utérus étaient trop fortes ou trop prolongées, elles pourraient meurtrir ou même frapper de gangrène ces mêmes parties; si dans ce cas, les praticiens conseillent de vider la tête afin de faire cesser l'enclavement et de placer un crochet aigu pour l'extraire, on voit que le céphalapagotome rendra ici d'autant plus de service, qu'il est à la fois et céphalotome et crochet aigu ; ainsi on fera au crâne une ou deux ouvertures, on videra la tête, et l'instrument placé comme tire-tête la placera sur les diamètres les plus convenables pour la retirer du sein de la mère; si le céphalapagotome n'était pas assez puissant pour l'extraire, on serait obligé de suivre la conduite que j'indiquerai dans la question suivante.

Troisième question. — Si la tête et le corps de l'enfant sont d'un volume ordinaire, et que le bassin soit tellement rétréci au détroit supérieur, qu'il ne présente que 5 centimètres et demi dans son diamètre antéro-postérieur et 11 centimètres transversalement, comment extraire ce fœtus?...

Avant l'invention des instruments céphalotribes, les auteurs conseillaient de démembrer l'enfant ou de pratiquer l'opération césarienne ou symphysienne, dans les cas suivants : 1° lorsque le diamètre sacro-pubien avait moins de 7 centimètres et que la tête se trouvait d'un volume ordinaire, c'est-à-dire lorsque sa base présentait 8 centimètres de largeur ; 2° lorsque ce même diamètre sacro-pubien avait moins de 5 centimètres et demi et que la tête se trouvait très-petite. Je crois que les mères auront moins de douleurs à supporter, moins de risques à courir, en suivant les procédés que j'ai déjà mis en pratique, et qu'on parviendra à faire passer une tête, même un peu plus forte que d'ordinaire, par un bassin dont le diamètre sacro-pubien ne sera que de 4 centimètres et le diamètre transversal de 11 centimètres, succès que nous avons obtenu sur le cadavre. On commence par vider avec le céphalapagotome, et on agrandit l'ouverture comme je l'ai dit page 76 ; ou bien en usant de la méthode suivante : On pratique une seconde ouverture non loin de la première, et dans le même sens, de façon qu'elles puissent se joindre; on en fait une troisième à côté des deux premières. Ces trois ouvertures réunies n'en formeront guère qu'une suffisante pour bien vider la tête. Quel que soit le point du crâne sur lequel on opère, il est si facile d'y faire une ouverture que je ne crains pas d'en conseiller un si grand nombre.

Pour faire sortir la pulpe cérébrale, on introduit le céphalapagotome dans le crâne, on y développe les ailerons au moyen de fils, puis on imprime à l'instrument des mouvements convenables pour que les ailerons et la lame la réduisent en bouillie; alors, vous la faites sortir, soit avec vos doigts, soit en faisant des injections dans le crâne avec une seringue; la tête vidée, vous en affaissez les parois avec les mains, et quand elle est réduite autant que possible, vous l'entraînez hors du bassin. J'ai dit que l'expérience m'avait démontré qu'il n'était pas besoin de faire le vide de la tête avant de la briser, parce que la force seule du céphalotribe suffisait à la réduire; mais, quand on aura affaire à une tête volumineuse devant passer par un bassin fort rétréci, je pense qu'il sera toujours bon, pour obtenir une réduction plus complète, d'en faire le vide, avant d'appliquer l'instrument.

Application du céphalotribe. — Avant d'appliquer le céphalotribe, vous examinerez d'abord si la matrice est plus ou moins contractée sur l'enfant, afin de choisir les plaques dont il faudra user; ce choix fait, vous les visserez sur les branches du forceps, et vous les introduirez l'une après l'autre, sur les parties latérales du bassin, quels que que soient les points de la tête qui se présenteront au détroit supérieur; car, lorsque le bassin sera aussi rétréci que je l'ai dit, on ne pourra appliquer ailleurs le céphalotribe. Avant d'introduire cet instrument, on le graisse, on le chauffe et on lui prépare la voie qu'il doit suivre, en introduisant quelques doigts, ou la main dans l'utérus; et avant d'introduire une branche du céphalotribe, on fixera la tête au moyen du céphalapagotome soutenu par un aide intelligent. Je suppose que la tête se présente transversalement au détroit supérieur, présentation la plus commune; devant dans ce cas agir sur les parties latérales du bassin et appliquer chaque cuiller, l'une sur l'occiput, et l'autre sur le front du fœtus, il est urgent pour saisir la tête de la vider, de la réduire avec la main; alors, affaissée, souple et moins roulante, j'ai toujours pu, sur le cadavre, loger la tête dans le céphalotribe quand elle était fixée par le céphalapagotome.

Si l'occiput répond à la fosse iliaque gauche, et le front à droite, les auteurs recommandent alors d'introduire la branche à mortaise la première; mais comme dans mes expériences, j'ai plus facilement saisi la tête, et que j'ai également eu moins de peine à assembler l'instrument, en commençant par introduire la branche à pivot, je conseille d'en agir de la sorte. On saisit cette branche de la main gauche, par son milieu à peu près comme une plume à écrire, et on lui prépare la voie par quelques doigts de la main droite, qu'on insinue sous le bord de la matrice vers la fosse iliaque gauche; après lui avoir donné une position convenable, on fait pénétrer la cuiller dans cette direction, et lorsqu'elle est arrivée sur la tête, on la fait glisser sur la partie qui correspond au côté gauche du bassin, jusqu'à ce que la cuiller embrasse exactement la région occipitale; mais à mesure que les doigts placés dans le vagin poussent le bord convexe de l'instrument, l'autre main en abaisse insensiblement l'extrémité externe jusqu'à ce qu'elle regarde le plancher; dans cette position, on la confie à l'aide qui soutient également le céphalapagotome. Pour introduire la branche à mortaise, on la saisit de la main droite comme on a fait de la première branche, et l'on en dirige la cuiller sur la main gauche, sous la matrice, vers la fosse iliaque droite, en la faisant glisser sur la face et le front de l'enfant avec les doigts de cette main, pendant que de l'autre on abaisse l'extrémité externe jusqu'à ce que la mortaise reçoive le pivot pour la jonction des branches.

Le céphalapagotome doit, de toute nécessité, retenir la tête pour qu'elle ne puisse pas bouger quand on applique chaque branche du céphalotribe.

Lorsque la tête a été saisie et qu'on a rassemblé l'instrument, on place la vis dans son écrou et on la comprime peu à peu en tournant de la main droite, et en soutenant le forceps de la main gauche.

Après que la tête a éprouvé une première pression, vous retirez le céphalapagotome ; sans cette première pression, la tête pourrait s'échapper des cuillers; puis vous continuez à serrer la vis jusqu'à ce que les branches se soient rapprochées l'une de l'autre, sans cependant se joindre; vous attendez une minute ou deux, pour que la tête s'aplatisse peu à peu ; enfin vous resserrez de nouveau la vis jusqu'à ce que les branches se joignent; après ces diverses manœuvres, la base du crâne aura éprouvé une compression suffisante pour pouvoir, dans la plupart des cas, passer par les diamètres indiqués. Après avoir laissé quelques instants le compresseur en place, vous le retirez et vous vous servez du forceps à dents pour faire engager la tête dans le petit bassin; si vous vous serviez du forceps ordinaire, la tête échapperait infailliblement de l'instrument, faute de points d'appui. C'est pour prévenir cet inconvénient que j'ai fait pratiquer des dents sur les cuillers de mon forceps.

On appliquera le forceps à dents sur les mêmes points de la tête que ceux que le compresseur vient de quitter, et on mettra l'aplatissement de la tête en rapport avec le diamètre sacro-pubien, et la partie non comprimée avec les diamètres transverses. Pour déplacer ainsi la tête, on met la main gauche au-dessus de l'instrument, près le pubis, et la droite à son extrémité; on imprime au manche du forceps un mouvement de rotation et de circumduction de droite à gauche, pour lui faire décrire un arc de cercle dont la convexité répond à l'aine gauche de la femme, pour faire rouler en même temps la tête dans ce sens. Dans cette position, le pivot du forceps regardera la face interne de la cuisse gauche. Vous tirez alors sur la tête et parallèlement à l'axe du détroit supérieur, pour la faire engager dans le petit bassin; lorsqu'elle y est arrivée, vous continuez à tirer en relevant le manche de l'instrument vers le ventre de la femme, et vous lui faites franchir le détroit inférieur, dont l'évasement est presque toujours en raison inverse de l'étroitesse du détroit supérieur et de l'excavation. Si par ces manœuvres, on ne réussit pas à l'extraire, on changera la direction de la tête parvenue dans l'excavation du petit bassin, en plaçant ses plus grands diamètres d'avant en arrière. Pour cela, on porte la main gauche au dessus de l'instrument, près le pubis, et la droite à son extrémité; on imprime alors à celle-ci un mouvement de rotation et de circumduction de gauche à droite, pour faire rouler dans ce sens la tête dans le bassin. Lorsque ce mouvement est opéré, le pivot se trouve en dessus; on changera la position des mains, et on tirera sur l'instrument, peu à peu, jusqu'à ce que le périnée commence à se tendre; on changera alors de nouveau la position des mains; la gauche soutiendra le périnée, la droite, dont les ongles seront tournés en haut, devra saisir l'extrémité du manche, et l'élever en tirant pour extraire la tête.

Si, après avoir fait éprouver à la tête une première compression, on ne pouvait lui faire franchir le détroit supérieur, on en ferait subir une nouvelle, mais dans un sens opposé à celui sur lequel on a exercé la première; ce sens sera celui qui se trouvera justement en rapport avec le diamètre transverse, ce qui permettra d'appliquer chaque branche du céphalotribe sur les parties latérales du bassin.

Il est à craindre qu'une première compression dans le sens du diamètre occipito-frontal, ne soit pas suffisante pour permettre à la tête de franchir un détroit réduit à 5 centimètres 1/2 d'avant en arrière; il est donc nécessaire de lui en faire subir une seconde, pour l'exécution de laquelle on suivra les règles ci-dessus indiquées. Après deux compressions, je suis toujours parvenu à extraire la tête, au moyen du forceps à dents.

Lorsque la tête est hors du bassin, il faut songer à faire sortir le tronc. Pour cela, vous tirez sur la tête, après avoir eu la précaution de placer les épaules transversalement au détroit supérieur. Pour leur faire exécuter ce mouvement, on place une main au devant du cou, en portant les doigts le plus près possible du sternum; et l'autre derrière le cou, les doigts allongés vers la région postérieure du tronc; alors, en imprimant au tronc de petits mouvements de rotation de haut en bas, et *vice versa*, vous le faites tourner sur lui-même, de façon à le mettre dans une situation avantageuse. Si on ne pouvait, en tirant sur la tête, dégager les épaules, on chercherait à atteindre un bras avec les doigts, et en appliquant un crochet mousse sous l'aisselle d'un côté; alors en tirant fortement dessus, on parviendra à faire descendre l'épaule et à dégager les bras; les bras sortis, on tire fortement sur ces membres, soit directement, soit à l'aide de lacs attachés aux poignets, et, lorsque le tronc est parvenu dans l'excavation, on en change la direction en plaçant une épaule sous le pubis, et l'autre dans la cavité du sacrum; puis on tire de nouveau sur les bras pour l'extraction du tronc. Si, en tirant sur la tête, on en avait opéré la détroncation, et si, à l'aide d'un crochet-mousse placé sous les aisselles, on ne pouvait avoir ni les bras, ni les épaules, il faudrait tenter la version si elle était possible, sinon implanter le céphalapagotome sur la partie supérieure du tronc, afin de faire développer les ailerons dans la poitrine, et tirer sur l'instrument; mais, pour avoir plus de force, il faudrait, sur le côté du tronc opposé au point où est fixé le céphalapagotome, implanter un crochet mousse, auquel on aurait d'abord pratiqué un point d'appui au moyen d'un crochet aigu, ou avec le céphalapagotome; alors, agissant avec force sur les deux instruments, on parviendrait à faire engager les épaules et à les dégager. Si ces tentatives ne réussissaient pas, ce qui n'arriverait que dans le cas où le bassin aurait moins de 5 centimètres 1/2 d'avant en arrière, ou moins de 11 centimètres transversalement, on appliquerait le céphalotribe sur les parois de la poitrine, pour l'affaisser et la retirer ensuite.

Un forceps à crochet, dont l'ancienne courbure serait fort peu prononcée, ainsi que je l'ai indiqué (p. 91), réussirait infailliblement à extraire le tronc; cette partie dégagée, les hanches traverseraient facilement.

Si, au lieu de retirer l'enfant par le tronc, il eut été possible, après la détroncation, de le retourner, les difficultés seraient bien moins grandes. En effet, les extrémités pelviennes offrent des points solides sur lesquels on tire fortement pour dégager les hanches, et, plus tard, le tronc; et, en supposant même que ce dernier ne traversât pas aisément le détroit, ne pourrait-on pas enlever les organes contenus dans la cavité thoracique?... Dans ce cas, la compression serait facile ou peut-être même inutile, si le bassin n'offrait que 5 centimètres 1/2 de rétrécissement.

Grâce aux instruments que je propose, on peut aujourd'hui dire d'une manière générale que, tant que le volume de l'enfant ne surpassera pas de beaucoup son volume normal, on pourra toujours l'extraire d'un bassin qui n'aura que 5 centimètres dans son diamètre sacro-pubien, sur un diamètre transversal de 11 centimètres. Si on avait eu un forceps dont les courbures latérales seraient moins prononcées, peut-être parviendrait-on à faire passer le fœtus comme je viens de l'exprimer plus haut. Les difficultés que l'on éprouve à opérer dans ces circonstances, sont moins grandes qu'on pourrait se le figurer. Mes expériences sur le cadavre m'ont démontré cette vérité, et j'espère qu'il en sera de même lorsqu'on opérera sur le vivant; je crois, en outre, qu'il sera plus prudent d'avoir recours aux moyens dont je viens de parler, que de pratiquer les opérations symphysienne ou césarienne. Cependant, si le bassin était tellement rétréci que son diamètre sacro-pubien eut moins de 4 centimètres; dans ce cas, on recourrait aux opérations précitées.

QUATRIÈME QUESTION. — De quelle manière se comportera-t-on quand l'enfant présentera les pieds et que le bassin sera aussi rétréci que dans la précédente question?...

Quand la tête sera fixée au détroit supérieur, on videra la tête par des ouvertures faites à l'aide du céphalotome, pour pratiquer la première ouverture au crâne, on insinuera l'instrument par la partie postérieure du vagin, après avoir élevé l'enfant vers le ventre de la mère; ensuite, pour la deuxième ouverture, on abaissera l'enfant entre les cuisses de la mère, et l'on portera le céphalotome sous l'arcade du pubis. Si la tête ne vient pas après en avoir fait le vide, on appliquera le céphalotribe d'après les règles précitées. Si, dans l'application de cet instrument, ou même pour faire au crâne les ouvertures convenables, le tronc gênait par trop, on ferait bien de suivre le précepte donné par Smellie, d'opérer dans ce cas la détroncation. Ce conseil qui, avant la découverte de mes instruments, a été fortement blâmé par les praticiens, ne le sera plus quand on connaîtra la facilité avec laquelle on se rend maître d'une tête restée dans la matrice.

Le céphalotribe appliqué sur la tête, on l'écrasera comme il a été dit plus haut, et elle sortira sans peine. Si une première compression ne suffit pas, on en fera une seconde; et, pour mettre les régions non écrasées en rapport avec le compresseur, on se servira du tronc, s'il tient encore à la tête; dans le cas contraire, le céphalapagotome remplacera ce dernier.

Abordons maintenant le cas jadis si redouté, celui qui se présente lorsque le fœtus vient par les pieds, et qu'on a exercé sur le tronc des tractions assez fortes pour en opérer la détroncation. Cet accident, autrefois plus fréquent que de nos jours, peut cependant se rencontrer encore et embarrasser l'accoucheur le plus consommé. C'est ici surtout que mes instruments sont appelés à lui prêter un secours puissant quand une tête volumineuse est restée dans un bassin rétréci. Tout le monde sait les accidents fâcheux qui résultent de cet état; car nous ne sommes plus à l'époque où les chirurgiens trop timides ou trop confiants dans les ressources de la nature, lui abandonnaient des positions aussi critiques; l'expérience a démontré qu'une telle conduite condamnait à une mort presque certaine la femme à laquelle on promettait une délivrance prochaine qui n'arrivait presque jamais. De là, les exemples cruels de mères enterrées, portant encore dans leur sein les restes de leur enfant!...

Si trop souvent nos prédécesseurs ont eu de tels regrets à déplorer, c'est que la science était privée d'instruments propres à aider les manœuvres du chirurgien.

Sans parler des causes nombreuses qui peuvent occasionner la détroncation, voici les moyens propres à extraire une tête restée au détroit supérieur :

Les obstacles tiennent à trois causes : A l'étroitesse du bassin, à la grosseur excessive de la tête ou à sa hauteur et sa mobilité au détroit supérieur. Quelles que soient ces difficultés, le céphalapagotome nous fournira le moyen de les vaincre.

Ainsi, lorsque le bassin n'a que 5 centimètres dans son diamètre sacro-pubien, et que la tête n'a qu'un volume ordinaire, sur un diamètre transversal de 11 centimètres, le premier soin sera de la vider; et, si la base ne cède pas aux efforts de la main, on appliquera le céphalotribe, en le fixant d'abord avec le céphalapagotome, qui servira encore de guide à l'opérateur.

Pour diriger le céphalotribe, l'opérateur aura deux guides : les doigts introduits et la tige du céphalapagotome; alors on fera glisser la première branche du céphalotribe entre les parois de la matrice et les parties de la tête correspondant à la fosse iliaque gauche. Cette première branche appliquée, un aide la soutiendra, et on introduira l'autre branche sur les parties opposées de la tête et dans la fosse iliaque droite. L'application de cette dernière branche est parfois difficile, attendu que la tête ne bouge pas facilement de la position où elle se trouve; mais avec de l'adresse et l'aide du céphalapagotome, on parviendra à la placer dans le céphalotribe; ensuite on assemble les branches du compresseur, et, à l'aide de la vis de pression, on l'écrase avec les précautions signalées.

Maintenant que nous connaissons les manœuvres à mettre en usage pour l'extraction d'une tête volumineuse restée dans la matrice et dans un bassin très-rétréci, il devient inutile de parler des cas où la tête est d'un volume presque ordinaire et contenue dans un bassin médiocrement rétréci.

Les instruments que je propose trouveront une heureuse application dans ces cas difficiles et dans bien d'autres que je ne puis prévoir, par exemple, en cas de superfétation monstrueuse. Ce sera donc à l'accoucheur à décider des circonstances où il devra en user.

Je conclus :

1° Que ces deux instruments en remplacent neuf; ainsi le céphalapagotome peut servir au besoin de : 1° céphalotome; 2° tire-tête; 3° crochet aigu; 4° repoussoir, et le forceps multiple est à la fois : 5° forceps ordinaire; 6° forceps à dents; 7° forceps céphalotribe; 8° crochet-mousse; 9° levier des Français.

2° Qu'en agissant avec ces instruments, on opère avec facilité, promptitude et sécurité, conditions exigées dans toutes les opérations chirurgicales.

3° Qu'une tête séparée du tronc et restée dans la matrice ne sera pas plus difficile à extraire que si elle tenait à l'enfant; qu'elle soit située au détroit supérieur, mobile, ou fixée, putréfiée, volumineuse ou non.

4° Qu'on pourra réduire une tête ordinaire à n'avoir que 34 millimètres dans le sens du diamètre bipariétal et 40 millimètres dans son diamètre occipito-frontal; d'où il suit qu'elle passerait par un diamètre de moins de 5 centimètres d'avant en arrière, si pour l'extraire on se servait d'un forceps qui n'aurait pas de courbures latérales.

5° Qu'en suivant les préceptes des auteurs, et sans le concours de mes instruments, il m'a été impossible de faire traverser une tête d'un volume ordinaire par un bassin dont le diamètre sacro-pubien était de 7 centimètres d'avant en arrière et de 11 centimètres dans son diamètre transversal.

6° Que ces instruments éviteront dans bien des cas d'avoir recours aux opérations symphysienne et césarienne.

J'ai eu l'honneur de soumettre ces instruments au jugement de l'Académie impériale de médecine; un rapport a été fait; je le transcris ici textuellement, tel qu'il a été lu et approuvé.

SÉANCE DU 11 DÉCEMBRE 1838.

PRÉSIDENCE DE M. MOREAU.

RAPPORT. — *Instruments et moyens nouveaux proposés pour extraire un enfant entier ou une de ses parties d'un bassin excessivement rétréci.* — MM. GÉRARDIN et P. DUBOIS, rapporteurs[1].

« M. Hullin propose de substituer aux instruments jusqu'à présent connus et mis en usage dans la pratique des accouchements, des instruments qu'il a inventés ou modifiés, à l'effet de les rendre plus propres que ceux qui ont été employés jusqu'à ce jour à la terminaison des accouchements difficiles.

« Ces instruments, au nombre de deux, ont été désignés par lui, le premier, sous le nom de céphalapagotome, et le second, sous celui de forceps multiple.

« Le premier, composé de deux tiges métalliques dont la première, longue d'un pied, est traversée dans sa lon-

[1] Voir *Bulletin de l'Académie de médecine*, t. III, page 522.

gueur par un canal destiné à livrer passage à la seconde branche.

« Cette première branche porte à son extrémité supérieure un fer aplati en forme de lance, et est pour cela désignée par l'auteur sous le nom de branche à lance.

« Son extrémité inférieure est enchâssée dans un manche d'ébène, long de quatre pouces. Sur toute l'étendue de la face intérieure de cette branche existe une rainure qui communique avec le canal central.

« La seconde branche de l'instrument est cylindrique, elle a 13 pouces de long, et deux lignes et demie de diamètre. Elle est logée dans le manche et dans l'intérieur de la première branche. A son extrémité supérieure est adaptée une plaque métallique de 14 lignes de diamètre, fixée par une vis qui glisse dans la rainure que l'on remarque sur la face intérieure de la première branche. Cette plaque peut, par un mécanisme particulier, décrit avec soin dans le Mémoire de M. Hullin, parcourir tous les points de l'étendue de la première branche, et doit venir jusqu'à la base de la lance recevoir et loger les extrémités libres de deux petits appendices métalliques, mobiles, adaptés à la base de cette même lance.

« Cet instrument est considéré par l'auteur comme pouvant servir de perce-crâne, de tire-tête, de crochet aigu et de repoussoir; et, le comparant dans son application et ses résultats à ceux de Mauriceau, de Levret, de Smellie, de Baquié, de Grégoire fils et de M. Assalini, il pense que le sien offre plus d'avantages; il pense en outre que, grâce à cet instrument, on pourra se dispenser de recourir aux opérations césariennes et symphysiennes, toutes les fois que le diamètre sacro-pubien n'aura pas moins d'un pouce et demi.

« Le second instrument, désigné sous le nom de forceps-multiple, est à peu de chose près le forceps de Levret, seulement il est un peu plus fort. Ainsi, réduit à ses éléments principaux, le forceps de M. Hullin peut être, comme celui de Levret, employé dans les cas nombreux qui en requièrent l'application.

« Armé de dents qu'on peut ajouter à ses cuillers, cet instrument peut être employé dans les cas où l'enfant est mort, et où son extraction doit offrir de plus grandes difficultés.

« Enfin, garni de plaques métalliques qui en doublent les cuillers, ce forceps est mis en usage dans les circonstances graves où l'écrasement de la tête fœtale devient nécessaire. Les jumelles sont percées de trous destinés à recevoir de petites vis terminées en forme de crochet, dont la pointe, lorsqu'elle est en place, regarde la partie interne des cuillers. Deux jumelles en bois, creusées en godet, doivent être appliquées à l'intérieur de l'instrument pour préserver les parties de la mère des déchirures que pourraient causer les pointes acérées des vis, et doivent être enlevées quand le forceps est introduit.

« A ce même forceps peuvent être appliquées à l'intérieur des plaques en fer non fenêtrées, destinées à favoriser l'écrasement de la tête du fœtus, et une forte vis de rappel placée sur la partie moyenne des manches, doit, au moyen d'une forte pression, produire le rapprochement des cuillers.

« Ce céphalotribe paraît être à l'auteur préférable à celui de M. Baudelocque, en ce qu'il est moins lourd, moins volumineux, et surtout en ce qu'il est dépourvu de manivelle, qu'il regarde comme embarrassante.

« L'auteur du Mémoire cite à l'appui des avantages qu'il attribue à ses instruments toutes les expériences qu'il a faites à l'hospice de la Maternité, tant sur le mannequin que sur le cadavre; en présence et avec l'aide de madame Legrand, sage-femme en chef de l'établissement et de plusieurs autres personnes très-compétentes en cette matière; il indique d'une manière très-détaillée tous les cas dans lesquels ses instruments peuvent être employés avec avantage, et il développe avec beaucoup de précision la manière de s'en servir.

« M. Hullin n'a jamais fait l'application de ses instruments sur la femme vivante, mais il ne doute pas que les résultats de cette expérience ne soient en harmonie avec ceux qu'il a obtenus sur le cadavre. Il a joint à son mémoire des planches représentant très-exactement la figure de ses instruments, et une boîte qui les renferme est aussi soumise à l'examen de l'Académie.

« Le perce-crâne inventé par M. Hullin nous semble avoir, en raison de la solidité et de l'étendue de l'incision qui résulte de son emploi, quelque avantage sur les autres instruments de cette espèce.

« Si le tire-tête et le repoussoir n'étaient pas, avec raison, presque abandonnés depuis longtemps et remplacés par d'autres qui sont plus utiles et n'en ont pas les inconvénients, il y aurait lieu de féliciter M. Hullin d'avoir trouvé le moyen de les réunir, ainsi que le perce-crâne, dans un seul et même instrument; sous ce rapport, le travail auquel il s'est livré ne nous semble pas avoir une grande importance, il n'en est pas de même de son forceps-multiple; et quoique l'idée de créer un instrument destiné à broyer la tête de l'enfant dans les cas qui nécessitent cette opération ne soit pas nouvelle, M. Hullin a pourtant le mérite d'avoir réuni dans une seule pièce les qualités d'un forceps ordinaire, c'est-à-dire celles d'un instrument destiné à extraire le fœtus, tout en respectant sa vie, et celles d'un forceps céphalotribe, c'est-à-dire celles d'un instrument destiné à diminuer par écrasement la tête du fœtus mort pour mettre le volume de cette partie en rapport avec le passage anormalement étroit qui lui est offert. M. Hullin a rendu plus facile et moins dispendieuse la possession d'un instrument quelquefois nécessaire, et en l'absence duquel on serait forcé d'employer des crochets aigus ou mousses dont l'usage peut être suivi des désordres les plus graves et qu'il est souvent impossible d'éviter.

« Nous proposons à l'Académie de déposer dans ses archives le Mémoire de M. Hullin, qui peut être consulté avec fruit, et de placer son auteur, qui lui a présenté d'autres travaux, sur la liste dans laquelle elle doit choisir ses correspondants. » (*Adopté*).

III

RÉFLEXIONS PRATIQUES ET PHRÉNOLOGIQUES SUR UN CAS REMARQUABLE D'ÉCLAMPSIE.

Qu'un médecin est heureux quand il a terminé un accouchement que des accidents graves avaient forcé de provoquer avant terme, et qu'il éprouve de satisfaction, après tant de fatigues et d'angoisses, s'il a lieu de penser qu'il a rendu à sa famille une mère près de mourir.

Dans la nuit du 3 au 4 mai 1842, je fus appelé à Saint-Hilaire de Mortagne près de la femme G..., âgée de vingt-huit ans, d'une conformation et d'une constitution bonnes, d'un tempérament sanguin, nerveux; réglée à quinze ans, elle jouit d'une santé parfaite jusqu'à son mariage. Mariée depuis 7 mois, on la disait enceinte de la même époque.

Elle souffrait depuis quatre heures environ; elle avait soupé et s'était couchée sans être plus indisposée qu'à l'ordinaire; après avoir dormi paisiblement pendant trois heures, elle se réveilla en sursaut en se plaignant d'une céphalalgie intense, de coliques qui, partant du bas-ventre, allaient mourir dans les reins. Les coliques, rares et peu vives d'abord, se rapprochent de plus en plus en augmentant d'intensité; tout à coup, et sans cause appréciable, elle tomba dans l'état suivant : décubitus sur le dos, perte complète du sentiment et de connaissance, coma profond, convulsions des muscles de la face, visage gonflé, bouche déjetée à droite et couverte d'écume sanguinolente, contractions fréquentes des muscles de la mâchoire, craquements de dents, les globes oculaires roulent parfois sur eux-mêmes avec une vitesse extrême, d'autres fois ils sont fixes et portés en haut; respiration stertoreuse; tous les muscles de l'économie et en particulier ceux des membres supérieurs et inférieurs se contractent parfois avec une telle violence que la malade affecte les mouvements les plus désordonnés. L'eucophlegmatie à peu près générale, particulièrement des extrémités inférieures; défécation involontaire; pouls plein, large, donnant 72 pulsations; telle était la position de cette malheureuse, dont l'aspect était effrayant.

Mon premier soin fut de constater l'état du col

utérin; il était encore très-prononcé, dur, contracté, et son ouverture n'admettait pas l'extrémité de l'index. Une large saignée de 400 grammes fut pratiquée, et sitôt après la malade fut placée durant une heure dans un bain d'eau tiède avec affusions sur la tête, de deux minutes environ, d'eau moins chaude que celle du bain. Reportée sur son lit, je touchai de nouveau et remarquai que le col, devenu moins résistant, me permettait, en agissant avec force, d'arriver sur la tête de l'enfant : le succès de cette médication me fit conseiller une nouvelle saignée et un second bain. Ces moyens produisirent les plus heureux résultats : au sortir du bain, le col me parut moins dur et moins contracté. Profitant alors du relâchement survenu, je plaçai la malade sur le bord du lit pour tenter la version du fœtus : j'introduisis, à cet effet, la main droite dans le vagin et fis arriver, sans trop de difficultés, l'index jusque sur la tête. Alors commencèrent des efforts longs et pénibles pour provoquer la dilatation du col; cependant, au bout de deux heures environ, je parvins à loger dans la matrice, d'abord quelques doigts, plus tard la main entière, et il me fut enfin permis d'extraire un enfant chétif, non à terme, qui ne donna aucun signe de vie.

La délivrance eut lieu peu de temps après,

sans avoir présenté de difficultés; car la matrice, se maintenant toujours dure et bosselée, se contractait parfaitement et ne laissait aucune crainte de voir survenir une perte.

L'accouchement et la délivrance terminés, les convulsions diminuèrent peu : les accès revenaient toujours, mais ils étaient moins forts et moins fréquents. La journée entière du 4 se passe dans cet état, tantôt de calme, tantôt d'agitation convulsive très-intense; ce qui m'engagea, en quittant la malade, à prescrire seize sangsues aux apophyses mastoïdes et un nombre égal aux malléoles internes, des synapismes aux extrémités inférieures, deux vésicatoires aux mollets et une potion calmante dont on mouillait les lèvres de la malade, car les mâchoires et le pharinx contractés ne laissaient passer aucun médicament.

Le 5, au matin, je trouvai la malade, à peu de chose près, dans le même état que la veille : j'ordonnai la même médication, seulement j'ajoutai deux bains tièdes, dans la journée, d'une demi-heure chacun et terminés par des affusions sur la tête. Des frictions calmantes furent faites sur tout le corps.

Le 6, au matin, plus de convulsions; mais la malade est toujours sans connaissance. Cependant, en pinçant fortement les membres, je remarquai que le membre frémissait légèrement, ce qui n'existait point les jours précédents. Les mâchoires moins serrées permettaient d'introduire des liquides dans la bouche, mais ils n'étaient point avalés (même prescription que la veille).

Ce même jour, au soir, mieux sensible, retour de la connaissance, du sentiment et du mouvement; l'ouïe, sans être parfaitement rétablie, permet à la malade, lorsqu'on parle haut à ses oreilles, d'entendre ce qu'on lui dit, mais elle ne peut répondre qu'en serrant la main.

Le 7, au matin, continuation du mieux, retour de la parole; elle veut s'entretenir de sa position, mais elle n'a aucune connaissance de ce qui s'est passé, et croit n'être pas accouchée.

Quant à la vue, la malade ouvre les yeux, mais sans distinguer aucun objet, elle ne reconnaît les gens qu'à la parole. Cependant toutes les parties de l'œil, examinées avec soin, ne laissent apercevoir aucune altération appréciable; les pupilles sont très-sensibles, elles se contractent ou se dilatent suivant l'impression plus ou moins vive de lumière qu'elles reçoivent. La femme G..., interrogée sur ce qu'elle ressent dans les yeux, n'y accuse aucune douleur, seulement il lui semble qu'un épais bandeau les recouvre.

Généralement elle ne souffre pas; néanmoins

le cerveau n'est pas libre, les idées difficiles, confuses, et la parole embarrassée (continuation des bains et des affusions, potion et frictions calmantes, lavement purgatif).

Le 7, la nuit a été bonne, la malade a dormi paisiblement pendant quatre heures, et, à son réveil, la vue est revenue. Ainsi finit la paralysie. Je dois noter que, durant le cours de sa maladie, la femme G... n'eut point de fièvre bien appréciable; le pouls, primitivement dur, devint ensuite petit, nerveux, et ne présenta pas plus de 72 à 76 pulsations.

Le 8 et le 9, il ne restait plus à la malade qu'une très-grande faiblesse, de la stupeur, et une crainte qu'elle ne pouvait vaincre; elle se croyait toujours à la veille de mourir; cependant elle ne souffrait pas, et tout annonçait un prochain retour à la santé : les extrémités inférieures, le ventre, le visage étaient moins gonflés, et l'appétit revenu faisait prévoir la convalescence.

Les dixième, douzième jours et les suivants, le mieux se soutient, les forces reviennent.

Le 19, la malade se lève pour la première fois et reste deux heures sur une chaise. Aujourd'hui, 1er juin 1844, elle est dans une situation aussi bonne que possible et en pleine convalescence.

Ainsi revint d'un état voisin de la mort la femme que j'avais jugée sans espoir. Ce jugement semblait d'autant mieux fondé qu'une sœur de la femme G... mourut en pareil état entre les mains de son accoucheur (1), à la même époque de grossesse, et au même âge après avoir présenté des accidents semblables; des rapports aussi frappants entre les deux sœurs étaient bien propres à inspirer les plus graves inquiétudes et à faire porter le pronostic le plus fâcheux.

Réflexions. — Cette observation nous offre plusieurs points importants à signaler sous le rapport de la science et de la pratique. Sans m'arrêter longuement sur les moyens thérapeutiques dont j'ai fait usage, je dois cependant signaler les avantages des bains répétés et terminés par des affusions sur la tête. Au début et dans le cours de l'affection, ils ont produit un calme notable.

Cette observation est remarquable sous le rapport de la durée et de l'intensité de l'affection, et, bien qu'en dise l'adage : « *Nihil violentum durabile,* » nous voyons que plusieurs jours se sont

(1) Ce médecin, me dit-on, n'arriva près de la malade que cinq heures après le début de l'éclampsie, et, malgré les nombreux remèdes employés pour calmer les convulsions, la malade succomba pendant que son accoucheur cherchait à produire la dilatation du col.

écoulés sans qu'aucun changement soit survenu dans l'état général. D'où je conclus que, quelque grave et prolongé que soit un cas d'éclampsie, un médecin doit toujours espérer, et tenter avec courage les moyens les plus puissants, dussent-ils passer pour être téméraires et blâmables : ainsi, je pratiquai tout d'abord deux saignées énormes, dont j'évaluai le poids à près d'un kilo; certes, si le cas eût été moins alarmant, elles eussent été beaucoup trop copieuses pour la force et la constitution de la malade ; mais je devais agir avec énergie.

Il en a été de même des tentatives et des efforts très-grands que j'ai faits pour dilater le col et hâter la délivrance : je redoutais moins le danger des déchirures que celui de la temporisation; car, je ne doute point que la femme G. ., laissée quelques heures de plus dans l'état où je la trouvai, eût éprouvé le même sort que sa sœur. Aussi, quand j'aurais eu à ma disposition de l'extrait de belladone tant préconisé pour dilater le col, je n'en aurais pas usé dans la crainte de perdre un temps précieux.

Or, ce qui prouve que j'ai bien fait d'agir promptement, c'est que, l'accouchement terminé, les convulsions, sans disparaître entièrement perdirent de leur intensité, et cela a sauvé la malade.

Dans une position analogue, j'engage donc mes confrères à se servir des mêmes moyens; après la délivrance, l'éclampsie devient ordinairement moins intense et moins redoutable; du reste, cette opinion est celle des praticiens qui veulent qu'on provoque l'accouchement des éclamptiques dès que leur existence se trouve compromise sans avoir trop d'égards à l'enfant, qui, le plus ordinairement, est mort avant la terminaison de l'accouchement.

Aucun auteur, que je sache, n'a cité un cas d'éclampsie aussi long et où la femme survécut à un état aussi critique, il faut noter, en outre, qu'après avoir passé plus de quatre-vingt heures sans avoir pris ni solide ni liquide (1), la malade, au retour de sa connaissance, n'éprouva aucun besoin d'aliments; preuve bien manifeste que l'organisme d'un sujet atteint d'une maladie semblable perd peu et que la vie n'a besoin que d'une très-petite quantité de nourriture pour ne pas s'éteindre.

De cette observation ressort un dernier fait digne aussi de fixer l'attention et relatif à la manière dont a eu lieu, chez la femme G..., le retour des fonctions des organes sensitifs; ce fait peut fournir à des réflexions phrénologi-

(1) J'ai dit que les liquides placés dans la bouche, ne pouvant passer par le gosier, coulaient le long des commissures labiales.

ques intéressantes dont nous allons parler; les partisans du système de Gall peuvent en retirer des inductions et des preuves pour soutenir leurs opinions.

RÉFLEXIONS PHRÉNOLOGIQUES. — Si toutes les parties qui constituent l'ensemble du cerveau présidaient en totalité à l'accomplissement de nos facultés, en d'autres termes, si le cerveau était un organe unique, il en résulterait que, dans une affection générale de l'encéphale semblable à celle de la femme G..., cet organe, en s'amendant, aurait dû permettre à ceux auxquels il donne la vie de recouvrer simultanément et graduellement leurs fonctions. Ici nous voyons au contraire les organes reprendre leurs fonctions les uns après les autres et dans un intervalle de plus de vingt-quatre heures. Or, pour qu'il en ait été ainsi, il faut nécessairement reconnaître, d'abord, que la guérison est arrivée d'une manière successive dans telle ou telle région de la masse encéphalique; ensuite que ces diverses régions forment autant de départements distincts qui président, chacun en particulier, à l'accomplissement de telle ou telle fonction. Rejette-t-on cette manière de voir, les faits signalés sur ma malade demeurent inexplicables; en effet, si l'on admet l'unité du cerveau : 1° Comment, dans une maladie occupant tout l'encéphale, si cet organe revient en voie de guérison, concevoir le retour parfait de quelques facultés, quand d'autres sont encore en paralysie complète? 2° Si le cerveau n'est qu'en partie débarrassé, pourquoi certaines facultés ont-elles reparu intactes quand elles ne devraient l'être qu'imparfaitement? 3° Si, au contraire, le cerveau a repris ses fonctions normales quand apparaît la première faculté, pourquoi, dans l'hypothèse que le cerveau est un organe unique, n'apparaissent-elles pas toutes à la fois?

Peut-on chercher ailleurs et au dehors du cerveau la cause de ces phénomènes qui ont laissé sans action certains organes plus longtemps que les autres; par exemple, au lieu de les rapporter à l'altération du centre commun de nos facultés, devons-nous attribuer la paralysie persistante d'un organe à une lésion portée sur cet organe lui-même? A cette objection je réponds que l'organe ne peut être le siége de l'affection, puisqu'à l'examen le plus minutieux il n'en présente aucune trace et que nulle douleur ne s'y fait sentir. Pour parler les preuves en main, écoutez les réponses de la femme G..., rendue à la connaissance et à ses autres facultés, moins le sens de la vue. Je lui demandai si, dans cet état de cécité, les yeux lui causaient de la douleur ou une gêne quelconque; elle répondit :

« Je ne souffre nullement, je n'éprouve aucune gêne, si ce n'est celle d'être continuellement plongée dans l'obscurité la plus complète; il n'en est pas ainsi de ma tête, elle est très-lourde, j'éprouve un embarras, une lassitude très-grande, qui, sans produire une vive douleur, me fatiguent beaucoup. Mes idées sont lentes, confuses, et ma parole difficile. » La malade, ai-je dit plus haut, ouvrait parfaitement les yeux, où ne se remarquait ni contraction, ni dilatation des pupilles, enfin aucune altération appréciable; d'où je conclus que l'organe affecté n'était ni l'œil, ni ses dépendances dans l'orbite, mais le nerf optique à sa naissance dans la masse encéphalique.

J'ai observé un fait semblable sur la nommée Marie ***, cuisinière au château de la Barbinière. Cette fille, âgée de quarante ans, d'une constitution forte, d'un tempérament sanguin, dont le visage est continuellement exposé à l'ardeur d'un feu vif, réclama mes soins au mois d'octobre 1840, pour des palpitations de cœur accompagnées de céphalalgie presque continuelle. Je lui pratiquai une forte saignée au bras gauche. Une heure après, la malade éprouva tout à coup une cécité complète de l'œil correspondant à la saignée. Cet organe, attentivement examiné, ne présentait aucune altération, et semblait en apparence fonctionner aussi bien que le droit; cependant la malade en est restée privée pendant deux mois. Enfin, après deux autres mois d'une médication énergique, la vue est revenue peu à peu, mais très-difficilement. Il y a sept mois que l'accident est survenu, et elle conserve toujours la sensation de corpuscules voltigeant sans cesse, ce qui l'empêche de distinguer nettement les objets. Depuis deux mois cet état reste le même.

La céphalalgie qui précéda l'accident, et continua après la gêne et la pesanteur de la tête, qui durèrent près de dix mois, de même que l'absence complète de douleur et de lésion apparente dans l'œil malade, me font placer l'altération dans les dépendances encéphaliques du nerf optique. En quoi consiste la nature de cette lésion? Personne ne peut répondre d'une manière précise. Est-elle le résultat d'un épanchement ou d'une congestion de sang dans les couches optiques ou environnantes? Je croirais plus volontiers à la première opinion, mais l'important est de savoir que le siége de la lésion, dans cette observation comme dans la précédente, existait à l'intérieur du cerveau et non dans les dépendances extérieures de l'œil. Sans être partisan exclusif de la phrénologie, j'aime à noter les faits dans leur exactitude. Ici, ils se trouvent à l'avantage des opinions de Gall.

Pourquoi la phrénologie rencontre-t-elle de nombreux adversaires? D'où vient même que les crânologues ne sont pas encore d'accord entre eux sur le siége de telle ou telle faculté? Qu'il me soit permis, en faveur d'un sujet aussi intéressant, de signaler quelques réflexions dans le but d'éclairer ces deux questions.

Une des causes qui, selon moi, a beaucoup contribué à faire varier les opinions des physiologistes sur la phrénologie, vient de la source où l'on a puisé les faits principaux à l'appui de cette science, je veux parler des vivisections. Aujourd'hui, les partisans de ces sortes d'expériences leur accordent une trop grande confiance et une latitude trop étendue; car aucun animal connu ne possède un cerveau aussi compliqué, aussi bien organisé que celui de l'homme. Or, pour faire des expériences applicables à l'homme, il faudrait qu'elles fussent pratiquées sur des êtres de même nature ou d'organisation à peu près semblable; mais voyez les sujets sur lesquels les phrénologistes ont opéré : des chiens, des lapins, des pigeons mêmes, etc., etc... Quelle distance immense de ces cerveaux ébauchés, pour ainsi dire, à celui de l'homme! Des cerveaux imparfaits mis en expérience doivent donner des résultats très-éloignés de ceux qui s'obtiennent chez les animaux supérieurs. Il suit de là que les vivisections donnent souvent des démentis au système; mais en eût-il été de même si les phrénologistes eussent puisé leurs faits à meilleure source, c'est-à-dire si les expériences eussent été faites sur des cerveaux plus en rapport avec le nôtre? Je ne le pense pas.

En signalant comme souvent infidèles les expériences faites sur les animaux précités, ma pensée n'est pas qu'il faille rejeter ce mode d'expérimentations. Je dis seulement qu'elles ont été pratiquées sur des animaux trop inférieurs pour avoir une grande autorité.

Deux causes spéciales ont particulièrement contribué à faire varier les phrénologistes sur le siége occupé dans le cerveau par telle ou telle faculté. La première tient à la délicatesse même des organes : pour peu que l'instrument s'égare, on obtient les résultats les plus variés et les plus confus; la grande difficulté est dans l'habileté ou dans la maladresse de la main qui expérimente.

Une autre cause de dissidence, c'est la nature elle-même qui l'a créée en changeant les organes de place; par exemple, on a vu quelquefois le cœur à droite; les reins dans le bassin; la rate, au lieu de sa situation au côté gauche de l'estomac, s'est trouvée quelquefois posée au-dessus de cet organe; chez certains fœtus, on l'a même rencontrée dans la cavité thoracique (1). Il en est de même du foie; dans les observations que l'art possède sur la transposition des organes, on trouve que celui-ci occupait l'hypochondre gauche dans les mêmes rapports qu'il affecte ordinairement du côté droit (2).

Ces faits connus de tous les anatomistes nous portent, par analogie, à admettre dans la cavité encéphalique l'existence de semblables anomalies de position. Ainsi, tel département relatif à telle faculté n'occuperait pas toujours, selon nous, la place qui, d'ordinaire, lui est assignée et se trouverait dans une situation anormale. Si, par induction, nous sommes portés à adopter cette opinion, voyons maintenant ce que dit l'observation. Plusieurs faits sont rapportés par M. Andral (3) pour combattre l'opinion de M. Bouillaud, qui place le principe législateur de la parole dans les lobes antérieurs du cerveau (4). La quatrième observation de M. Andral a pour titre : *Épanchement de sang dans le lobule antérieur du cerveau. Hémiplégie droite. Embarras notable de la parole.* Dans les réflexions ajoutées à

(1) *Dictionn. des sciences médic.*, mot RATE.
(2) Voir *Diction. des sciences médic.*, mot FOIE.
(3) *Clinique médicale*, Paris, 1834, t. V, p. 14.
(4) *Bulletin de l'Académie de médecine*, 1839, t. IV, p. 595.

ce cas par le même auteur, nous lisons : « L'articulation des mots était devenue très-difficile, circonstance qui se trouve d'accord avec l'opinion émise par M. le docteur Bouillaud sur le siége encéphalique de la parole. »

Plus tard, je rapporterai une observation analogue à celle-ci.

L'observation de M. Andral est intitulée : *Ramollissement d'un des lobes antérieurs. Au début, signes de congestion cérébrale; plus tard, hémiplégie qui disparaît à son tour*. Dans les réflexions subséquentes, on lit : « Cette lésion était exactement limitée à l'un des lobes antérieurs; elle s'étendait jusqu'aux circonvolutions, et cependant le trouble de l'intelligence n'avait jamais été qu'un phénomène secondaire.

« Enfin la parole était conservée bien que le ramollissement eût pour siége le lobe antérieur. »

La quatrième observation de M. Andral a pour titre : *Épanchement de sang dans la partie moyenne de l'hémisphère gauche. Hémiplégie droite. Perte de la parole.* M. Andral ajoute les réflexions que voici : « Le lobule antérieur est exempt de toute altération et cependant la parole est complétement perdue. »

A la suite de ces observations, M. Andral en rapporte une autre (Obs. VII) dans laquelle un épanchement de sang, dans la partie moyenne de l'hémisphère droit, accompagné d'un léger ramollissement de la substance environnante, coexistait avec une paralysie de tout le côté gauche du corps, mais avec conservation de l'intelligence et de la parole. Puis il ajoute : « La lésion avait cependant un même siége et une même nature que dans d'autres cas ci-dessus mentionnés, où l'intelligence était troublée et la parole complétement abolie. Que de difficultés !... »

Ainsi, voilà cinq observations dans lesquelles le principe législateur de la parole a occupé des trônes différents : chez les deux premiers sujets, il réside dans les lobes antérieurs; chez le troisième, il occupe une autre région ; chez le quatrième, il habite le lobe moyen ; et chez le cinquième enfin, quoique la même partie du cerveau (lobe moyen), soit affectée d'une lésion semblable, la parole reste libre.

Ces faits viennent donc à l'appui de l'opinion que nous avons d'abord émise par induction et qui se trouve confirmée par l'observation des autres régions, sinon comment pourrait-on se rendre raison de ces phénomènes? C'est-à-dire comment, sur plusieurs sujets présentant une série de symptômes en rapport avec une affection cérébrale, comment, dis-je, expliquer que sur d'autres, il apparaisse une nouvelle série de symptômes, dans l'hypothèse qu'ils sont tous affectés de la même lésion et des mêmes parties. Ce serait chose impossible; aussi M. Andral ajoutait-il : « Que de difficultés!... »

Par cette manière de voir, je donne l'explication facile de certains cas exceptionnels qu'on rencontre dans le monde; par exemple, on peut observer un sujet dont les idées sont faibles et bornées, quoique la conformation du crâne annonce les plus belles facultés. Voici comment je me rends compte de ce phénomène : si la médiocrité de l'intelligence n'est pas le résultat d'une maladie de l'encéphale, il faut en accuser le siége du département intellectuel qui, au lieu d'être placé dans les lobes antérieurs, se trouve anormalement situé dans un autre point. Au reste c'est une simple supposition que j'admets. J'arrive à l'entre-croisement des nerfs cérébraux. Il existe des cas d'anatomie pathologique fournis par des sujets sur lesquels cet entre-croisement n'a pas lieu de la même manière; par exemple : tous les médecins reconnaissent que les hémorrhagies cérébrales, les ramollissements, les hydatides, les cancers du cerveau, etc., etc., produisent des hémiplégies ou des paraplégies, dont la lésion pathologique occupe généralement le côté du cerveau opposé au côté du corps paralysé, vérités généralement admises et incontestables; cependant j'ai rencontré des individus sur lesquels ces altérations ne se montrent pas toujours ainsi; au contraire, elles se trouvent placées dans l'hémisphère correspondant au côté malade. Ces cas sont rares à la vérité, mais ils n'en existent pas moins et doivent être notés. En voici un :

Depuis trois ans, la femme G....., âgée de quarante-cinq ans, sujette à de fréquentes migraines et à des congestions cérébrales, apoplectiques, perdait de plus en plus la mémoire et éprouvait dans tout le cerveau une douleur sourde à laquelle elle ne pouvait désigner de point fixe; tout le côté droit du corps, sans causes connues, devenait de jour en jour plus faible et finit par se paralyser. Ce fut alors qu'elle entra à l'Hôtel-Dieu d'Angers, en 1823.

L'embonpoint de la malade est peu diminué, et, quoique souffrant depuis longtemps, les traits de la face sont peu altérés. Elle parle très-difficilement, ses réponses sont confuses et embarrassées, il en est de même de son jugement. La longueur de la maladie, l'hémiplégie survenue lentement, la perte de la mémoire et les autres symptômes précités firent penser qu'il existait une affection organique du cerveau qui, selon le professeur Guérin, devait avoir son siége dans le côté gauche. La malade continua à s'affaiblir de plus en plus, perdit entièrement la parole, la connaissance, et entra dans une somnolence presque continuelle. Enfin, un mois après son entrée à l'hôpital, elle succomba. A la nécroscopie, les assistants furent très-surpris de rencontrer l'altération dans le côté du cerveau opposé à celui qu'on avait soupçonné malade; elle consistait en une masse d'hydatides du volume d'une grosse amande, située au-dessous des couches optiques du côté droit; tout l'hémisphère de ce côté était ramolli; les lobes moyens et antérieurs correspondants étaient également fort mous (1), mais en particulier les parties circonvoisines de la masse d'hydatides, tandis que les parties gauches de l'encéphale paraissaient saines et d'une consistance naturelle.

Lallemand cite un fait semblable dont voici le résumé (2): « Un militaire, âgé de cinquante-neuf ans, avait reçu, en 1812, un coup de sabre sur le côté gauche du crâne, et, en 1815, à Waterloo, un coup de pied de cheval sur le pariétal droit. Au mois d'août 1820, céphalalgie continuelle, vertiges, étourdissements (il ne restait

(1) Lésion qui explique parfaitement la perte de la parole durant la maladie, et qui confirme l'opinion des phrénologistes sur le siége du principe législateur de la parole,

(2) *Lettres sur les maladies de l'encéphale.*

d'autres traces des blessures qu'une cicatrice aux téguments crâniens du côté gauche; les os paraissaient dans leur état normal).

«Au mois de décembre de la même année, psorophthalmie et amaurose incomplète de l'œil gauche avec dilatation de la pupille. Ces affections s'accompagnaient de vertiges, de céphalalgie et d'un état de somnolence sans fièvre et sans symptômes généraux remarquables... Le 3 mai 1821, à quatre heures du matin, cet homme éprouve tout à coup des vertiges, un tremblement des membres et perd l'usage de ses sens. Le soir, à neuf heures, le malade a perdu complétement sa connaissance; des convulsions épileptiformes se manifestent, et le côté gauche est frappé de paralysie... Mort à neuf heures et demie. Nécroscopie : épaisseur remarquable de la dure-mère qui recouvre le lobe antérieur gauche, lequel a contracté de faibles adhérences avec cette membrane. Ce lobe est converti, dans l'étendue de deux pouces en longueur et d'un pouce en largeur, en une masse dure, squirrheuse, qui entoure une substance grise, semi-fluide, puriforme, dans laquelle on trouve plusieurs hydatides.

« Cette dernière dégénérescence se prolonge jusqu'au ventricule gauche et atteint le corps strié; les os sur lesquels reposait la partie malade sont détruits par la carie dans une grande étendue; les autres parties de l'encéphale et de ses dépendances sont saines. »

Cette observation, qui se trouve rapportée et commentée par M. Bouillaud (1), jointe à celle de la femme G....., prouve positivement que dans ces deux cas, l'entre-croisement des nerfs n'avait pas lieu comme de coutume, puisque les altérations organiques ont été trouvées dans le côté du cerveau correspondant à la paralysie, circonstance qui n'a pas lieu dans la grande généralité des cas.

Or, pour en revenir à la question, quelle valeur auront les expériences d'un observateur opérant dans des conditions aussi spéciales?... elles le conduiront infailliblement à des conclusions opposées à celles d'un crânologue qui aura fait les mêmes tentatives sur un cerveau normalement constitué, et je regarde comme tels tous les individus dont l'encéphale présente des phénomènes identiques ; par exemple : les lobes antérieurs du cerveau sont considérés comme le tabernacle des hautes facultés, etc., etc., parce que d'habitude elles existent dans cette partie.

Les conclusions tirées des exceptions, n'étant

(1) *Bulletin de l'Académie de médecine*, 1839, t. IV, p. 306.

donc que des conséquences, sinon fausses du moins différentes de celles qui se rencontrent ordinairement, ont dû, par cela, contribuer à créer des adversaires de Gall et à faire varier es phrénologistes sur la place de telle ou telle faculté. Cette nouvelle doctrine trouvera sans doute des contradicteurs; tant mieux, si, pour la combattre, mes adversaires peuvent trouver des arguments plus rapprochés de la vérité. Or, comme tous les raisonnements, tous les faits doivent, dans les sciences d'observation, être envisagés sous tous les aspects, il pourrait bien en jaillir quelques lumières nouvelles. Mais si, pour me réfuter, on se contente de dire qu'elle est inadmissible, ou qu'il vaut mieux douter que de faire des hypothèses, je réponds que *douter* n'est pas reculer la difficulté, et qu'à mes yeux, le doute n'est qu'une paresse fatale à toutes les sciences. Je crois à la phrénologie; ses principes me semblent vrais et me sourient d'autant plus qu'ils élucident et nous rendent raison de faits inexplicables jusqu'ici. Lorsqu'on réfléchit aux difficultés extrêmes à limiter exactement dans le cerveau le cercle de chaque fonction; on ne doit pas être surpris de voir s'élever contre ces essais une foule de voix qui souvent discutent plutôt par désir de briller que par conviction; c'est ainsi qu'en médecine, des vérités aujourd'hui bien reconnues ont été longtemps contestées.

Je conclus (pour ce qui regarde la pratique des accouchements) : 1° Que quelque grave et quelque prolongé que soit un cas d'éclampsie, un accoucheur ne doit pas désespérer du salut de sa malade; 2° qu'il faut dans une pareille situation se montrer plutôt téméraire que trop prudent afin de hâter l'accouchement; 3° que les bains tièdes terminés par des affusions sur la tête d'eau moins chaude que celle du bain, ont calmé sensiblement les convulsions; 4° que si la science possède des observations semblables à celle que j'ai recueillie, elles sont extrêmement rares; 5° que le retour successif des facultés chez la femme G..., est en faveur de la phrénologie ; 6° qu'on doit se méfier et être très-réservé dans les conclusions des vivisections ; 7° que ces expériences inspireraient plus de confiance si on les pratiquait sur des animaux plus intelligents; 8° que le raisonnement et l'observation nous donnent lieu d'admettre que les variétés de transposition dans les cavités pectorales et abdominales peuvent se rencontrer également dans la cavité encéphalique ; 9° enfin, que l'entre-croisement des nerfs dans le cerveau n'a pas toujours lieu de la même manière.

J'ai eu l'honneur de communiquer cette observation à l'Académie impériale de médécine; une commission nommée dans son sein eut Capuron pour rapporteur (1). Ce dernier, tout en attaquant mes opinions, finit cependant par s'en rapprocher, et certes, je passerais sa polémique sous silence, si son rapport ne m'eût pas fait dire des exagérations qui ne sont jamais entrées dans mon esprit; ainsi, à la deuxième conclusion, on lit : « Dans une semblable maladie, il faut se montrer plutôt téméraire que prudent. » J'ai dit *plutôt* téméraire que *trop* prudent. Puis on ajoute : « et moins redouter le danger des déchirures *utéro-vaginales* que celui de la temporisation. » J'ai consulté mes manuscrits et j'ai lu : « et moins redouter le danger de quelques déchirures *au col* que celui de la temporisation. » Si j'avais conseillé les déchirures utéro-vaginales, je les condamnerais hautement. Enfin, voilà ma pensée : je veux que dès le début d'une éclampsie grave, on commence par les saignées générales et locales, les calmants et les révulsifs; en même temps qu'on fait des tentatives douces, graduées, énergiques, hardies, au besoin presque téméraires.

A la troisième conclusion, Capuron voulait

(1) *Bulletin de l'Académie de médecine*, 1846, t. XI, p. 593.

que j'indiquasse les saignées générales et locales, comme un moyen plus prompt, plus direct et plus efficace; mais, après en avoir usé avec avantage, devais-je préconiser un moyen reconnu utile par tout le monde?... Au contraire, j'ai insisté sur les avantages des affusions sur la tête, parce que les praticiens n'ont point encore parlé de cet excellent auxiliaire.

Enfin, dans la quatrième conclusion, le rapporteur dit que l'éclampsie grave n'est point une maladie aussi rare que je le prétends. Je conviens que les cas d'éclampsie sont nombreux, mais celui d'une malade comme la nôtre, qui a duré *trois* jours et *quatre* nuits, avec des accidents terribles auxquels la malade a survécu, est-il commun?... J'ai lu les œuvres de Capuron, et d'un grand nombre d'accoucheurs célèbres, et je n'y ai trouvé rien de pareil.

I

FRACTURE COMMINUTIVE DU TIBIA ET DU PÉRONÉ TRAITÉE AVEC SUCCÈS A L'AIDE D'UN MAILLOT ET D'UN CORSET.

Le 10 septembre 1857, je fus appelé près de la fille B..., couturière, d'une forte constitution, et âgée de soixante-un ans. Depuis dix ans, elle est atteinte d'attaques d'épilepsie qui ont troublé ses facultés intellectuelles, et qui, parfois, ont rendu ses idées extravagantes. Dans la nuit du 2 courant, L. B... eut un rêve pénible, sous l'impression duquel elle se jeta par la croisée et tomba de deux mètres d'élévation sur les marches d'un escalier. Sept jours après, un nouveau rêve contraignit la malade à quitter sa chambre, et cette fois, ce fut par l'autre croisée qu'elle se précipita sur le pavé. Cette chute, bien que faite d'une élévation moitié moins grande, fut terrible et produisit les désordres suivants : le tibia et le péroné gauches sont fracturés dans leur tiers inférieur; dans la région correspondante existe une plaie qui n'a pas moins de 12 centimètres de long; ses bords sont mutilés, frangés, et donnent passage à l'extrémité inférieure du fragment supérieur du tibia, qui est dénudé, cassé en bec de flûte, et qui fait une saillie de 6 centimètres; au côté droit de cet os, on remarque une esquille prête à se détacher, et que j'enlevai. Le pied correspondant est tourné de façon que le talon est porté en avant et les orteils en arrière. En mettant les doigts dans la plaie, on trouve un grand nombre d'esquilles, plus ou moins grosses, plus ou moins adhérentes. Quatre d'entre elles qui ne tenaient qu'à peine furent extraites; elles avaient le volume d'un gros haricot; à l'examen de la plaie et de la fracture, on dirait qu'une voiture lourdement chargée aurait passé sur ce membre.

Des désordres aussi graves me portèrent à conseiller la section de la jambe, et, pour avoir son assistance et son avis, je m'adjoignis le docteur Dulavouër. Comme moi, il fut partisan de la section, croyant, sans elle, que la guérison était improbable et surtout dangereuse. Nos avis ne furent pas écoutés; la malade préférait la mort à la perte de son membre. Dès lors nous pansâmes la plaie avec un linge fenestré, cératé, matelassé de charpie; et, après avoir mis tout d'abord dans une position normale les fragments, on appliqua le bandage de Scultet.

Une suppuration abondante s'établit, et chaque jour on renouvelait le pansement, et nous enlevions de vastes lambeaux de chair gangrenée, circonstance qui nous obligea à recourir à des lotions chlorurées, etc. La malade souffrait horriblement de sa jambe, qu'elle ne pouvait laisser en repos; ce fut cette circonstance qui nous fit placer la jambe dans une gouttière en bois, pour en favoriser le repos; mais notre but ne fut pas atteint, la patiente agitant involontairement son membre, qui, se heurtant contre les parois dures de la rigole, occasionnaient des douleurs atroces, et, par suite, des positions désavantageuses pour la consolidation de la fracture. Après deux mois de souffrances affreuses, ne voyant point arriver de mieux, mais de la faiblesse, nous étions à la veille d'en revenir à notre première idée, et de déclarer à la malade que l'opération était le seul moyen auquel on devait recourir pour avoir chance de lui sauver la vie, quand il me vint à l'esprit de substituer à la gouttière en bois une autre gouttière, dont le contact serait plus doux, et qui maintiendrait le membre dans une immobilité plus parfaite; c'est dans ce but que je fis confectionner un coussin en balle d'avoine, assez grand pour entourer à la fois et la jambe et le bandage de Scultet; de sorte qu'après avoir pansé et établi le bandage, je plaçai le membre sur le milieu du coussin, j'en relevai les bords latéraux, qui, sans se joindre, furent retenus en place à l'aide de trois galons, dont les chefs étaient noués sur ce maillot. Enfin, pour rendre le membre plus immobile, deux longues bandes, croisant le maillot et s'y attachant dans leur milieu, avaient leurs chefs fixés à la paillasse. Remarquons de suite que les bords latéraux du maillot ne se joignant pas, forment une rigole dont on peut se servir au besoin pour agir sur le bandage de Scultet.

Ainsi pansée, la malade eut du calme et passa une nuit assez paisible, avantage dont elle était privée depuis sa chute. Dans l'intention de rendre plus grande encore l'immobilité de la fracture, je fis confectionner un corset en baleines peu flexibles, dont la longueur dépassait en haut et en bas la plaie de plusieurs centimètres, mais dont les bords ne se réunissant pas, laissaient un vide correspondant à la surface de la plaie. Ce corset était appliqué directement sur la jambe, et s'y fixait à l'aide de quatre lacets passant dans des œillets pratiqués sur les bords du corset, et dont les chefs se nouaient en croisant la plaie. Ainsi trois sortes d'appareils contribuent à l'immobilité désirée : le corset, l'appareil de Scultet et le maillot; et bien qu'il en fût, chaque matin on pouvait voir la plaie et faire le pansement sans aucunement bouger la jambe. Quinze jours après l'emploi de ces moyens combinés, nous vîmes les bords de la plaie s'aplatir et se cicatriser. En continuant à agir de la sorte, bientôt la plaie diminua d'étendue et devint moins douloureuse, tandis que les os, constamment en rapport les uns avec les autres, contractaient entre eux des adhérences et se consolidaient de plus en plus. Sept semaines après cette médication (1), et après avoir extrait quatorze esquilles, dont la grosseur variait depuis celle d'une lentille jusqu'à celle d'un petit œuf de pigeon, la plaie était totalement cicatrisée et les os paraissaient passablement solides. Mais il fallait continuer longtemps encore ces sortes de pansements. Je cessai de voir la malade le 2 janvier 1858. En la quittant, sa jambe semblait être raccourcie de quelques centimètres; le genou et le pied n'avaient qu'une légère déviation à droite, circonstance qui nous fit espérer que la malade, avec du temps et de bons soins, se rétablirait parfaitement, et qu'elle se servirait de son membre sans conserver trop de difformité. Telle fut la cure heureuse que nous obtînmes

(1) Quatre mois après l'accident.

dans l'espace de quatre mois. Neuf mois après la chute, je revis la B...; la fracture est peu douloureuse, mais elle le devient aux changements atmosphériques. La malade marche très-difficilement; elle boite, ce qui dépend du raccourcissement du membre et de sa courbure latérale dans la continuité des os fracturés, courbure dont la concavité est interne et la convexité externe. Si la B... était docile à nos avis, nous penserions qu'elle pourrait reprendre à la longue l'usage de son membre.

Réflexions. — Voilà un exemple de guérison jugée impossible par M. le docteur Dulavouër, M. Eugène Landais, interne de l'Hôtel-Dieu de Saumur, et par moi-même : ils ne seront pas moins heureux, les chirurgiens attentifs et patients; mais de pareils succès sont bien plus faciles dans la pratique de la ville que dans celle des hôpitaux, où les malades échappent par leur nombre à un examen suffisant.

Revenons aux appareils. Dans des fractures aussi compliquées il ne s'agit pas seulement de procurer l'immobilité du membre, il faut encore pouvoir facilement panser la plaie et journellement en voir la surface pour extraire les esquilles, les chairs putréfiées, surveiller l'inflammation, etc., sans occasionner le déplacement des fragments; or nous avons fait remarquer que, sous tous ces rapports, nos appareils et nos pansements ne laissaient rien à désirer, qu'on pouvait même, à l'aide de la rigole que forment les bords non réunis du maillot, arroser le bandage de Scultet de liqueurs résolutives.

A la simplicité des appareils, à la facilité de leur mise en œuvre, nous pensions tout d'abord qu'on devait en avoir usé depuis longtemps; mais, nos recherches nous ayant démontré qu'il n'en était rien, nous nous sommes cru obligé d'apporter à l'édifice de la science notre modeste pierre, en publiant une observation qui, si elle n'est pas nouvelle, aura du moins le mérite d'attester une fois de plus la puissance des efforts combinés des divers appareils proposés.

Je conclus : 1° Qu'on ne doit point désespérer aujourd'hui de voir se consolider les os des fractures comminutives les plus dangereuses;

2° Que le maillot et le corset, dont nous avons fait une si heureuse application, contribueront grandement à la conservation et à la guérison des membres fracturés.

V

DE LA VACCINE, DE LA VARIOLE, DES REVACCINATIONS. NOUVEAU MODE OPÉRATOIRE A L'AIDE D'UNE LANCETTE SPÉCIALE. MOYENS DE CONSERVER LE VACCIN.

Il n'y a qu'une seule cause capable de donner la fausse vaccine, c'est la vraie : tout ce qu'on a dit des lancettes rouillées ou mal affilées n'a aucun fondement. La vaccine vient fausse lorsque le virus tombe sur des sujets qui ne sont pas disposés à la recevoir; mais, encore une fois, elle naît de la même cause que la vraie, et la preuve, c'est que rien ne peut la suppléer, cette cause.

(*Extrait d'une lettre de M. Bousquet à l'auteur*, 1846.)

PREMIÈRE PARTIE.

En 1820, après trois mois d'études médicales, et sous la direction de feu mon père, médecin à Mortagne, je commençai mes premières vaccinations. Plus tard, j'étendis cette pratique dans les départements voisins (Maine-et-Loire, Deux-Sèvres). Chaque année, j'opérais gratuitement un grand nombre de sujets, dont aujourd'hui le chiffre s'élève à près de vingt mille, popularisant ainsi la meilleure de toutes les pratiques médicales. Or quarante années de travail sur cette matière m'ont fourni des observations importantes que je crois utile de signaler.

Pour prouver qu'elles n'ont pas toujours été sans intérêt, qu'il me soit permis de dire que, de 1835 à 1861, elles m'ont fait décerner par l'Académie impériale de médecine et par mon département plusieurs médailles d'or et d'argent.

Dans le cours de ce Mémoire, je suis pas à pas l'ordre de mes observations et les différentes phases de la vaccine.

Vaccinations de 1835.

En 1835 (1), j'ai vacciné 452 sujets dans les départements dont j'ai parlé. Quelque ennuyeux que soit un déplacement, ce serait peu de chose, s'il était possible de voyager seul; mais pour opérer il faut avoir avec soi le sujet qui fournit le vaccin. Ici commencent les désagréments : en effet, si dans les gens on rencontrait toujours bonne volonté et désir de rendre service, tout se passerait pour le mieux : car, les parents apportant leurs vaccinés d'une commune dans l'autre, on opérerait sans difficulté; mais ils promettent et ne viennent pas au rendez-vous.

(1) Depuis 1820 jusqu'à cette époque, 1835, mes vaccinations ont été fondues avec celles de mon père, et je n'en parlerai pas ici.

De là l'obligation d'avoir toujours avec soi la source vivante du vaccin, etc... A ces obstacles s'en joignent d'autres : il manque de sujets à vacciner; s'il y en a les parents hésitent, prétendant que la vaccine enlève les forces, ou qu'elle transmet des germes de maladies auxquelles les enfants succombent tôt ou tard. En vain vous les rassurez et leur promettez toute sécurité, ils restent sourds à vos conseils.

Sans nous arrêter davantage à ces préjugés, nous dirons que, la variole étant un fléau cruel et la vaccine le seul moyen de s'en préserver, il importe au législateur d'intervenir et d'imposer le préservatif. Pourquoi ne pas ordonner ce qu'il est pressant de faire, puisque le langage de la raison, la persuasion et l'expérience même, ne font rien sur certaines populations ignares et entêtées (1)?

Il serait donc urgent de faire une loi qui forçât les parents à transporter, immédiatement après la naissance, leur nouveau-né chez le docteur, pour y recevoir, après le baptême religieux, le baptême de la vaccine.

Après avoir fait connaître ma manière de voir sur la marche qu'il faudrait suivre en France

(1) Cette opinion, que j'avais émise dès 1835, a trouvé de l'écho en France comme à l'étranger. Voyez plus loin, page 229 de ce volume.

pour que la propagation de la vaccine fût générale, régulière et avantageuse; je passe aux observations qui ressortent de mes vaccinations pour décider la question suivante : « Quelles conditions sont nécessaires, et quels moyens employer pour produire le bon bouton de vaccine?... »

Sans parler de l'influence plus ou moins grande que peuvent exercer sur son développement l'âge, le sexe, le tempérament du sujet, l'état de l'atmosphère, plus ou moins chaude, humide, électrique, etc., je dirai que deux conditions sont essentielles : 1° c'est de bien choisir l'époque à laquelle on doit recueillir le fluide; 2° c'est d'avoir à sa disposition un cowpox régénéré depuis peu.

Si nous consultons les auteurs, nous voyons qu'ils ne sont pas d'accord sur l'époque de la transmission : les uns veulent que le vaccin soit recueilli du quatrième au sixième jour, lorsque l'aréole est à peine apparente; d'autres, au contraire, veulent qu'il soit pris du septième au dixième jour, lorsque l'aréole est dans toute sa force.

Je partage l'opinion des premiers; mais je dirai que cette manière de désigner l'époque par le nombre de jours n'est pas la plus exacte. L'expérience le prouve; tous les praticiens savent que chez certaines personnes la vaccine se développe, marche et se passe avec autant de promptitude que de régularité; tandis que, chez d'autres, elle est plus tardive; le vaccin reste dans une sorte d'incubation pendant plusieurs jours, ensuite le bouton se développe et met d'ordinaire beaucoup plus de temps à parcourir ses périodes que dans le premier cas.

Chez d'autres encore, la vaccine ne prend pas, ou bien, ce n'est qu'après avoir été inoculée trois, quatre ou même dix fois. A quoi tiennent ces irrégularités? Sans doute qu'un tempérament plus ou moins vigoureux a son influence; mais nous n'en savons pas davantage. De là vient qu'on ne peut, sans courir le risque de se tromper, désigner les jours où il faut recueillir le vaccin; cette époque dépendra du degré de développement du bouton; chez certains sujets, ce sera le cinquième ou le septième jour, chez d'autres ce sera plus tard.

Les premières vaccinations que j'ai faites au Longeron (Maine-et-Loire), qui eurent lieu en 1835, m'en ont fourni un exemple bien frappant : le développement des boutons eut beaucoup de peine à se faire; si bien que, m'étant rendu sur les lieux huit jours après, pour opérer de nouveau, on me dit que le vaccin n'avait pas pris; en vérifiant le fait, je reconnus que les boutons étaient à peine visibles. Pourtant nous étions au mois de juin, sous l'influence d'une température fort élevée (1).

Il serait donc plus exact de dire que l'époque favorable à la transmission serait celle qui se rapproche le plus du début de la période inflammatoire; alors le bouton présente l'état suivant: il est développé, petit, sensible au toucher et à l'œil nu; à forme ombiliquée, état qui répond ordinairement au cinquième jour; le fluide alors est blanc, diaphane, visqueux, peu abondant à la vérité, mais c'est le moment de sa grande énergie.

Mes observations m'ont donc porté à partager l'opinion des médecins qui veulent qu'on recueille le vaccin presque dès l'apparition de la pustule. Jenner pensait ainsi, et disait que, dès le cinquième jour, on pouvait s'en servir avec avantage; je dis, moi, avec le plus de chance de succès. Quand le bouton et le fluide présentent les caractères dont nous venons de parler, il faut encore que le virus soit inoculé d'une manière convenable. Or c'est l'instant de parler de l'instrument qui me semble le plus avantageux.

Jusqu'à ces temps derniers, je m'étais servi d'une lancette ordinaire, et j'avais assez souvent

(1) Si j'en dois croire une mère digne de foi, en 1837, j'aurais vacciné son fils, sur lequel la vaccine ne serait apparue qu'un an après.

observé des cas de non-réussite : je pensai qu'une lancette cannelée devait être préférable ; car j'avais lu ce qu'en dit le grand Dictionnaire de médecine (mot : *Vaccin*). Sur ces données, et sur l'opinion avantageuse que j'en avais conçue, je fis confectionner une lancette de ce genre, qui tout d'abord trompa mes prévisions. En effet, le temps m'apprit qu'une simple lance affilée réussissait presque aussi bien, comme on le verra plus bas.

Je consigne ici une observation que je ne veux pas laisser perdre, c'est que la vaccine, loin d'être contraire sur un enfant atteint de la coqueluche, produit un bon effet. J'ai vacciné plusieurs enfants qui en étaient atteints (1) : le bouton se développa avec promptitude et régularité, et je reconnus avec les parents que leurs enfants étaient moins oppressés, que leurs quintes étaient moins longues et moins fortes, pendant tout le temps que dura la période inflammatoire ; d'où nous inférons que la vaccine, loin d'être nuisible chez un sujet atteint de cette affection, doit être considérée comme un révulsif avantageux, remplaçant le vésicatoire.

En résumé, nous concluons : 1° qu'il existe certaines localités où des parents absurdes, ne

(1) Au bourg d'Évrunes (Vendée).

voulant pas se rendre à l'évidence, négligent la vaccine, et que, pour les y contraindre, une loi spéciale serait nécessaire ; 2° que, pour opérer avec fruit, il convient de recueillir le fluide dans les premiers jours de la période inflammatoire ; 3° que la vaccine produit un effet avantageux sur la coqueluche, et qu'elle peut remplacer momentanément un révulsif au bras.

Vaccinations de 1836.

En 1836, j'ai seulement opéré 260 enfants, mais, pour compenser la faiblesse de ce chiffre, j'ai des observations intéressantes à relater. La première concerne le nouveau mode de vacciner, pratiqué sur 209 sujets ; les autres l'ayant été par la méthode ordinaire.

J'ai dit aussi que, pour agir avec plus de chance de succès, il fallait opérer avec une lancette cannelée, que la cannelure me semblait très-apte à conduire le virus sous l'épiderme ; j'ai même avancé que la pointe lanciforme que j'avais donnée à cet instrument facilitait l'opération. C'est un fait, que la lancette cannelée m'a donné quelques réussites de plus que la lancette sans cannelure ; mais l'importance de ces succès n'est point en rapport avec les difficultés extrêmes qu'éprouvent les fabricants d'instruments à confectionner et à repasser ces sortes de lancettes. Aujourd'hui je vaccine avec une lancette à lame ordinaire, et je réussis presque toujours à transmettre la vaccine.

NOUVEAU MODE D'INOCULATION.

Au lieu de faire la piqûre horizontale, je la pratique verticalement, sans avoir besoin de laisser séjourner la lancette dans la petite plaie, circonstance qui facilite et abrége l'opération. Les précautions à observer sont faciles et peu nombreuses : je saisis entre le pouce et l'index de la main droite la lame d'une lancette cannelée ou une lancette ordinaire, et chargée de virus; je la tiens près de la pointe, dans une position verticale, de façon que la cannelure regarde à droite et corresponde à l'index de ce côté; je ne laisse paraître qu'une ligne de pointe au-dessous des doigts qui la tiennent, et qui doivent être situés sur la même place, afin de borner l'action de l'instrument; alors, de la main gauche, je prends le bras de l'enfant, dont je tends la peau, et je plonge verticalement la lancette au moyen d'un petit coup sec, qui la coupe longitudinalement. Aussitôt enfoncée, j'abaisse de gauche à droite le manche de l'instrument, que je retire en essuyant dans la plaie la face cannelée.

J'ai dit qu'il fallait entailler la peau de haut en bas; cette précaution n'est pas inutile. En effet, coupée dans ce sens, la peau, préalablement tendue, revient sur elle-même; de sorte que les lèvres de la plaie, se trouvant resserrées naturellement, saisissent et retiennent le virus dans la piqûre. Cette précaution prévient en même temps l'émission d'une trop grande quantité de sang, avantage qu'on n'aurait pas si l'on coupait la peau transversalement.

Mon intention n'est point de donner ce mode d'inoculation comme plus sûr que la piqûre horizontale; l'un et l'autre ont un égal succès; mais, sous d'autres rapports, la nouvelle piqûre offre des avantages qu'il importe de faire connaître.

1° L'opération est plus simple, plus facile, et la piqûre verticale, se faisant d'un seul coup, exige moins d'adresse et moins de précautions.

2° Elle est beaucoup plus promptement terminée, puisqu'on ne laisse pas séjourner la lancette dans la plaie comme on faisait autrefois; car ce n'est pas chose facile lorsque vous opérez des enfants mutins et criards.

3° L'opération étant moins longue, le sujet éprouve moins de douleur.

J'ai rendu ce mode plus prompt et plus facile encore, en inventant une lancette, qu'on ajuste de façon qu'elle ne peut être ni trop, ni pas assez enfoncée, inconvénient que j'éprouvais souvent au début de cette pratique ; en effet, il peut arriver que vous serriez trop les doigts qui bornent l'action de la lancette; alors vous ne l'enfonceriez pas assez, et l'opération pourrait ne pas réussir : dans le cas contraire, en la plongeant trop profondément, vous causeriez plus de douleur et vous auriez trop de sang. Pour atteindre le but, il faut donc une lancette, dont à volonté on cache une partie de la lame, pour remplacer les doigts qui servent à la fois de conducteur et de borne à l'action de l'instrument ; il faut en outre pouvoir, *ad libitum*, dégager la lame de ses bornes afin de l'essuyer et de la charger promptement.

Un instrument aussi complexe n'a pas été facile à inventer ; le plus commode de tous est celui que voici ; il a de grands rapports avec le canif à coulisse.

La fig. 1 de la pl. IV représente une lancette de ce genre ; elle a 9 centimètres de long sur 6 millimètres d'épaisseur, affectant la forme d'un cylindre aplati, en ébène, et creusé à son intérieur pour y loger lame et ressort. Cet instrument présente deux faces, deux côtés et deux extrémités différentes.

La fig. 1 de la pl. IV est la face antérieure ; sa partie moyenne offre une coulisse de 24 millimètres, où glisse le bouton (voir fig. 1); ses deux extrémités évasées servent à fixer la lame dans ces points (fig. 1, *aa*). La face postérieure est polie et n'a rien de particulier; il en est de même des côtés.

L'extrémité supérieure est terminée par une virole en argent, fixée sur le manche; sa forme est celle d'un capuchon, et son extrémité supérieure offre une ouverture transversale qui donne passage à la lame (pl. IV, fig. 1 *b*).

La partie inférieure se termine par une gaîne mobile (pl. IV, fig. 2), s'emboîtant sur une virole fixée *ad hoc* (voir fig. 1, C); cette virole recouvre un écrou fixé dans le manche (fig. 6) où s'adapte une vis de 23 millimètres de long sur 4 millimètres d'épaisseur, terminée par un bouton (voir fig. 3). Cette vis correspond au ressort et fixe la lame à une hauteur convenable pour vacciner (fig. 1 *d*) (1). La lame est en tout semblable à la fig. 1 *e;* elle doit avoir 22 millimètres; son ressort, semblable à celui d'un canif, ne doit pas avoir plus de 24 millimètres.

Je note avec intention toutes ces proportions, qui, faute d'être observées par le fabricant, rendraient la lancette imparfaite. Maintenant que

(1) Dans le principe, cette lancette était munie, à sa partie moyenne, d'une virole mobile qui, à l'aide d'une vis, se fixait à volonté sur un des points du manche pour laisser sortir plus ou moins de fer. (Voir pl. IV, fig. 8.)

. . . . . Ce mécanisme étant défectueux, le dernier doit avoir la préférence.

nous en connaissons le mécanisme, il est facile de comprendre la manière de vacciner : on détache la gaîne, puis, au moyen du bouton, on fait sortir la lame de 2 millimètres, la fixant dans cet endroit au moyen de la vis, poussée jusqu'à la rencontre du ressort. On replace ensuite la gaîne, et, en faisant jouer le bouton de la coulisse, on obtient ce qu'il faut de lame pour charger la lancette, qu'on enfonce verticalement et qu'on retire aussitôt, ainsi que je l'ai dit plus haut.

Pour remettre l'instrument dans son état portatif, on retire la vis, on porte le bouton à l'extrémité inférieure de la coulisse, puis on replace la gaîne (fig. 2) sur la virole (fig. *c*).

Grâce à cet instrument, je n'ai plus besoin de tenir le bras. Je confie ce soin à la nourrice, ce qui me donne la facilité d'opérer de côté, sans me laisser voir, et sans effrayer l'enfant. Cette méthode simplifie donc l'opération et l'abrégera grandement si l'on use de la recommandation de M. Bousquet, qui conseille de faire plusieurs piqûres successives, sans charger la lancette à chaque fois; observation précieuse dont je parlerai très-incessamment. Ainsi les avantages de cet instrument sont : 1° de rendre l'opération plus facile et plus simple, en la dégageant de précautions inutiles. 2° Les personnes étrangères à la médecine s'en serviront avec fruit. Il en sera de même des médecins âgés, dont la main est tremblante et la vue affaiblie. Soyez proche ou éloigné de l'opéré, du moment que vous pouvez l'atteindre, il sera vacciné avec autant de chance que par l'ancienne méthode. 3° L'opération se fait avec une telle promptitude, que je puis en cinq minutes vacciner 30 sujets, sur chacun desquels je pratique 6 piqûres.

En 1853, j'eus l'honneur de soumettre ce vaccinateur au jugement de l'Académie impériale de médecine, et, dans son rapport de 1845 au Ministre (page 28), elle regarde mon instrument et la manière de s'en servir comme une heureuse perfection pour la pratique de la vaccine. J'ai également offert ma lancette à M. Gérardin, membre de l'Académie impériale de médecine, médecin de la Maternité de Paris, etc... Voici un passage de la lettre qu'il me fit l'honneur de m'écrire à ce sujet : « Votre instrument est « adopté par toutes les personnes qui l'ont vu; « M. Charrière s'est chargé de le confectionner « sous des formes plus luxueuses; le confrère « Daniau l'a fait adopter à ses élèves sages- « femmes, qui vont en faire l'acquisition ; je ne « doute point qu'il ne soit répandu partout et « prochainement; c'est un nouveau service que

« vous avez rendu aux praticiens, je vous en « félicite de tout cœur. »

Modification de la lancette. — M. Charrière a modifié cet instrument; il préfère un cylindre aplati, en melchior, de 6 centimètres de long, sur un diamètre de 5 millimètres (fig. 4, pl. IV). Sur une de ses faces existe une coulisse de 20 millimètres de long, où glisse un bouton, vissé sur le talon de la lame et qui sert à son va-et-vient (fig. 5, *f*). Quand ce bouton est entièrement vissé, il rend la lame immobile (fig. 4). Sur le côté de cette pièce, on remarque un ressort (fig. 5, *i*) ; l'extrémité supérieure de la lancette est arrondie, polie, et laisse passer la lame; à son autre extrémité, on voit un bouton allongé, tournant sur lui-même (fig. 4, *g*), et où se loge une vis de 9 millimètres de longueur, renfermée dans l'intérieur de la lancette et qui n'est visible que quand l'instrument est démonté; cette vis sert de point d'appui au va-et-vient de la lame et la maintient au point voulu pour vacciner; on tourne le bouton de droite à gauche pour la faire sortir, et dans le sens contraire pour la faire rentrer; cette lancette est plus élégante, plus portative, mais moins maniable que celle que j'ai proposée. La lancette de M. Charrière, telle qu'il l'a donnée, offre encore quelques imperfections, qu'il importe de faire disparaître;

ainsi, lorsqu'on vaccine avec promptitude, les boutons tournent sur eux-mêmes; celui de la coulisse sort de son écrou ou serre trop fortement la lame; on corrige ces divers inconvénients : 1° en rendant semi-lunaire le bouton de la coulisse ce qui prévient ses mouvements et ses variations (fig. 5, *f*); 2° on entoure l'autre bouton de deux petits morceaux de liége, maintenus par un fil, à l'extrémité inférieure du manche (fig. 7). Cet entourage rend l'instrument plus maniable, et fixe la lame au point convenable pour opérer.

J'ai dit plus haut pourquoi j'ai fait disparaître la cannelure de mon vaccinateur, et pourquoi j'ai remplacé la forme élégante de la lance par celle que je lui préfère dans la fig. 1, Pl. IV. Je persiste donc dans ma première opinion.

J'ai souvent eu l'occasion d'observer que le bouton produit par la piqûre verticale était tellement large et volumineux, qu'on eût dit que deux boutons étaient accolés l'un à l'autre. Cette singularité tient-elle à la quantité de virus déposé dans la plaie, ou à la profondeur de la piqûre? Ou bien encore, un virus très-actif peut-il, sur l'une comme sur l'autre lèvre de la plaie, faire naître deux boutons, qui, en se réunissant, semblent n'en faire qu'un?... Quelques observations paraissent favorables à cette opinion ; voici ce que j'ai remarqué. Dans mes premiers essais pour faire une piqûre verticale, il m'arrivait parfois de n'enfoncer ma lancette que d'un millimètre ; or, cette piqûre ne produisait qu'un bouton, gros comme une graine de millet avec une tête souvent acuminée et contenant du pus. Ce bouton, entouré d'une vive rougeur, et ne laissant aucune trace après lui, commençait et vivait aussi longtemps que son voisin plus volumineux et résultant d'une piqûre plus profonde : en un mot, on eût dit qu'il manquait à ce bouton l'énergie convenable pour se développer entièrement. Sa petitesse venait-elle du peu de virus insérée dans la piqûre?... Je laisse au temps le soin de répondre ; mais je serais d'autant plus porté à partager cette opinion que, par analogie presque semblable, nous voyons les poisons, irritants ou autres, affecter, modifier et détruire nos tissus, en raison de leur abondance, de leur activité et de leur contact plus ou moins immédiat.

Un autre fait, qui se rapproche des précédents, nous démontre que pour faire naître le bouton, chez certains individus, il faut préalablement que leur organisme soit plus ou moins saturé de vaccin; j'ai opéré 4 sujets de ce tempérament : sur 3 d'entre eux il ne m'a pas fallu moins de 6 vaccinations successives pour faire fructifier l'opération, et 10 sur le quatrième; c'est-à-dire qu'il a fallu verser dans le sang la quantité suffisante de virus nécessaire à 36 piqûres chez les premiers et 60 chez *le dernier*. Ces succès tardifs nous donnent à penser que l'opération eût réussi dès la première tentative, si, au lieu de 6 piqûres, nous en eussions pratiqué 36 et 60. Cette opinion se trouve corroborée par un fait fréquent dans nos contrées; c'est que des fièvres intermittentes, rebelles, diminuent sous la puissance d'une faible dose de fébrifuge, et qu'elles cèdent complétement à une dose plus élevée.

Nous donnerons plus loin, IIe partie, le moyen presque certain de faire naître la vaccine normale. (V. page 269.)

Je regrette de n'avoir pas transmis le virus des boutons acuminés dont j'ai parlé. Il eût été bien singulier de leur voir donner naissance à des pustules de bonne nature. Je vaccinai, il y a trois ans, un enfant. Il n'eut qu'un bouton peu volumineux à son septième jour, pointu, contenant du pus, et entouré d'une aréole. Sa petitesse et sa forme me le firent prendre pour une pseudo-vaccine, que j'attribuais volontiers à la dégénérescence du fluide conservé sur verre.

A cette époque, il survint dans la contrée quelques cas de variole qui jetèrent l'alarme. je m'empressai de vacciner, malgré la mauvaise qualité du virus. Quelle ne fut pas ma surprise en voyant ces piqûres faire naître des boutons superbes!

L'année suivante, j'ai été à même de reproduire le même phénomène sur plusieurs personnes, et je suis resté convaincu que nos prédécesseurs étaient dans l'erreur la plus complète sur la nature de ce virus, qu'ils croyaient inerte, quand, au contraire, il était doué d'une énergie remarquable.

J'étais à Paris en 1836, époque à laquelle on découvrit le cowpox sur une vache des environs de la capitale. Profitant de cette bonne fortune, j'emportai de l'ancien et du nouveau fluide; puis, aussitôt mon retour à Mortagne, je vaccinai un enfant de six mois, auquel je fis deux piqûres à chaque bras (au droit, le nouveau, au gauche, l'ancien virus); mais, à mon grand regret, ces tentatives restèrent sans résultat.

Il existe entre la variole et la vaccine une analogie qu'il est intéressant de signaler, je veux parler des effets de l'une et l'autre affection sur une autre maladie, le prurigo. Les enfants R...., et C...., le premier âgé de dix-huit, l'autre de vingt et un mois, portaient, depuis plusieurs semaines, un prurigo qui les tourmentait cruellement. Je les vaccinai, et fus fort étonné de voir ce prurigo s'éteindre et disparaître, tellement que cinq semaines après la vaccination ils étaient parfaitement guéris. Cette observation me rappelle qu'en 1828, M. Biett, dans ses savantes leçons de clinique, à l'hôpital Saint-Louis, nous disait, en parlant du prurigo formicans, « que parfois, comme traitement, il avait inoculé la variole discrète aux malades, et qu'il avait souvent réussi à guérir ou à modérer les démangeaisons. »

L'observation de Biett, et ce qui se passa chez ces enfants, me donnèrent un nouveau point de ressemblance entre la vaccine et la variole (1). Plusieurs auteurs ont dit vaguemment que la vaccine modérait les affections dartreuses. J'ajouterai que, souvent, j'ai vacciné des enfants porteurs de diverses éruptions cutanées, qui se modifièrent ou s'éteignirent quelque temps après. (V. page 190.)

Pour conclure, je dirai 1° que la piqûre verticale doit être préférée à l'horizontale, parce que l'opération est plus simple, plus facile et plus prompte, et que le succès en est au moins aussi certain;

(1) Nous reviendrons sur cette analogie (page 190).

2° Que la lancette à coulisse est l'instrument spécial pour la piqûre verticale, et qu'il simplifie l'opération;

3° Enfin, que la vaccine et la variole exercent à peu près les mêmes effets sur le prurigo.

Vaccinations de 1837.

L'instrument et le procédé n'ayant que six mois d'existence, il était utile de renouveler les expériences. Or, voici mes observations de 1837 :

J'ai vacciné 294 enfants, 11 seulement par l'ancien mode, et 283 par le nouveau. Les résultats ont dépassé mes espérances. En effet, sur 283 opérés, je n'ai eu que 12 cas d'insuccès; et, sur le nombre des piqûres, dont le total est de 1,132, je n'en ai compté que 55 qui n'ont pas produit de boutons. Un de mes confrères, plein de confiance dans sa manière de vacciner, me proposa d'opérer quelques sujets, pour comparer les résultats de l'une et de l'autre méthode. Malheureusement nous n'avions à notre disposition que cinq enfants. Il en vaccina deux et moi trois, bien entendu dans le même moment et avec le même vaccin. Il fit 12 piqûres et j'en pratiquai 16. Sur ses 12, il n'y en eut que 10 qui réussirent; tandis que sur mes 16, aucune ne manqua.

D'autres confrères ont répété ces expériences, et tous ont également reconnu que cette pratique était plus prompte, plus facile et aussi sûre.

On peut opérer avec une telle promptitude que, dans ma première expérience, je mis six minutes quarante secondes à vacciner 30 enfants, et, dans une deuxième, sept minutes seulement.

Faut-il attribuer exclusivement à cette manière d'opérer les succès nombreux que j'ai obtenus, ou faut-il en rechercher ailleurs la cause?... Je sais et je reconnais avec les auteurs qui ont écrit sur la matière que, telle année, la vaccine réussit beaucoup mieux que telle autre; ce qu'ils rapportent à une constitution spéciale de l'atmosphère. Je le croyais ainsi quand j'appris que, dans un bourg voisin, un de mes confrères avait vacciné un assez grand nombre d'enfants, et que la moitié de ses opérations avaient été infructueuses.

M. D..., médecin de Tiffauge, qui, depuis longtemps, se livre à cette opération, me dit avoir remarqué autant d'insuccès en 1837 que les années précédentes.

Les premières lancettes présentaient une lame cannelée, dont les couteliers se plaignaient fort; aujourd'hui les lancettes ont une lame plus effilée, sans cannelure, et l'on ne s'aperçoit pas d'insuccès plus nombreux.

En 1854, j'ai de nouveau modifié la lame de ma lancette. Au lieu d'être lanciforme et effilée, elle est maintenant à grain d'avoine, perfectionnement qui permet de s'en servir pour saigner. Dans ce cas, voici la manière de procéder : On saisit, avec le pouce et l'index de la main droite, cette main et les doigts tournés en dessous, la quantité de lame suffisante pour opérer; on en plonge perpendiculairement la pointe dans la veine, puis on la relève en haut, en abaissant le manche pour élargir l'ouverture, tandis que les autres doigts, appuyés sur le bras du patient, servent à diriger et à borner le coup de lancette. Du reste, le bras à saigner est tenu de la main gauche comme à l'ordinaire.

On a reproché à la piqûre verticale d'occasionner plus de douleur, parce que, dit-on, elle fait couler une quantité plus grande de sang. J'ai souvent vacciné devant des confrères; nous n'avons pas remarqué ces inconvénients, qui existeraient sans doute si on introduisait trop de fer; et c'est à cette cause, sans doute, que se rattache le reproche signalé. La preuve que la douleur n'est pas plus vive, c'est que les enfants ne crient pas davantage. Remarquons, au contraire, que l'opération ne durant que deux secondes, la douleur d'une si petite piqûre doit, par cela même, être moins sentie. C'est un fait que les parents ont si bien apprécié, qu'ils veulent aujourd'hui faire opérer leurs enfants par cette méthode, preuve évidente de sa supériorité.

M. Bousquet (1) avait signalé une observation sur l'exactitude de laquelle j'avais émis quelques doutes, et qui, certes, est digne d'intérêt. Cet auteur conseillait de bien charger la lancette et de faire deux ou trois piqûres successives. Cette pratique, je dois le dire, répond au vœu du vaccinateur, et elle est avantageuse en ce qu'elle abrége l'opération sans lui nuire. J'en ai eu pour preuve toutes mes opérations de cette année, qui ont été faites d'après cette méthode, et avec le plus grand succès.

Réflexions. — Quelles influences les variations atmosphériques exercent-elles sur le développement de la vaccine?... Feu Messager, médecin à Saint-Gilles-sur-Vic, avait fait des recherches sur ce sujet. Je regrette que M. le secrétaire du comité de vaccine de Napoléon-Vendée n'ait pas donné un résumé de ce travail, à l'époque où il le lui fit parvenir, et ne nous ait pas fait connaître les observations et l'opinion de cet honorable confrère. En 1855, j'étudiai avec soin cette ques-

(1) *Nouveau traité de la vaccine.*

tion, en tenant note exacte des variations barométriques et thermométriques, de même que de l'état hygrométrique de l'air, etc...; ces recherches sont restées sans résultats autres que ceux observés par Husson (1), qui assure que « toutes les saisons sont également favorables à la vaccine. Dans tous les temps, le succès a été le même, le froid et la chaleur n'ont aucune influence sur son développement, qui est aussi régulier à Saint-Pétersbourg qu'à Constantinople. »

De nouvelles observations sur le succès des vaccinations faites en été et en hiver, par M. Baray, de Besançon, lui ont prouvé que la vaccine réussit bien moins dans la première que dans la deuxième saison. Mes succès de 1837, obtenus du 1er mai à la fin d'octobre, me portent à croire qu'une température non exagérée de chaleur ou de froidure est également favorable au développement du bouton; mais il est une circonstance qui engagera toujours à vacciner plutôt en été qu'en hiver : c'est que, dans la première saison, on peut découvrir plus impunément les enfants.

Incubation de la vaccine. — J'ai quelquefois observé que, sur le même individu, certains boutons se développaient à l'époque ordinaire,

(1) Voyez *Dictionnaire de Médecine*, p. 370, mot vaccine.

et suivaient une marche régulière, tandis que l'incubation du virus, dans les autres piqûres, se prolongeait tellement, qu'on pouvait croire qu'elles resteraient sans résultat; huit et quinze jours se passaient sans apparence de bouton, quand, tout à coup, une légère rougeur au point d'insertion annonçait ce qui se préparait; de sorte que la croûte des premiers boutons était prête à tomber quand les autres ne faisaient que paraître, pour suivre la marche ordinaire.

J'ai eu également l'occasion de remarquer un cas dans lequel une seule piqûre a produit deux boutons isolés, mais assez voisins pour se confondre par leur aréole; le premier, développé dans la piqûre, était gros, aplati et de bonne nature; l'autre, survenu dans l'aréole de celui-ci, était petit et de forme conique, il paraissait avoir pris naissance et avoir vécu sous son influence. Du reste, il ne laissait qu'une légère cicatrice. Pour connaître la nature un peu douteuse de ce bouton, j'inoculai son virus, qui produisit un bouton très-volumineux, se grava en une profonde cicatrice. Déjà, l'année dernière, j'ai rapporté un fait à peu près semblable : il s'agissait de répondre à la sollicitation de quelques parents, et d'inoculer leurs enfants avec le virus d'une pustule que les auteurs regardent comme étant de mauvaise nature. Or, je ne fus pas peu surpris de voir qu'elle fit naître une vaccine superbe.

En 1845, j'eus l'avantage de communiquer à M. le docteur Bousquet, ces résultats et mon opinion sur la nature de ces boutons. Voici la lettre qu'il me fit l'honneur de me répondre à ce sujet : « Il n'est qu'une seule cause capable de donner la fausse vaccine, c'est la vraie ; tout ce qu'on a dit des lancettes rouillées ou mal affilées n'a aucun fondement. La vaccine vient fausse lorsque le virus tombe sur des sujets qui ne sont pas disposés à la recevoir ; mais, encore une fois, elle naît de la même cause que la vraie, et la preuve, c'est que rien ne peut la suppléer, cette cause. » A une époque déjà reculée, le fils du célèbre physiologiste Legallois se fit revacciner. La seconde opération ne lui donna que la fausse vaccine ; mais, ces pustules, il ne put les obtenir de l'inoculation ni de la teinture de cantharides ni du pus d'un phlegmon, ni d'un autre stimulant ; au contraire, le pus, la matière de la fausse vaccine, reproduit la véritable vaccine, si elle tombe sur un sujet disposé à la petite vérole. Et qui est-ce qui n'y est pas disposé ?...

Revaccinations. — Un sujet vacciné devient-il, en vieillissant, plus apte à contracter la vaccine ou la variole ?... S'il en est ainsi, faut-il revacciner.

En 1837, j'ai revacciné neuf sujets qui se

trouvaient dans cette position, et qui portaient des cicatrices apparentes de leur première inoculation. Voici leur position : six d'entre eux, âgés de vingt-cinq à trente-sept ans, vaccinés dans leur enfance, furent infructueusement revaccinés, tandis que les trois derniers, âgés de trente-huit à quarante-neuf ans, le furent avec succès (1). D'après ces observations, peu nombreuses à la vérité, on pourrait croire que, plus un sujet est éloigné de l'époque à laquelle il a été vacciné, plus il a de chance de l'être avec succès; mais faut-il en conclure que cet individu est, par cela même, plus apte à contracter la variole? C'est une question qui ne sera résolue qu'après l'apparition d'épidémies varioliques (2). Au reste, si nous étions menacés d'une semblable maladie, pourquoi ne se soumettrait-on pas à cette opération si innocente et si peu douloureuse?

INFLUENCE DU VACCIN SUR LE PRURIGO. — J'ai eu cette année l'occasion de faire la même remarque que l'année précédente, et d'observer l'heureuse influence que la vaccine exerce sur le prurigo. Depuis longtemps, un enfant était atteint de

(1) Remarquons qu'à cette époque, la question des revaccinations était en litige, tandis qu'aujourd'hui, c'est une loi presque générale.

(2) Dans le cours de ce mémoire, nous répondrons à cette question.

cette maladie; je le vaccinai et je vis l'éruption cutanée diminuer au fur et à mesure que les boutons vaccins s'avançaient. C'est un fait important et bien digne de remarque, que l'action de la vaccine sur l'économie de certains sujets; elle préserve de la variole, elle guérit des éruptions rebelles; et chez d'autres enfants, elle fait naître à la peau des éruptions d'une toute autre nature, qui se terminent en peu de temps, et qui sont toujours avantageuses comme s'il était dans les attributs de ce précieux virus d'épurer nos humeurs et d'étouffer certains germes malfaisants; il est encore plus certain que les vaccinés prennent après l'opération un développement de santé qu'ils n'avaient pas, comme on le verra plus loin.

Qu'on me permette d'ajouter ici l'observation récente d'un lépreux sur qui la vaccine a produit les plus heureux effets.

Malade depuis près de deux ans, B....., âgé de 63 ans, non vacciné, entra à l'hôpital Saint-Alexandre (de Mortagne, Vendée) le 5 juillet 1860; cet homme portait sur tout le corps diverses éruptions dartreuses. Les extrémités supérieures et inférieures étaient largement atteintes de psoriasis diffusa, tandis que l'abdomen était couvert de plaques rondes de lepra vulgaris; enfin, la peau environnant ces plaques était le siége de vésicules rendant une grande quantité de sérosité et formant des squammes qui tombaient et se reformaient aussitôt. Ce malade, dont l'extérieur n'était qu'une plaie hideuse, exhalait une odeur des plus repoussantes. Il est triste, faible, il a des coliques, de la diarrhée, de l'insomnie, pressé qu'il est chaque nuit de satisfaire aux besoins impérieux de se gratter. Les deux premiers mois, une médication adoucissante, quelques bains alcalins et des bains simples furent prescrits tout d'abord, pour donner au malade la force de supporter plus tard une médication plus énergique. Après deux mois du traitement signalé, je le vaccinai et pratiquai 200 piqûres réparties sur tout le corps. Ces piqûres firent naître des pustules de la tête aux pieds, lesquelles, arrivées à leur septième jour, lui occasionnèrent du prurit, de la cuisson et de la douleur; accidents auxquels se joignit de la fièvre et de la soif; deux nuits se passèrent sans sommeil. J'aurais inoculé le virus de la variole que je n'aurais pas provoqué une plus vive réaction. Au dixième jour de l'inoculation il y eut du calme, le souffrant devint mieux. Quinze jours après cet état de mieux, ne voyant pas arriver la guérison que j'attendais, je prescrivis la teinture de Fowler qu'il prit jusqu'à 18 gouttes par jour; enfin, à mon grand regret, il sortit de notre hôpital, le 28 novembre 1861, après y avoir séjourné près de cinq mois, et avoir vu diminuer ses souffrances.

Voilà donc encore une nouvelle preuve de l'influence efficace de la vaccine sur les affections cutanées dans un cas où d'autres remèdes énergiques ont été employés sans succès.

Vaccination de 1839.

Expériences et réflexions sur les vaccinations secondaires. — J'ai été assez heureux en 1839, pour porter le chiffre de mes opérés à 676 et j'ai revacciné 21 sujets.

Ce chiffre est considérable pour un médecin de petite ville; je m'en réjouis d'autant plus qu'il atteste les progrès de la civilisation dans nos campagnes, aux Landes-Genusson, où j'ai vacciné 10 enfants d'une même famille, tant les bons exemples ont de puissance.

En général les boutons vaccins m'ont paru cette année plus volumineux, plus enflammés que d'ordinaire, et ont occasionné une fièvre en rapport avec le degré de l'inflammation; les glandes des aisselles, gonflées et douloureuses, nécessitaient souvent l'application de cataplasmes émollients Généralement aussi, le développement des boutons se faisait plus longtemps attendre, et leur marche était plus lente.

Exemple : Le 15 mai 1839, je vaccinai deux enfants de cinq mois. Les ayant visités dix jours après, je ne remarquai aucun signe de réussite et je renouvelai l'opération, qui, cette fois, eut un plein succès; mais, au lieu de 4 boutons sur chaque sujet, il en parut 8, qui finirent ensemble trente-cinq jours après l'insertion.

La varioloïde se développa en même temps que la vaccine sur cinq enfants (deux de quatorze et trois de vingt mois) ; chez l'un d'eux, les pustules s'étant portées en grand nombre sur les yeux, faillirent lui faire perdre l'œil droit. Vaccine et varioloïde marchèrent côte à côte sans s'influencer aucunement.

Je ne puis passer sous silence un fait curieux que j'ai vu sur le nommé A..., âgé de huit ans. Cet enfant, d'une forte constitution, fut vacciné en 1838. Huit piqûres donnèrent naissance à autant de pustules, et, à la chute des croûtes il survint sur tout le corps de nombreux boutons, semblables aux premiers, qui durèrent autant et laissèrent des cicatrices analogues. Cette éruption eut lieu sans causer de fièvre. On négligea de me parler de cette deuxième éruption, et ce ne fut que six mois après que j'en fus instruit.

Plusieurs confrères visitèrent ce malade, qui, pour nous, était le premier exemple de ce genre; l'absence de la fièvre exclut toute idée de variole.

Qu'il me soit permis, à l'occasion des cicatrices vaccinales, de relever une erreur admise généralement dans la pratique, à savoir que les boutons vaccins, de bonne nature, laissent toujours après eux des cicatrices plus ou moins apparentes, et qu'à leur défaut le sujet n'a pas eu une vaccine régulière. Voici un fait contraire à cette opinion :

J'ai vacciné, en 1838, le nommé B..., des Herbiers, âgé de six ans; huit jours après l'opération, je le visitai avec le docteur Sallé, et nous remarquâmes sur lui des pustules superbes qui nous servirent à opérer d'autres sujets. Plus tard je revis cet enfant, et je constatai avec étonnement qu'il n'existait sur ses bras aucune trace de vaccine, le point même d'insertion était effacé.

Je pourrais citer deux autres cas semblables, le premier sur un enfant de dix mois, et le deuxième sur un adulte de dix-huit ans; d'où je conclus que l'absence de cicatrices ne prouve pas toujours qu'un sujet n'a pas contracté une vaccine régulière. Selon nous, on doit attribuer cette exception à la qualité de la peau, qui, plus résistante chez certains sujets, contrarie l'action de l'inflammation.

La vaccine perd-elle en vieillissant sur un sujet ses facultés préservatrices, et peut-on vacciner avec chance de succès celui qui déjà a contracté une vaccine normale?

J'ai revacciné neuf personnes il y a deux ans, et l'opération réussit sur trois. Ce nombre était trop minime pour en tirer des conséquences sérieuses. J'ai revacciné, cette année, 21 sujets qui portaient les traces d'une première vaccination. Voici le résultat : 9 sujets n'ont eu aucun bouton; 4 ont offert des boutons coniques assez volumineux, qui ont duré huit jours, et dont le virus, communiqué à deux enfants non vaccinés, n'a produit aucun développement. Les huit derniers eurent tous une vaccine légitime, qui offrit les particularités suivantes :

Née à côté d'anciennes cicatrices, la nouvelle vaccine se développa et marcha plus lentement que d'ordinaire; pendant toute leur durée, les pustules furent douloureuses; arrivées au septième jour, elles étaient énormes, l'aréole très-enflammée et très-étendue.

Les glandes des aisselles étaient engorgées, dures et douloureuses; il y avait fièvre et céphalalgie, qui cessaient après vingt-quatre ou trente-six heures. Le virus de ces boutons fut inoculé avec succès. Du vingt-cinq au trentième jour, à la chute des croûtes, les cicatrices, quoique profondes, guérissaient facilement.

L'expérience m'a démontré que sur les variolés comme sur les revaccinés, la vaccine prend également bien. En effet, j'ai souvent revacciné des sujets âgés et fortement gravés, qui offraient des boutons magnifiques (1).

Ce qu'il y a de remarquable dans le virus des revaccinés et des variolés, c'est qu'il fait naître, chez les enfants ou les adultes non vaccinés, des pustules énormes qui n'en sont pas moins de bonne nature. Les auteurs ont peu ou n'ont point parlé de ces cas intéressants, qui doivent nous faire placer sur le même rang les variolés et les vaccinés; car les premiers, au bout de quelque temps, deviennent aptes à contracter la vaccine, et, durant une épidémie variolique, nous les voyons encore succomber à la variole, d'où nous en inférons qu'un variolé ne doit pas se croire plus en sécurité qu'un vacciné.

A quelle époque un sujet vacciné peut-il contracter une nouvelle vaccine?... Cette époque ne peut être fixée, elle variera selon la constitution et le tempérament des individus, mais la prudence veut que l'opération soit renouvelée tous les cinq à six ans, par exemple.

J'ai voulu, par de fréquentes revaccinations, m'obstiner à faire naître des boutons sur des

(1) Plus loin, on verra que, sur ces sujets, la vaccine prend plus facilement que sur les revaccinés. Plus loin on verra qu'un variolé est plus apte à contracter la variole qu'un vacciné (voir page 202).

tempéraments rebelles, et mes efforts ont longtemps échoué. Néanmoins nous dirons plus loin comment on peut favoriser et hâter le succès (voir IIe partie, p. 269). Du reste, il est bien démontré aujourd'hui que plus la vaccine a vieilli sur un sujet, et plus il est disposé à la reprendre. Cela ne suffit-il pas pour nous engager à recommencer. Ceux qui pensent autrement auront sans doute rencontré des tempéraments réfractaires où la vaccine n'était pas ancienne.

Cette aptitude à contracter la vaccine ne tiendrait-elle pas aussi à certaines conditions atmosphériques, comme il s'en produit aux époques des épidémies varioliques?... Voici; sur ce sujet, l'opinion du célèbre praticien de Nantes, M. le docteur Lafond, dont je transcris les paroles:

« Durant l'épidémie variolique de Nantes, en 1839, je revaccinai avec succès plusieurs personnes. C'est pour la première fois que j'ai été témoin de ce phénomène, et pourtant j'ai bien des fois répété cette tentative; *mais, alors*, nous n'étions sous l'influence d'aucune épidémie. »

Le cow-pox de 1836, dont l'extrême énergie fut constatée, contribua sans doute à la réussite des revaccinations (1).

Un fait étrange, c'est que des vaccinateurs,

(1) Le *Cow-pox* de 1853 confirme de nouveau cette observation. (Voir p. 282 et suiv.)

habitant des départements peu éloignés des nôtres, ont obtenu des résultats contraires.

Le docteur Maudet, de Chollet, a été plus favorisé; sur 10 revaccinés, dont la première vaccination remontait à plus de vingt ans; 5 sujets ont été inoculés avec succès. En réunissant mes expériences à celles du praticien de Chollet, nous trouvons ce résultat :

En 1837,	à Mortagne,	9 revaccinations,	3 succès.
1839,	—	21 —	8 —
1839,	Chollet,	10 —	5 —
	Total. . . .	40 revaccinations,	14 succès.

C'est-à-dire que nos opérations ont réussi sur plus d'un tiers des sujets ; ce qui nous fait penser que des influences locales ont singulièrement favorisé les tentatives des uns et grandement contrarié celles des autres.

De nos observations de 1839 nous concluons :

1° Que les boutons vaccins, plus volumineux et plus douloureux que d'ordinaire, étaient aussi plus lents à paraître et à se développer ;

2° Qu'un sujet vacciné peut, durant le cours d'une vaccine normale, avoir une nouvelle éruption de pustules de même nature;

3° Qu'un enfant peut avoir une bonne vaccine, bien qu'il soit dépourvu de cicatrices;

4° Que les vaccinations secondaires réussissent souvent sur une personne vaccinée depuis plus ou moins de temps ;

5° Que les pustules des revaccinés sont plus volumineuses, plus enflammées, et produisent en général des effets plus intenses de réaction que ceux d'une première vaccination.

Vaccination de 1840.

La vaccine, cette année, s'est développée avec régularité, et les succès ont été aussi nombreux qu'en 1839.

Presque tous les enfants, en 1840, ont été atteints, à la suite de la vaccine, d'une éruption cutanée prurigineuse, qui cédait à quelques bains, tandis que d'autres sujets, atteints depuis longtemps d'un prurigo, voyaient disparaître cette maladie au fur et à mesure que le vacciné avançait en âge. Ces observations méritent attention, et nous conduisent à dire de nouveau que tout individu, en se soumettant à l'action de la vaccine, se préserve de la variole, épure ses humeurs et fortifie sa santé.

Comment donc qualifier les insinuations de certains médecins, qui voient dans la vaccine un virus redoutable, dont les effets pernicieux détériorent le tempérament des enfants, et engendrent des maladies mortelles (scrofules, phthisie)?... Que penser d'un langage si déplacé et si contraire à la vérité.

Depuis plus de trente-deux ans, je vaccine plusieurs centaines d'enfants par année, et je n'ai jamais vu cette opération être suivie d'accidents.

Nous avons, dans notre canton, la preuve que la vaccine n'est pour rien dans la production des maladies sus mentionnées. La commune de Saint-Martin-Lars se trouve placée au milieu de quatre autres communes (La Verrie, Saint-Aubin-des-Ormeaux, la Gaubretière et les Landes-Genusson), dans un rayon de 5,000 mètres environ. Ces localités, situées sur un terrain plat et humide, ont la même exposition solaire; les habitants s'occupent aux mêmes travaux, et vivent de la même manière. Saint-Martin ne s'en porte pas mieux, quoiqu'elle ne veuille pas entendre parler de vaccine; c'est à peine si chaque année j'y vaccine trois ou quatre enfants; les confrères ne sont pas plus heureux.

Dans les autres communes c'est différent, on se prête à l'opération, et chacun se fait vacciner. Or, remarque-t-on plus de scrofules, de tubercules, de consomptions dorsales etc., dans les communes qui environnent Saint-Martin? Au contraire, et c'est un fait que je suis à même de constater journellement.

La vaccine reste donc une précieuse découverte qui mérite notre confiance. Tous les praticiens consciencieux partagent cette opinion et comparent les revaccinations à une source salutaire à laquelle, plusieurs fois dans le cours de la vie, il faut se désaltérer pour rajeunir en nous le préservatif de la variole.

Revaccinations.—En 1840, j'ai pratiqué 39 revaccinations sur des sujets de tout âge, conservant encore les traces de leur première vaccination, qui datait de sept ans chez les uns, et de trente ans chez les autres; l'opération réussit sur 17, et resta stérile sur 22.

A la même époque, je vaccinai treize adultes variolés et fortement gravés. Neuf ont été opérés avec succès, succès qui prouve que la vaccine est un préservatif plus certain que la variole elle-même, puisqu'elle réussit plus fréquemment chez les variolés que sur les vaccinés.

Il est une cause qui favorise la réussite des revaccinations, c'est l'âge peu avancé du virus.

Exemple. — Dans une autre séance j'ai vacciné des variolés et des vaccinés, au nombre de 38 (1).

(1) Sur ces variolés, comme sur les précédents, la vaccine s'est plus fréquemment développée sur les variolés que sur les revaccinés.

Le virus n'avait que cinq jours et les boutons petits, fournissaient si peu de fluide, que la lancette semblait en être dépourvue. Cependant, huit jours après, contre mon attente, je trouvai des boutons superbes sur 23 opérés; succès auquel l'âge peu avancé du vaccin semble n'être pas étranger, car, depuis, j'ai acquis la certitude que le virus, à l'instant de sa formation, est dans sa plus grande période d'énergie. En voici une nouvelle preuve : huit jours après ces tentatives, je revaccinai 12 sujets avec un virus de douze jours, qui ne donna que deux réussites, tandis que, les jours précédents, j'en avais obtenu 25 sur 38, opérés avec un fluide de cinq jours.

La réussite des vaccinations secondaires et celle de la vaccine sur un variolé est tellement fréquente, qu'il n'est plus aujourd'hui permis d'en douter.

D'autre part, des faits, observés sur le théâtre des épidémies varioliques, nous font croire à l'efficacité des vaccinations secondaires. Dans l'épidémie de Nantes, citée l'année dernière, toutes les personnes même légitimement vaccinées ne furent pas épargnées; mais la mortalité s'étendit particulièrement à celles qui ne l'avaient pas été. Je me suis rendu deux fois sur le lieu du fléau, à l'instant où il sévissait avec le plus de force. Or, dans ces temps critiques, chacun, reconnaissant l'insuffisance d'une première vaccination, se soumettait sans crainte aux conseils des médecins. MM. les docteurs Lafond, Fourré, Leroux en revaccinèrent un grand nombre, tant dans les hôpitaux que dans leur clientèle, et leurs opérations furent souvent heureuses. D'après eux, non-seulement aucun des revaccinés ne succomba, mais il ne contracta pas même l'épidémie. Plus loin, ce fait nous sera constaté de nouveau.

Ainsi, je conclus (pour ce qui regarde une première vaccination) :

1° Que cette année, la vaccine a réussi aussi fréquemment qu'à l'ordinaire ;

2° Que les vaccinations secondaires furent plus souvent couronnées de succès que l'année précédente ;

3° Que la vaccine prend plus facilement sur un variolé que sur un vacciné.

4° Que cette circonstance tend à faire regarder la vaccine comme un préservatif plus certain contre la variole que la variole elle-même ;

5° Que pour vacciner avec chance de succès, il faut employer le virus le plus jeune possible ;

6° Que les revaccinations sont indispensables pour écarter les récidives de variole ;

7° Qu'elles devraient être obligatoires.

Vaccinations de 1841 (1).

EXPÉRIENCES ET OBSERVATIONS SUR LES VACCINATIONS INTRA-UTÉRINES ET LES REVACCINATIONS. — En 1841, M. le docteur Autier, d'Amiens, annonce à l'Académie qu'il suffit de vacciner les femmes enceintes pour préserver les enfants de la variole (2). Pour vérifier le fait, j'ai tenté de nouvelles expériences. Douze femmes (3), à diverses époques de la grossesse, furent vaccinées. En voici le tableau.

(1) Le chiffre de mes vaccinations de cette année se monte à 345.

(2) Voir *Bulletin de l'Académie de médecine*, t. VI, p. 680.

(3) Outre l'intérêt que fournissent ces expériences, relativement à la transmission du vaccin de la mère à l'enfant, elles sont encore remarquables sous le rapport de la réussite des vaccinations. Ces douze femmes, à l'exception de la Ri... (n° 3 du tableau), avaient été revaccinées ou avaient eu la variole dans leur jeune âge; néanmoins la vaccine prit une deuxième fois sur huit d'entre elles.

Tableau synoptique des Femmes vaccinées durant leur grossesse en 1841.

NOMBRE.	NOMS des femmes enceintes.	AGE.	COMMUNES qu'elles habitent.	AGE de leur grossesse à l'instant de la vaccination.	Avaient-elles été vaccinées ou avaient-elles eu la variole avant cette dernière opération?	A quel âge?	ÉPOQUE de la vaccination durant la grossesse.	NOMBRE DES PIQURES.	NOMBRE DES BOUTONS DE BONNE NATURE.	AGE de l'enfant vacciné après sa naissance.	NOMBRE DES PIQURES.	NOMBRE DES BOUTONS LÉGITIMES DES ENFANTS.
1	Bo.......	42 ans	Mortagne	8 mois	variolée	7 ans	15 juill.	6	4	1 mois	6	2
2	Mé.......	38 ans	Mortagne	7 mois	variolée	16 mois	15 juill.	6	4	1 mois	6	0
3	Ri... (1)..	40 ans	Mortagne	8 mois	non vaccinée	0	15 juill.	6	6	1 mois	6	1
4	Ba.......	52 ans	Mortagne	8 mois	variolée	1 an	15 juill.	6	0	1 mois	6	0
5	Bo.......	57 ans	Mortagne	6 mois	vaccinée	35 ans	15 juill.	6	2	1 mois	6	3
6	Cou.......	32 ans	Évrunes	5 mois	vaccinée	12 ans	15 juill.	6	4	1 mois	6	2
7	Par.......	30 ans	Mortagne	8 mois	variolée	5 ans	15 juill.	6	4	1 mois	6	3
8	Da.......	32 ans	Évrunes	8 mois	variolée	2 ans	15 juill.	6	6	1 mois	6	4
9	Ju........	35 ans	Mortagne	6 mois	vaccinée	4 ans	15 juill.	6	4	1 mois	6	2
10	Gui.......	25 ans	Mortagne	7 mois	vaccinée	4 ans	15 juill.	6	3	1 mois	6	3
11	Go........	37 ans	Verrie	7 mois	vaccinée	1 an	15 juill.	6	1	1 mois	6	2
12	Fer.......	25 ans	Évrunes	7 mois	vaccinée	3 ans	15 juill.	6	4	1 mois	6	3

(1) L'enfant Ri..., en venant au monde, portait un bon bouton sur la tête.

La femme Bos..., âgée de quarante-deux ans, variolée à sept ans, était enceinte de huit mois quand je la vaccinai. 6 piqûres firent naître 4 boutons légitimes. Son enfant, examiné à l'instant de sa naissance, n'offrait aucune trace de vaccine. Inoculé à cinq semaines, sur 6 piqûres, il vint deux pustules.

Le deuxième enfant est également issu de parents sains; je vaccinai la mère, à sept mois de grossesse, elle eut 5 boutons énormes; c'était sa sixième grossesse). L'enfant, comme celui de la femme Bos..., ne présentait aucune trace de vaccine; mais, quatre jours après sa naissance, une irruption nombreuse de boutons, dont le volume égalait celui d'une forte lentille, se fit remarquer sur tout le corps, et particulièrement sur les fesses. Ces pustules analogues aux boutons de la varioloïde ou même à ceux de la vaccine, contenaient du pus, ils duraient de huit à dix jours, et finissaient par une croûte dont la chute ne laissait aucune trace. Au fur et à mesure que les boutons disparaissaient, une éruption nouvelle de boutons semblables avait lieu; de sorte que l'enfant, quoique sans fièvre, était souffrant et criard. A un mois, je le vaccinai; il était encore à cette époque couvert de pustules, telles que je viens de les décrire. Le virus en fut transmis sur un enfant non vacciné, et l'opération n'eut aucun résultat. Il en fut ainsi des tentatives faites pour communiquer la vaccine à la mère. 6 piqûres ne produisirent rien.

Réflexions. — Je n'ai lu, ni dans Battman, ni dans Willan, ni ailleurs, la description d'une éruption semblable à celle de cet enfant. Elle ressemblait beaucoup à une varioloïde, par la forme du bouton; mais sa marche n'était pas celle de cette affection : personne n'a cité, que je sache, une varioloïde finissant pour renaître de ses cendres; éruption successive qui n'a pas duré moins de trois mois. C'était donc une maladie spéciale, qui avait avec la vaccine un air de famille qui ne s'explique pas. Ces rapports d'une part, et de l'autre l'insuccès de nos tentatives sont deux circonstances qui nous portent à croire que ces pustules anormales auraient été suffisantes pour préserver de la variole.

L'observation de la jeune Ri... est plus intéressante encore. Voici l'état où se trouvait sa mère quand je la vaccinai : C'était une femme de quarante ans, d'une forte constitution et d'une santé robuste, qui n'avait jamais été vaccinée; elle était enceinte pour la deuxième fois, et, à huit mois de grossesse, je lui pratiquai 6 piqûres qui produisirent 6 boutons superbes. Cinq semaines après l'inoculation, elle accoucha de deux enfants du sexe féminin. Le premier mis au monde était chétif, débile, et mourut peu de temps après sa naissance; l'autre, d'une bonne constitution, portait à la partie supérieure latérale gauche, et un peu postérieure de la tête, une pustule du volume ordinaire d'une vaccine arrivée à son septième jour. Ce bouton, que je ne pus voir aussitôt la naissance de l'enfant, fut examiné par une sage-femme bien capable d'en juger. Elle m'assura que cette pustule était celle de la vaccine; qu'elle était volumineuse, aplatie, déprimée au centre, entourée d'une aréole très-marquée, et contenant du pus. Le pus ne fut point inoculé à mon grand regret. Lorsque je vis l'enfant, il avait un mois, et le bouton était recouvert d'une croûte épaisse, noirâtre, semblable à celle d'un bouton de bonne nature prêt à tomber. En effet, au toucher, il se détacha et laissa une cicatrice profonde que je revis trois mois après; elle était très-apparente, en sorte que la cicatrice et les autres signes pathognomoniques de la vaccine me firent penser que la pustule de la Ri... était de bonne nature. Quoi qu'il en fût, je la vaccinai de nouveau, et, sur 4 piqûres, il se développa 1 bouton normal (1).

Cette observation est intéressante sous plu-

(1) Ce nouveau succès ne doit pas étonner; car aujourd'hui, on sait que certains sujets peu de temps après une première vaccine, sont aptes encore à la voir se développer une seconde fois.

sieurs rapports : 1° En ce qu'elle nous fournit un exemple d'une vaccine vraie, communiquée directement de la mère à l'enfant ; 2° en ce qu'elle prouve d'une manière évidente que des communications existent de l'un à l'autre. Comment donc expliquer physiologiquement cette transmission du virus de la mère à l'enfant?... Voici ma pensée : la vaccine du fœtus doit sa naissance à l'absorption du fluide vaccin de la mère; Cette absorption a lieu à l'époque où les boutons de cette dernière sont en pleine suppuration; alors le pus est absorbé et porté dans le sang, et, de là, à l'enfant par les communications naturelles. Une fois lancé dans le torrent de la circulation fœtale, le virus se dépose et se développe sur un point quelconque du sujet (1). Cette manière de se rendre raison de la transmission du virus de la mère à l'enfant cadre parfaitement avec ce que nous avons observé chez la famille Ri.... En effet, qu'on remarque l'époque de la grossesse où la mère fut inoculée, le développement com-

(1) Nous remarquons un fait à peu près semblable (relativement à l'absorption du vaccin) chez certaines personnes qui, ayant été vaccinées avec succès offrent peu de temps après la disparition des pustules une deuxième éruption vaccinale, en tout semblable à la première. J'ai remarqué un fait analogue en 1839, chez un enfant de notre ville nommé Aud... (voyez page 194): il a fallu nécessairement pour faire naître une deuxième éruption, qu'il y ait eu absorption du pus de la première vaccine.

plet de ses boutons, l'instant où ils étaient en pleine suppuration et où l'absorption du pus a dû se faire, pour ensuite être transporté au fœtus; qu'on remarque, d'autre part, l'époque où le développement du bouton a dû s'effectuer chez l'enfant, l'âge présumé de ce bouton à l'instant de sa naissance; toutes ces circonstances coïncident parfaitement entre elles et nous portent à donner l'explication qu'on vient de lire. La pratique nous offre deux autres exemples où les choses se passent de la même façon. Le premier est relatif au virus variolique. En effet, j'ai lu quelque part l'observation d'une femme enceinte de sept mois, et attaquée d'une variole confluente dont elle mourut. On trouva à la nécropsie un enfant couvert de boutons semblables à ceux de la mère. J'ai également lu l'histoire d'une autre femme enceinte et atteinte de variole à l'époque de son accouchement, qui mit au monde un enfant sur lequel existait une éruption pustuleuse semblable à la sienne.

Le deuxième fait concerne le virus syphilitique. Une femme atteinte de vérole à l'instant de sa grossesse accouche, et souvent met au monde un enfant empoisonné comme elle; d'autres fois, il ne porte aucune trace de syphilis. Or, dans le cas où l'enfant est malade comme la mère, on ne peut se rendre raison que par l'absorption du virus. Mais, s'il en est du virus vaccin comme des virus dont nous venons de parler, c'est-à-dire si la mère peut, parfois, communiquer la vaccine au fœtus, et si, d'autres fois, cette transmission n'a pas lieu, le médecin incertain, devra toujours vacciner l'enfant après la naissance comme s'il n'avait pas vacciné la mère pendant la grossesse.

Mais quelque incertain que soit le procédé de M. Autier, s'il survenait une épidémie varioleuse grave, il faudrait à tout hasard s'empresser de vacciner les femmes grosses dans leur intérêt et dans celui du fruit qu'elles portent.

Les neuf autres femmes et leurs enfants n'ont rien offert de particulier; ces derniers, un mois après leur naissance, furent inoculés, et, à l'exception de Ba..., dont la vaccination ne réussit qu'imparfaitement (1), tous les autres eurent des boutons superbes.

Ainsi, sur douze expériences je n'en trouve que quatre en faveur de l'opinion de M. Autier, savoir : Bos..., Bi..., Mén... et Ba...; les autres semblent n'avoir éprouvé aucun effet préservatif de ce mode de vaccination.

Mes observations contrarient également en partie celles du docteur Graziani (de Moita, en Corse),

(1) La mère et l'enfant eurent des boutons dits improprement de fausse vaccine. (Voyez page 181, pour la démonstration de cette vérité.)

qui affirme (1) « que les femmes ayant été vacci-
« nées avec succès, pendant leur grossesse, il lui a
« été impossible de communiquer la vaccine aux
« enfants auxquels ces femmes ont donné le jour. »

REVACCINATIONS. — En 1841, j'ai revacciné vingt et un sujets (2), sur lesquels j'ai eu quatorze succès, chiffre plus élevé encore que celui des années précédentes.

En considérant donc comme utiles les revaccinations, mon opinion n'est donc pas le fruit d'une supposition gratuite, ni basée uniquement sur le succès des vaccinations secondaires; un fait pratique vient lui prêter son puissant appui; je le trouve dans l'épidémie variolique de Nantes, de 1839, qui enleva variolés, vaccinés et particulièrement les non-vaccinés; les personnes revaccinées non-seulement ne furent pas victimes du fléau, je le répète, mais ne contractèrent pas même la maladie, cette remarque importante, me portera toujours à conseiller les revaccinations. Aujourd'hui, il faut bien le reconnaître, en France comme à l'étranger, les revaccinations font chaque jour de nouveaux prosélytes.

De mes expériences sur les vaccinations intra-

(1) *Rapport de la commission de vaccine de l'Académie de médecine*, année 1842, p. 38.

(2) Sont compris dans ce nombre les variolés qui se trouvent dans des conditions analogues à celles des revaccinés.

utérines je conclus: 1° que ce mode d'opérer suscite sur certains fœtus des éruptions qui ont un air de famille avec les pustules vaccinales et varioloïdes;

2° Qu'il vaut mieux, quand rien n'y oblige, vacciner après la naissance que dans le sein de la mère; mais, en cas d'épidémies meurtrières, qu'il est prudent de recourir aux vaccinations intra-utérines et de revacciner l'enfant après sa naissance;

3° Que la transmission du vaccin de la mère à l'enfant se fait au moyen de l'absorption du virus, qui, en agissant d'une manière marquée sur le fœtus, prouve l'existence de communications directes entre l'un et l'autre;

4° Que mes expériences de 1841 prouvent qu'il est prudent, en temps d'épidémies graves, de revacciner les sujets opérés depuis longtemps.

Vaccinations de 1842.

Depuis 1834, époque où la vaccine fut régulièrement pratiquée en Vendée, Mortagne, comme les autres localités du département, profita des avantages de cette salutaire méthode; de 1835 à 1851, je n'y ai vu que deux cas de variole (1).

(1) Cependant avant la vaccine, cette maladie sévissait fréquem-

L'année 1842 ne s'est pas passée comme les précédentes (1); il a régné, à Mortagne et dans les localités voisines, de nombreuses varioloïdes assez intenses pour inspirer des craintes. Cependant l'épidémie, qui dura de cinq à six semaines, n'a pas fait de victimes; seulement j'ai observé un cas de variole discrète, développée en même temps que la première affection sur le même sujet; puis encore une troisième éruption que j'avais provoquée : c'était la vaccine. Ce concours d'affections différentes rend cette observation intéressante.

Je fus appelé, le 4 juin 1842, près de B....., âgé de quatre ans, bien constitué et ordinairement bien portant. A seize mois il fut vacciné pour la première fois, et son vaccin servit à inoculer d'autres enfants; depuis deux jours il garde le lit, et a une fièvre violente, avec assoupissement, rêvasserie et délire. Le deuxième jour, à l'instant de ma visite, la fièvre est diminuée; néanmoins la peau est chaude, la langue sèche et rouge; soif vive, petite toux sans expectoration, accablement, céphalalgie. On remarque sur le corps, particulièrement sur le visage, de nombreuses élevures lenticulaires, sensibles

ment à Mortagne et aux environs. (Voyez le rapport de feu mon père, IIe partie, page 240.)

(1) Le chiffre des vaccinations de cette année a été de 338.

au toucher, ce qui me fit dire que B..... avait l'épidémie régnante; circonstance qui me donna le désir de voir l'effet de la vaccine sur la varioloïde, et je lui fis sur-le-champ six piqûres.

Le troisième jour, les boutons de l'éruption sont larges, rouges et aplatis. Le quatrième, ils sont entièrement développés et présentent tous les caractères de boutons de la varioloïde; les piqûres vaccinales rougissent et indiquent qu'elles sont le siége d'un travail inflammatoire; du reste, le malade est faible, sans fièvre, la nuit a été bonne. Le cinquième jour, on remarque sur le corps et sur la figure d'autres boutons nombreux, isolés, dont la base est plus large et plus enflammée que celle des voisins; les boutons vaccins, au nombre de 3, deviennent plus apparents; ceux de la varioloïde sont en pleine suppuration. Le sixième jour, ces boutons pâlissent et diminuent de grosseur, tandis que les boutons varioleux augmentent de volume, aplatis, creusés en godet; il en est de même des boutons vaccins. Les septième et huitième jours, les boutons varioloïdes sont secs, leur volume diminue de plus en plus. Les boutons varioleux et vaccins suppurent (1),

(1) Je n'ai pas remarqué que les boutons vaccins fussent sur ce sujet, plus volumineux, plus larges et plus enflammés que ceux des enfants non atteints de variole, les glandes des aisselles, celles du cou, n'étaient pas engorgés. Je note ce fait, parce que des pra-

le malade est souffrant, quoique sans fièvre, et conserve une très-grande faiblesse; les jours suivants les croûtes tombent et ne laissent aucunes cicatrices.

Les deux autres éruptions poursuivent leur marche ordinaire, sans s'influencer.

Les dixième et douzième jours, le malade est toujours sans fièvre. Le vingtième, les croûtes vaccinales sont tombées et ont laissé après elles des cicatrices très-marquées; il en est ainsi des croûtes varioleuses: à leur chute, on voit des cicatrices profondes. Le vingt et unième jour et les suivants, le malade est en pleine convalescence.

Je regrette bien de n'avoir pas eu la pensée d'inoculer séparément le virus de ces trois éruptions; il eût été intéressant de savoir si leur rapprochement, n'eût pas donné naissance à une pustule spéciale.

Revaccinations. — Avant d'aborder ce sujet, qu'il me soit permis de manifester mon étonnement sur le résultat des expériences de quelques vaccinateurs, ainsi, je lis : M. Benoît (de l'Isère) a revacciné 600 personnes et n'a obtenu qu'une

ticiens, prétendent que les pustules vaccinales qui marchent en compagnie de la variole sont plus volumineuses que d'habitude et ressemblent à celles du vaccin primitif. B... ne présenta pas cette particularité.

réussite (1). M. Poilroux, sur 400 revaccinés, ne compte que deux cas de pustules normales, etc., etc. Devant des chiffres si éloignés des nôtres on se demande où se trouve la cause d'une si grande différence?... Le temps seul répondra. Mais, dès aujourd'hui, je vais signaler ce dont j'ai été témoin : En 1842, j'ai revacciné pour la troisième fois 10 personnes qui déjà, en 1840, avaient été opérées avec succès une deuxième fois; cette troisième opération a échoué sur 9 d'entre elles, tandis qu'elle a réussi sur la dixième. C'est la nommée Eulalie B., âgée de onze ans; sur 6 piqûres, une d'elles a fait naître une pustule superbe. Trois mois après, j'ai de nouveau vacciné Eulalie, et cette dernière tentative a été infructueuse.

Ces réussites nombreuses ne doivent pas nous surprendre; car nous voyons la variole présenter des phénomènes analogues; en effet, elle se déclare plusieurs fois sur le même sujet. Un confrère de Nantes m'a rapporté avoir soigné une dame qui, dans l'espace de trente ans, avait eu trois varioles confluentes auxquelles elle survécut : l'observation d'Eulalie témoigne donc contre les premiers vaccinateurs, qui prétendaient qu'un individu vacciné avec succès était

(1) *Rapport de l'Académie sur les vaccinations* de 1840, p. 206.

incapable dans la suite de prendre une deuxième vaccine régulière.

Si nous rencontrons des sujets très-disposés à prendre plusieurs vaccines successives, nous en trouvons d'autres qui offrent des phénomènes contraires; leur tempérament est tellement réfractaire à la vaccine, qu'il ne m'a pas fallu moins de dix vaccinations successives sur un enfant de cette trempe pour produire un bouton normal. Tels sont les faits démontrés par l'expérience. Puis, si nous consultons ce qui se passe dans la pratique, pendant des épidémies meurtrières, nous voyons que les malades qui échappent à la mort sont précisément ceux dont le tempérament a le plus vivement repoussé la vaccine.

De ce fait, et des expériences faites sur Eulalie, découle la conclusion suivante : il est urgent de mettre les gens de la catégorie de cette fille dans une position analogue à celle des sujets qui ont survécu aux épidémies. Or, pour atteindre ce but, il faut vacciner, jusqu'à ce que l'opération reste stérile, c'est le seul moyen de se rassurer.

En conseillant cette pratique, je n'entends pas dire que les vaccinations secondaires, pratiquées dans toutes les classes de la société, préviendraient les épidémies varioleuses, telle n'est pas ma pensée, je soutiens seulement que les revaccinations, en anéantissant les prédispositions fâcheuses des sujets, abaisseraient notablement le chiffre des victimes.

Mais, dira-t-on, comment établir une pratique aussi difficile dans un peuple, si peu disposé à suivre nos avis, et qui éprouve de la peine même à se faire vacciner une fois?... Je réponds que mes conseils s'adressent aux personnes capables d'en apprécier la portée; certes, bien des gens, indifférents en temps ordinaire, aux époques des épidémies graves, réclameront nos conseils. C'est alors que, disposés à les recevoir, ils les mettront plus facilement en pratique.

De mes observations de 1842, je conclus :

1° Que la varioloïde peut se développer sur une personne qui est vaccinée depuis peu de temps surtout sur celle qui ne l'a pas été, ou qui l'est depuis longtemps;

2° Que la varioloïde n'exerce aucune influence sur le développement, la marche et la terminaison de la vaccine;

3° Que la varioloïde, la variole, la vaccine, peuvent se rencontrer et marcher simultanément sur le même sujet, sans s'influencer mutuellement;

4° Que la vaccine peut prendre deux et trois fois sur le même sujet;

5° Que ces retours nous indiquent qu'il faut vacciner et revacciner un sujet jusqu'à ce que l'opération demeure sans résultats;

6° Que les revaccinations sont avantageuses : 1° dans le cas où la première vaccine n'aurait pas été légitime, ou que le sujet serait apte à la contracter une seconde fois; 2° qu'elles rassurent les populations, et ajoutent encore aux garanties d'une première ou d'une deuxième vaccine.

Vaccinations de 1843.

Ce ne sont point des varioloïdes qui sont venues cette année compliquer nos vaccinations, dont le nombre est de 314 sujets; ce sont d'autres maladies éruptives; ainsi, sur 39 de mes vaccinés, nous avons constaté, chez les uns des prurigo, des eczéma; chez d'autres, des plaques rouges ou des pustules disséminées çà et là sur le corps, sans caractère distinctif; d'autres, enfin, portaient les traces de deux ou trois éruptions différentes, réunies sur le même enfant. Je dois dire, avant tout, que la vaccine modifia toujours avantageusement l'éruption prugineuse, ou la fit complétement disparaître; un seul cas résista à cette influence, c'est celui d'une affection dartreuse qui avait beaucoup de rapport avec un eczéma impétigénode, maladie généralement longue et rebelle; aussi, la vaccine ne fit-elle que la modérer.

Observation. — Pierre Mic..., âgé de deux ans, était atteint depuis plusieurs mois d'une éruption qui ressemblait à l'affection dont je viens de parler, elle occupait le tronc et les extrémités supérieures. Ce malade, d'une bonne constitution, aurait joui, sans cette affection, d'une parfaite santé; car, malgré l'étendue de la maladie, malgré les vives démangeaisons qui le tourmentaient, il était sans fièvre. En m'apportant cet enfant à vacciner, l'on me demanda si son état permettait de l'opérer; sur mon affirmation, je pratiquai 3 piqûres à chaque bras, qui produisirent 5 boutons. Onze jours après l'opération, je revis le malade, l'affection prurigineuse était améliorée; les plaques étaient moins rouges; la démangeaison moins vive; je remarquai dans le voisinage une grande quantité d'autres pustules, isolées, moins larges, moins grosses, moins âgées que celles que j'avais fait naître, mais aplaties comme elles et paraissant de même nature.

En visitant la poitrine, l'abdomen, le dos, etc., je vis que ces régions offraient une éruption semblable. Or, désirant savoir si les boutons surnuméraires étaient bien de nature vaccinale, j'en inoculai le virus sur le nommé Gour..., non vacciné; au bras droit, je me servis du virus des boutons surnuméraires, développés au voisinage des pustules que j'avais fait naître; puis, après avoir lavé et essuyé la lancette, j'inoculai au bras gauche, le virus d'une pustule placée sur l'épaule droite de Mic... Les piqûres de ses deux bras se couvrirent de pustules vaccinales.

Je revis Mic... vingt jours après et je constatai : 1° que l'affection prurigineuse était presque guérie; 2° que les pustules vaccinales étaient de différents âges; ainsi, les unes dataient de huit à dix jours, d'autres étaient plus petites et plus récentes, tandis que les premiers boutons que j'avais inoculés se trouvaient recouverts de croûtes noires et encore fortement adhérentes. Il est digne de remarque qu'une vaccine si intense par la multiplicité des pustules ne produisit qu'une fièvre à peine sensible. Point d'engorgement des glands, du col et des aisselles.

Au vingt-quatrième jour, les éruptions ne s'étant pas reproduites, on remarquait des boutons de trois époques distinctes : 1° les pustules des boutons que j'avais fait naître; 2° les pustules de la première éruption surnuméraire qui étaient couvertes de croûtes; 3° enfin, on trouvait encore du pus dans les boutons les plus jeunes.

Réflexions. — Cette observation intéresse sous divers rapports : l'amélioration de l'affection dartreuse de Mic... par l'effet de la vaccine, affection qui avait résisté au bains, aux sangsues, etc., etc.

D'autre part, comment expliquer la naissance des boutons vaccins surnuméraires; sont-ils le fait d'une inoculation que l'enfant en se grattant se serait faite?... Cette manière de voir ne peut être admise que pour les boutons survenus aux régions accessibles, aux doigts de Mic...; mais comment se rendre raison de l'apparition des pustules sur le dos?...

C'est ailleurs qu'il faut chercher la cause de ce phénomène, et je la vois dans l'idiosyncrasie du sujet, idiosyncrasie qui le portait à contracter plusieurs vaccines successives. Je considère donc les éruptions secondaires comme un bienfait de la nature médicatrice qui, chez Mic..., a conjuré ses prédispositions fâcheuses à la variole. Éruptions qui ont remplacé les vaccinations successives que nous conseillions l'année dernière et qu'il ne faut pas négliger; car la nature médicatrice fait rarement les frais de guérison des éruptions secondaires.

J'ai déjà eu, les années précédentes, l'occasion

d'observer un cas semblable à celui de Mic... (1). Mais, comme l'individu sur lequel s'était manifesté le phénomène vint me trouver à une époque où les croûtes des boutons surnuméraires étaient tombées, je ne pus constater la nature du virus, ni observer ces faits dans tout leur ensemble. L'observation d'aujourd'hui ne laissant rien à désirer, personne ne pourra révoquer en doute la nature des pustules dont il s'agit. Cette observation nous conduit donc aux conclusions suivantes : 1° la vaccine modifie avec avantage la plupart des éruptions prurigineuses; 2° il existe sur certains sujets des éruptions vaccinales secondaires, qui surviennent à la suite d'une première inoculation, 3° cette observation vient encore à l'appui de notre opinion sur l'utilité de pratiquer plusieurs vaccinations successives sur le même sujet.

Revaccinations. — Dès 1837 et surtout 1839, époque où je suivis l'épidémie de variole qui sévit à Nantes (Loire-Inférieure), je conseillai ces opérations, et je prédis qu'elles deviendraient plus tard à l'ordre du jour, au fur et à mesure que se reproduiraient les épidémies de variole.

M. Bousquet a lu à l'Académie royale de médecine (2) un mémoire où il soutient : « Que l'on

(1) Voir l'observation de Aud..., p. 194, et celle de Br..., p. 215.
(2) Voir *Bulletin de l'Académie de médecine*, t. IX, p. 20.

« doit croire à l'efficacité des vaccinations secon-
« daires et les considérer comme un bienfait de
« plus à ajouter au bienfait d'une première vac-
« cination. » J'ai été heureux de lire dans ce travail des opinions que j'avais émises dès 1859, savoir : que les revaccinations, loin de nuire à la pratique de la vaccine, devaient au contraire la favoriser, et, que loin de craindre d'alarmer les familles, il fallait avant tout dire la vérité, pour mettre le peuple en garde contre le fléau.

En 1836 apparut le cow-pax de Passy, qui donna un échantillon de la perte qu'avait subie la vaccine par ses nombreuses transmissions; ensuite les nombreux succès des revaccinations durant l'épidémie variolique de Nantes, me donnèrent pleine confiance dans l'efficacité des vaccinations secondaires et me rendirent le chaud partisan de ces opérations.

Mais, disent les antagonistes des revaccinations, comment les pratiquer, quand nous avons beaucoup de peine à décider les gens à se faire opérer une première fois?... Je conviens que ces opérations seraient d'une exécution difficile si on les proposait aux masses; mais les médecins ont, pour les seconder, les dangers de la variole réunis aux épidémies et les récalcitrants seront les premiers à se rendre; c'est ce qui s'est vu dans les épidémies de variole apparues en 1851 à la Tes-

souëlle (Maine-et-Loire), Saint-Laurent-sur-Sèvres et Mortagne (Vendée), voir p. 244. Ne nous inquiétons donc pas des craintes émises par nos adversaires; ces craintes sont des chimères qui s'évanouissent devant le péril.

Des observations de 1843 je tire les conclusions suivantes :

1° La vaccine agit avec avantage sur certaines affections cutanées ;

2° Un sujet dont la vaccine à bien pris peut, à la suite ou pendant la marche de cette première éruption, éprouver d'autres éruptions de même nature ;

3° Les éruptions vaccinales surnuméraires présentent de l'analogie avec les vaccinations secondaires couronnées de succès.

4° Les éruptions vaccinales surnuméraires sont des bienfaits de la nature médicatrice ;

5° Les éruptions vaccinales surnuméraires et les succès multipliés des vaccinations secondaires nous indiquent qu'il faut revacciner un sujet sans se rebuter.

6° Aucune objection sérieuse n'a jusqu'ici été faite contre cette pratique qui, chaque année, au contraire, voit s'accroître le nombre de ses partisans.

Vaccinations de 1844.

EXPÉRIENCES ET RÉFLEXIONS SUR LE COW-POX. — Au mois de juillet 1844, me trouvant à Paris, à l'instant où l'on venait de découvrir un nouveau cow-pox sur une des vaches de M. Magendie, je profitai de ma présence à l'Académie pour y voir répéter les expériences auxquelles se livrait la compagnie sur ce virus; au bras droit de plusieurs enfants on inocula le nouveau cow-pox, et sur le bras gauche on porta le virus de 1836. Huit jours après l'opération les enfants revinrent, et pour moi comme pour ceux qui les examinèrent, il fut constant qu'il n'existait aucune différence entre les boutons du bras droit et ceux du bras gauche : volume, aspect, degré d'inflammation, etc., etc., tout était semblable.

C'est sur un de ces sujets que je recueillis les virus qui me servirent à mes expériences faites à Mortagne. Je vaccinai deux sujets, sur l'un je portai exclusivement le virus de 1836, et sur l'autre, le cow-pox de 1844. L'opération réussit sur les 2 enfants et je dois dire que les vaccins ainsi isolés n'ont pas varié de ce qu'ils étaient quand ils marchaient à côté l'un de l'autre, sur le même enfant. Ayant suivi ces deux vaccinés jour par jour, jusqu'au vingt-troisième, et, n'ayant remarqué entre eux aucune différence, je me borne ici à signaler le fait sans ajouter d'autres preuves à l'appui.

Si maintenant nous comparons les phénomènes qui accompagnèrent les cow-pox de 1836 et de 1844, à l'instant de leur découverte, nous voyons qu'il existe entre eux une différence immense, soit dans la marche, le volume, la durée des boutons, soit encore dans les symptômes concomitants (fièvre, inflammation, engorgement, abcès des glandes du col et des aisselles. Ainsi la pustule de 1844 a été moins grosse, moins rouge, le bourrelet moins prononcé, moins éclatant, et les croûtes plus promptes à se détacher; d'autre part, la fièvre a manqué chez presque tous les vaccinés, je ne l'ai observée que sur deux enfants étrangers à la série des sujets sur lesquels j'avais fait mes expériences, mais qui, cependant, avaient été inoculés avec le nouveau vaccin ; car, après avoir comparé les deux vaccins de 36 et de 44, j'ai continué à employer ce dernier; j'ajoute encore que je n'ai observé qu'une seule fois un léger engorgement des glandes des aisselles, encore ne furent-elles nullement douloureuses.

Aujourd'hui que les faits se sont passés sous nos yeux, et qu'il nous a été permis de comparer les premiers effets du cow-pox de 1836 à son début dans la pratique, avec ses effets, huit années après son apparition, nous nous trouvons suffisamment édifiés pour signaler cette vérité que la vaccine par de nombreuses transmissions ne conserve pas longtemps son énergie primitive. En parlant de la sorte, je ne prétends pas dire que la vaccine en vieillissant devient impuissante, au point de ne produire aucun effet sur l'organisme; telle n'est pas ma pensée; mon but est de démontrer sur des faits bien établis que la vie du cow-pox est comme celle de l'homme, tous deux perdent à la longue une partie de leur énergie et de leur vertu. Quoi qu'il en soit, il reste prouvé que le vaccin conserve toujours assez de force pour que son inoculation soit considérée comme avantageuse; ce qui n'empêche pas que chaque fois qu'on le pourra, il faudra le renouveler. L'activité du cow-pox est parfois tellement grande qu'elle faillit être préjudiciable à la découverte de Jenner, qui fut contraint, au début de sa pratique, d'avoir recours aux antiphlogistiques pour calmer l'intensité de la fièvre et l'inflammation des glandes.

En 1836 nous avons observé les mêmes phénomènes, qui nous obligèrent à recourir à de pareils moyens; mais, en 1844, nous n'avons vu rien de semblable. Les enfants inoculés avec ce virus furent abandonnés aux soins de la nature; le développement, la marche et la terminaison du bouton s'effectuèrent d'une manière douce, régulière, et sans nulle réaction orageuse.

De ce qui précède nous pensons que le cow-pox peut naître avec des degrés d'énergie plus ou moins forts (1). C'est ainsi que se présente dans la pratique certaine maladie éruptive, offrant avec la vaccine les plus grandes analogies; cette maladie, c'est la variole; en effet, on sait qu'elle se présente sous trois degrés bien distincts (variole confluente, variole discrète et varioloïde). Pourquoi n'en serait-il pas ainsi du cow-pox. Cette explication, en satisfaisant l'esprit, se trouve également en rapport avec l'observation; nous pensons encore que la cause du phénomène dont il s'agit pourrait se trouver dans les *circumfusa*, et qu'on pourrait attribuer la faiblesse du cow-pox aux localités où se développe cette affection. L'observation prouve en effet qu'il existe des constitutions médicales capables, dans certaines contrées, de retarder le développement du bouton vaccin, constitutions qui l'empêchent de grossir et qui nuisent sensiblement à son énergie; ces conditions atmosphériques sont bien reconnues, mais on ne peut en expliquer la nature.

(1) Cow-pox énergique en 1772 et 1836; cow-pox moins actif en 1844.

Les conclusions des observations de 1844 sont les suivantes :

1° Les phénomènes que fit naître le cow-pox de 36 à l'instant de son apparition, comparés avec ceux que nous offrit le cow-pox de 44, différaient essentiellement entre eux, soit dans la marche, l'aspect, le volume, la durée de la pustule, soit dans les autres symptômes concomittants (inflammation, fièvre, engorgement glandulaire et abcès).

2° Le cow-pox de 1836 n'ayant pas produit, en 1844, les phénomènes de réaction qu'il provoqua à l'instant de sa découverte, prouve qu'il avait perdu une partie de son énergie.

3° Le cow-pox de 1844 n'a pas été plus actif que celui de 1836, après huit années de transmission ;

4° Il faut, toutes les fois que l'occasion se présente, abandonner l'ancien vaccin pour user du nouveau, pourvu toutefois que ce dernier soit plus actif que celui déjà existant.

Vaccinations de 1845.

Le chiffre des vaccinés de cette année est de 385 ; ces vaccinations ont été pratiquées dans les vingt et une communes où chaque année j'ai l'habitude de me rendre.

Réflexions. — Je parlerai d'abord de trois enfants, âgés de onze, quinze et vingt mois; tous les trois étaient pris d'accès de fièvre tierce, qui persistaient depuis plusieurs semaines. Consulté par les parents, je prescrivis la vaccine, opération nullement redoutable et qui, à elle seule, pouvait faire cesser les accès. Mes conseils furent écoutés, et je pratiquai 3 piqûres à chaque bras; la vaccine eut les plus heureux résultats : huit jours après l'inoculation, la fièvre céda pour ne plus reparaître.

Voici, en outre, deux cas de fièvres quartes tenaces, que la vaccine a également guéries.

Le premier cas, concerne la nommée Sou... d'Évrunes (Vendée). Dans une séance de revaccinations(1), cette femme, âgée de vingt-huit ans, vigoureusement constituée, vint me consulter à l'occasion de fièvres quartes qu'elle portait depuis sept semaines, et qui avaient résisté aux fébrifuges ordinaires, centaurée, camomille, etc., etc. J'étais à la veille de lui prescrire le tannate de quinine, quand il me vint à la pensée que l'occasion était belle pour tenter une médication dont j'avais déjà usé avec avantage pour combattre d'autres fièvres périodiques; de sorte que, pour tout traitement, je lui fis 6 pi-

(1) A Évrunes (Vendée), 15 septembre 1853.

qûres qui produisirent 6 pustules superbes. L'accès qui suivit l'opération reparut; le deuxième fut moins intense, le troisième disparut complétement, et la maladie resta parfaitement guérie.

A cette observation je puis ajouter celle du nommé R...., âgé de dix-huit ans, qui offrit une affection analogue, et qui fut soignée avec succès par les mêmes moyens que le précédent malade.

Bien que ces faits ne soient pas nouveaux dans la science, j'ai cru cependant utile d'en tenir note, pour les rappeler à l'esprit du praticien.

La troisième observation, non moins importante, concerne le moyen facile de traiter avec avantage certaines affections désagréables, parfois même hideuses, qu'on apporte en naissant; je veux parler des nœvi-materni; voici un de ces cas : on me présenta, le 22 août, Marie G... à vacciner; elle était âgée de neuf mois et jouissait d'une santé parfaite; mais elle portait à la partie postérieure et inférieure de la joue droite une tache oblongue de 5 centimètres de haut sur 2 centimètres et demi de large. Cette tache, plus arrondie dans son bord antérieur que dans le postérieur, ressemble assez bien, par sa couleur et sa forme, à une crête de coq. Ce nœvus présente une certaine élévation au-dessus de la peau; il est d'un rouge foncé, son tissu est érectile et très-injecté.

Je pratiquai çà et là sur sa surface six piqûres, peu éloignées les unes des autres, de façon à pouvoir donner naissance à autant de pustules très-rapprochées.

Je visitai mademoiselle G... dix jours après l'opération ; deux boutons seulement s'étaient développés, ils étaient assez volumineux et leur aréole anticipait sur la peau voisine. Je ne revis l'enfant que deux mois après, et voici ce qui s'était passé: la première croûte tomba le vingtième jour, une autre lui succéda et tomba avant l'entière cicatrisation du bouton; ce bouton étant prurigineux, l'enfant le grattait et détachait la pellicule; le bonnet était encore une cause d'irritation. Mais on surveilla l'enfant, et bientôt arriva une cicatrice solide. Six mois après l'opération, du nœvus il ne restait que des traces à peine sensibles. Or, ce n'est point uniquement aux points d'insertion de la vaccine qu'est arrivé le changement de couleur; la vaccine a complétement détruit, chez Marie G..., la vie de nutrition qui alimentait l'affection congéniale. J'ai lu quelque part que la vaccine ne changeait la couleur de certains nœvi-materni qu'aux points d'insertion ; nous saurons aujourd'hui que sur certains autres, l'action seule de la vaccine a suffi pour leur ôter la vie et les faire totalement disparaître.

A cette observation je dois en ajouter une seconde, non moins intéressante, que j'ai recueillie en 1853.

Sur la surface d'un nœvus de la largeur d'une pièce de deux francs que portait au front la nommée Gr..., âgée de vingt-huit ans, je fis trois piqûres, elles firent naître autant de boutons, qui se confondirent entre eux et firent souffrir la patiente plus qu'on ne devait le prévoir. La malade eut même des insomnies pénibles et de la fièvre ; ces boutons occasionnèrent une vaste et profonde cicatrice qui était encore très-rouge, six mois après. Cependant elle l'est moins que tout d'abord, et j'espère avec le temps qu'elle blanchira et deviendra d'une couleur plus ou moins semblable à la peau.

C'est la troisième fois que j'emploie ce traitement pour combattre pareilles maladies, et je pense, en raison de l'innocence de ce moyen et des bons effets obtenus, qu'on doit toujours le mettre en pratique, dût-on même craindre un insuccès ; car la famille des nœvi-materni présente de nombreuses variétés, et parmi elles, on reconnaîtra sans doute des cas plus ou moins rebelles à ce traitement.

Des observations de cette année je conclus :

1° Que le cow-pox de 1844, à l'instant de sa découverte, n'avait pas l'activité du cow-pox de

1792 et 1836, qui tient sans doute à sa nature et aux circonstances dont nous avons donné l'explication.

2° Qu'il existe de nombreux rapports, des analogies frappantes entre la vaccine et la variole.

3° Que la vaccine a suffi parfois pour combattre avec avantage les dartres, les fièvres intermittentes et les nœvi-materni.

DEUXIÈME PARTIE.

ÉTUDES RÉTROSPECTIVES CONCERNANT LES EFFETS DE LA VACCINE SUR LA VARIOLE, ET RELATIONS DES ÉPIDÉMIES VARIOLIQUES QUI RÉGNÈRENT, EN 1850 ET 1851, A LA TESSOÜELLE (MAINE-ET-LOIRE) A SAINT-LAURENT-SUR-SÈVRES ET A MORTAGNE (VENDÉE) (1).

En rédigeant ce mémoire, je remplis un devoir envers l'Académie qui m'a fait l'honneur de me déférer le titre de correspondant et j'honore la mémoire d'un père dont je sens chaque jour davantage la perte (2).

En parcourant les manuscrits qu'il m'a laissés, j'ai rencontré quelques notes sur la vaccine qui m'ont paru dignes d'intérêt; je les tire de l'oubli auquel elles étaient destinées, moins pour compléter l'histoire de cette découverte

(1) En 1853, l'Académie impériale de médecine, à l'occasion de ce Mémoire, a décerné une médaille d'or à l'auteur.

(2) Jean-Baptiste-Louis Hullin, reçu médecin à Montpellier, en 1790, s'établit à Mortagne en 1794. Esclave de sa profession, doué d'un haut et profond jugement, mon père fut un praticien distingué et reconnu tel; il jouit, durant sa carrière médicale, de l'estime, de la confiance de toute la contrée et mourut à quatre-vingt quatre ans, en 1845, après avoir été maire de Mortagne durant quarante-sept ans. Six mois avant de mourir, il fut nommé chevalier de la Légion d'honneur.

que pour éclairer le présent par le passé, en mettant en lumière l'action réciproque de la vaccine sur la variole, aux différentes phases de leur existence.

Dès l'avénement de la vaccine en 1801, mon père comprit l'importance de cette salutaire pratique et s'y livra avec tout le zèle dont il était capable; il ne se contentait pas de vacciner, il étudiait soigneusement l'influence de la vaccine sur la variole et réciproquement. A la vérité, cette étude lui était facile, car il avait souvent occasion de voir la petite vérole à Mortagne, où il exerçait la médecine.

« En 1801, dit-il (1), je me procurai du vaccin et je l'inoculai; mais, à cette époque, il était fort difficile de rencontrer des sujets à opérer : imbus de faux principes, les parents devenaient colères quand nous leur parlions des avantages de cette précieuse découverte, et ils devenaient sauvages si nous leur parlions de vacciner leurs enfants. Bien que ce fût en 1802, je vaccinai mon fils (2) et trois autres sujets. Cet exemple étonna et ébranla fort la mécréance des plus récalcitrants, attendu que ces opérations réussi-

(1) Toutes ces observations sont de la pratique de mon père et c'est toujours lui qui parle.

(2) C'est l'auteur de ce Mémoire.

rent très-bien et qu'il ne survint rien de fâcheux sur nos petits malades.

« Ces faits, patents à tous les yeux, rendirent les habitants plus disposés à écouter nos conseils et voici, en outre, ce qui nous vint en aide. En 1803, une épidémie de variole grave éclata à Mortagne et ses environs; en sorte que les parents placés entre deux écueils également redoutés ou de se faire vacciner ou de contracter la variole, donnèrent la préférence à la vaccine, qui eut un triomphe complet. Dès lors les habitants se soumirent sans peine à l'opération, et la campagne suivit aussitôt cet exemple; au reste, on va juger des ravages cruels de la petite vérole dans nos contrées, et combien devait être grande à cette époque, l'inquiétude de toutes les familles.

ANNÉES.	VACCINÉS.	VARIOLÉS.	DÉCÈS.
1801	10	30	15
1802	31	17	8
1803	96	26	12
1804	52	12	4
1805	69	16	7
1806	81	25	6
1807	99	32	9
1808	121	15	7
1809	110	21	10
1810	75	12	8
1811	105	17	6
1812	100	15	7
A reporter.	949	258	99

ANNÉES.	VACCINÉS.	VARIOLÉS.	DÉCÈS.
Report	949	238	99
1813	121	14	6
1814	152	15	2
1815	95	12	2
1816	101	11	2
1817	152	8	2
Totaux des 17 années.	1,570	298	113

ANNÉES.	VACCINÉS.	VARIOLÉS.	DÉCÈS.
1818	150	11	4
1819	136	2	0
1820	101	8	3
1821	149	10	3
1822	100	8	2
1823	104	6	1
1824	155	9	2
1825	128	6	2
1826	159	7	1
1827	156	5	2
1828	161	7	2
1829	158	5	1
1830 (1)	175	4	1
1831	480	4	2
1832	462	2	1
1833	395	2	0
1834	466	2	1
1835	452	0	0
Totaux des 18 dernières années.	4,087.	98	28

Il suffit de jeter un coup d'œil sur ce tableau pour voir clairement que la vaccine, en se ré-

(1) A cette époque, je me fixai à Mortagne, où déjà, en 1820, mon père et moi vaccinions annuellement un grand nombre de sujets.

pandant, diminue de plus en plus le nombre des varioleux et par suite les victimes de la variole. Comparez les époques que nous avons mises en regard : dans les dix-sept premières années, vous trouvez 115 décès, et dans les dix-huit dernières vous n'en comptez que 28. Et notez que la population a augmenté plutôt que diminué. Quelle plus grande preuve de la puissance et des bienfaits de la vaccine !.. Il n'y a que la mortalité qui, toute proportion gardée, reste à peu près toujours la même ; d'où l'on voit que la variole n'a rien perdu de sa rage et qu'elle mérite toujours la place qu'elle occupe parmi les fléaux dont il a plu à la Providence d'affliger les hommes.

Poursuivons : de 1835 à 1851 je me suis appliqué à suivre l'exemple de mon père; héritier de son nom, j'ai voulu l'être aussi de son zèle pour une pratique qu'il chérissait. Je puis le dire avec orgueil, dans l'espace de vingt-six ans je n'ai vu que deux fois la variole à Mortagne; c'était en 1849; et j'ai la confiance qu'elle n'y aurait plus paru si elle n'y avait été apportée par des étrangers.

Le 22 avril 1849 je fus appelé à donner des soins au nommé Lus...., tailleur de pierre, à Mortagne. Cet ouvrier, âgé de cinquante-trois ans, non vacciné, d'un fort tempérament, était tourmenté d'une fièvre avec céphalalgie intense, et gardait le lit depuis quatre jours avec chaleur vive à la peau; tout le corps, surtout le visage, était couvert de pustules varioliques; malaise général, soif vive, la fièvre avait peu baissé. Lui ayant demandé la cause de sa maladie, il répondit : « J'habite Mortagne depuis huit ans; je suis allé, il y a dix jours, visiter ma famille, qui demeure à Luinier (Maine-et-Loire). J'y restai huit jours, durant lesquels j'ai assisté à plusieurs réunions où j'ai bu et mangé plus que de coutume. A cette époque, Luinier était le théâtre d'une épidémie meurtrière de variole qui a fait périr beaucoup de monde, surtout des enfants non vaccinés et des vieillards. Je n'ai fréquenté aucun malade. Quoi qu'il en soit, j'y ai pris le germe de l'affection qui s'est développée à mon retour à Mortagne. Le début de ma maladie date de quatre jours. »

La variole de Lus... fut confluente et mit ses jours en danger. Cependant, à sa gravité près, elle n'offrit rien de remarquable. Ce malade garda le lit pendant trente-huit jours, et fut huit semaines sans travailler. Lus... était aimé dans son quartier et tous les voisins le visitaient fréquemment. La femme Bau...., mère d'un enfant de quatre mois, non vacciné, y fut comme tout le monde, elle assista souvent le malade en compagnie de ce pauvre enfant qui gagna la maladie et qui, après six jours d'une variole confluente, mourut victime de l'imprudence de sa mère. Ces deux cas de variole sont, je le répète, les seuls que j'ai observés à Mortagne dans l'espace de quatorze ans. Ils n'y sont pas nés, ils y ont été apportés et l'incendie s'est bientôt éteint faute d'aliments.

Il est donc vrai que la variole déserte les lieux où la vaccine est régulièrement pratiquée, et si elle s'y montre encore quelquefois, il n'en faut accuser que l'insouciance des hommes qui négligent de se faire vacciner une première fois, ou qui, trop confiants dans leur première vaccination, se croient complétement préservés. Ils le sont en effet, pour la plupart, mais il y a des exceptions : il y a des individus en qui la première vaccine n'éteint pas complétement l'aptitude native qu'ils apportent à la variole.

En 1850, j'ai observé deux épidémies de variole; la première à la Tessoëlle (Maine-et-Loire), et la deuxième à Saint-Laurent, sur Sèvres (Vendée). Au moment où j'écris ce mémoire (4 mai 1851), Mortagne compte aussi un assez grand nombre de cas de varioles graves, nous allons successivement parler des faits observés dans ces trois localités.

En mars 1850, je me rendis à la Tessoëlle

(Maine-et-Loire) pour y voir un variolé. On profita de cette circonstance pour me conduire chez 17 autres sujets, pareillement attaqués. Pendant l'existence de l'épidémie, qui dura plus de trois mois, je visitai, à plusieurs époques, 36 de ces malades, chez lesquels il y eut 10 décès. Quatre d'entre eux reçurent mes conseils jusqu'à leur dernier moment; les autres furent soignés par des confrères des environs; or, manquant de détails circonstanciés sur la mort de ces derniers, je me suis adressé à la sage-femme de la localité, matrone intelligente qui me fournit, sur le fléau, les documents dont j'avais besoin : ainsi, sur 36 variolés :

4 sont morts de 30 à 60 ans (vaccine inconnue).
5 — de 2 à 12 ans (non vaccinés).
1 — de 18 à ans (non vacciné).

Tous les enfants sont morts sans avoir rien présenté de bien remarquable, si ce n'est que dans le cours de l'affection, du huitième au dixième jour, il se développait subitement, et sans cause appréciable, des symptômes graves (délire, oppression, faiblesse), qui, dans l'espace de vingt-quatre à quarante-huit heures, emportaient ces petits êtres, tandis que chez les sujets plus âgés, la variole durait de douze à seize jours, et les signes fâcheux ne se montraient que vingt ou trente heures avant la mort.

J'ai vacciné et revacciné à la Tessoëlle un grand nombre de sujets, et je déclare qu'aucun n'a éprouvé ni variole ni varioloïde. Cependant la seconde vaccine ne s'est pas reproduite également à tous les âges; ainsi, sur les sujets de trente à cinquante ans, les revaccinations réussirent dans la proportion d'un quart approximativement; chez ceux de quinze à trente ans, dans la proportion approximative d'un quart seulement, ce qui porterait à croire que les vieillards dont la vaccine remonte très-loin dans leur vie seraient les plus exposés à la variole, s'ils n'étaient protégés par leur âge même. Cette épidémie dura près de trois mois.

A peine l'épidémie de la Tessoëlle fut-elle éteinte, qu'une nouvelle épidémie de même nature et d'une gravité bien plus fâcheuse encore s'alluma dans la commune de Saint-Laurent-sur-Sèvres (Vendée).

Appelé le 15 mai sur ce nouveau théâtre, je m'y rendis, et de cette époque à la fin d'août, j'eus à donner des soins dans cette commune à 31 variolés dont 15 furent fortement attaqués.

Sur ce nombre sont morts	6 de 21	à 59 ans.
	4 de 10 mois	à 2 ans.
	2 de 10	à 20 ans.
Total.	12	

Les autres variolés furent moins malades, et j'eus à constater sur eux neuf cas de varioloïdes.

La manière dont a eu lieu la mort chez cinq de ces sujets est digne de remarque. La maladie tenait à la fois de la nature des varioles graves et de la nature du typhus. Le premier qui succomba se nommait Jean Sou...., cultivateur, âgé de vingt et un ans; il était d'une forte constitution. Le deuxième fut la Guit..., âgée de trente-neuf ans, d'une force remarquable; cette femme était enceinte de huit mois quand se développa la variole (1). Le troisième malade était une jeune cou-

(1) Voici l'histoire de cette malade. La fièvre qui précéda l'éruption variolique de quatre jours détermina des coliques peu intenses d'abord, qui plus tard, s'accrurent au point que le troisième jour elles déterminèrent la dilatation du col et l'on croyait l'accouchement à la veille de se terminer; vain espoir! La figure, l'abdomen, la poitrine devinrent çà et là, le siége de boutons varioliques peu nombreux qui, une fois sortis, firent cesser les coliques. Bientôt aux pustules s'adjoignirent des symptômes graves qui, dès le septième jour (à partir du début de la fièvre), conduisirent, sans être accouchée, la pauvre femme au tombeau. L'opération césarienne ayant été pratiquée, on retira un enfant mort dont le corps était comme celui de la mère; il offrait des ré-

turière de Saint-Malo-du-Bois (Vendée), âgée de vingt ans, non vaccinée, et ordinairement bien portante. Le quatrième malade était un frère de l'école chrétienne, âgé de trente-trois ans, venu à Saint-Laurent depuis quinze jours, en convalescence d'une fièvre typhoïde qu'il avait contractée en Bretagne. La petite vérole le tua en six jours (1). Enfin le cinquième malade fut le nommé Cail..., vingt-sept ans, homme robuste qui avait toujours été bien portant.

Les quatre premiers jours de la variole, ces malheureux ressentaient une lassitude très-grande; léger délire la nuit, chaleur et soif vives.

Le quatrième jour, l'éruption variolique se manifestait, mais elle n'était pas très-abondante; les boutons étaient isolés et occupaient particulièrement le torse et la figure. Dès les cinquième et sixième jours, on remarquait autour des boutons varioliques de nombreuses pétéchies dont la largeur égalait celle d'une forte lentille; de roses

gions marquées de diverses couleurs. je n'ai point observé sur cet enfant de pustules varioleuses, mais l'épiderme s'enlevait facilement et nous donnait à penser qu'il était mort depuis quelques jours. Le sang était noir et sans consistance, il en était ainsi de leurs muscles; ils étaient mous et flasques.

(1) Ce cas m'a été communiqué par mon confrère, M. le Sueur, médecin à Saint-Laurent. C'est également lui qui m'a communiqué l'observation de Cail...

qu'elles étaient d'abord, elles passaient à la couleur bleu-violacée, ensuite devenaient brunes et bientôt noires. La peau circonvoisine offrait d'autres plaques plus ou moins larges d'un bleu foncé. Outre ces nombreuses taches, les extrémités inférieures étaient encore le siége d'une grande quantité de pourpre (*purpura hemorrhagica*),

Le septième ou huitième jour, les malades éprouvaient plus de fièvre, plus d'abattement, la tête était lourde; mais il n'y avait pas de délire. A cette époque se déclaraient instantanément des hémorrhagies abondantes qui avaient lieu par la bouche et par l'anus; le sang rendu était noir et peu consistant, les parotides se gonflaient et devenaient douloureuses. La faiblesse augmentant en rapport avec la perte du sang, les malades succombaient à ces pertes incessantes du huitième au dixième jour de la maladie.

Les autres sujets qui succombèrent à la variole n'eurent point, comme les précédents, ces hémorrhagies, etc., etc.... Ils succombèrent du quinzième au dix-huitième jour de leur affection en présentant une éruption très-nombreuse de pustules varioleuses auxquelles s'adjoignirent des symptômes typhoïdes (congestion cérébrale, délire, oppression). Ainsi périrent Louis-Marin Cou..., vingt-sept ans; Mus..., Adelphine, trois ans; Mus..., Joseph, huit ans; Gou..., René, quinze ans; Marie Fon..., vingt-cinq ans; Jean Fon..., quinze ans.

Si la variole a fait mourir ces derniers malades, il n'en est pas ainsi des cinq premiers dont nous avons parlé; la variole n'a pris qu'une part secondaire à leur mort. En effet, l'éruption était rare, les boutons isolés, peu larges; mais les hémorrhagies se succédaient incessamment; or, ces hémorrhagies n'appartiennent pas à la variole, je les considère comme une suite, ou plutôt comme l'effet et le signe d'une décomposition générale des solides et des liquides, comme on en voit dans les affections pestilentielles.

J'ai vacciné et revacciné dans Saint-Laurent 140 personnes. Ces revaccinations m'ont fourni les mêmes particularités que celles de la Tessoëlle, je veux dire que la deuxième vaccine a réussi chez un quart approximativement des sujets de trente à cinquante ans, tandis que chez les revaccinés de dix à vingt ans, un sixième des opérés a présenté des boutons légitimes, et de même la mortalité fut plus grande chez les personnes âgées que chez les adultes.

J'ai également vacciné dans Saint-Laurent un grand nombre d'enfants, ainsi que je l'ai dit plus haut. Ces opérations m'ont présenté deux cas intéressants qui méritent d'être signalés; le premier est relatif à un enfant de cinq ans que j'avais vacciné durant le fort de l'épidémie. Il faut croire qu'il avait déjà le germe de la contagion, car il fut pris d'une variole confluente au cinquième jour de la vaccination. Cet enfant n'eut point de fièvre avant l'apparition de la variole; elle se déclara en même temps que l'éruption; à cette époque, le point d'insertion de la vaccine n'était pas encore apparent, il ne le devint que le huitième jour; ensuite les deux éruptions marchèrent ensemble sans s'influencer; on eût dit que la vaccine avait attendu que la variole eut atteint son troisième jour de développement pour marcher de compagnie avec elle. Je visitai notre petite malade le quinzième jour de la vaccination, et au lieu de trouver les boutons vaccins desséchés et croûtés, ils étaient volumineux et entourés d'une belle aréole; ces boutons semblaient n'avoir pas plus de sept à huit jours; au reste, les croûtes des deux éruptions tombèrent en même temps du vingt-cinquième au vingt-huitième jour, en laissant à leur suite des cicatrices profondes et gaufrées.

J'ai vacciné, en second lieu, un enfant de quatre ans au début d'une variole, et ici encore les deux éruptions marchèrent ensemble sans réagir l'une sur l'autre.

A cette observation se rattachent deux questions : est-ce la vaccine qui a empêché le développement de la fièvre qui devait précéder l'apparition des pustules varioliques? est-ce la variole qui a retardé l'apparition et la marche de la vaccine?... Je laisse à d'autres vaccinateurs le soin de répondre. Voici toutefois mon opinion relativement à cette observation.

Je crois que l'enfant était depuis longtemps prédisposé à avoir la petite vérole, maladie qui allait se faire jour à l'instant où je le vaccinai; dès lors la variole, aux prises avec son ennemi, éprouva des modifications qui en ont adouci la malignité; en sorte qu'au lieu de menacer les jours du malade, la petite vérole a marché tranquillement à côté de la vaccine.

A l'instant où j'écris cette observation, un jeune homme de notre localité, le nommé Pa..., âgé de vingt-cinq ans, non vacciné, vient d'éprouver une variole grave; vacciné le 28 juin 1851, époque à laquelle il ne ressentait pas encore les atteintes de la variole, la fièvre le saisit le 3 juillet suivant, et l'éruption se fit jour; bientôt après, délire, perte de connaissance, faiblesse extrême; dyspnée et mort le neuvième jour. Il faut noter que le vaccin inoculé cinq jours avant l'apparition de la variole avait donné naissance à de superbes boutons vaccins. Sur 6 piqûres, il n'y a que 2 pustules légitimes qui se développèrent régulièrement. Arrivées au huitième jour, elles étaient enflammées, volumineuses et bien remplies. Chose étrange! le onzième jour, elles présentaient le même état et ressemblaient parfaitement aux pustules varioliques leurs voisines, qui comme elle contenaient abondamment du pus (1) ; ce qui me fait penser que si Pa... avait résisté plus longtemps à sa maladie ou s'il avait guéri, les boutons vaccins, de compagnie avec les boutons varioleux, auraient poursuivi leur marche comme sur l'enfant de Saint-Laurent dont nous venons de parler. D'où je conclus que la variole arrête souvent la marche de la vaccine, et quand les deux affections sont arrivées à un certain degré, elles marchent et se terminent ensemble sans s'influencer.

L'observation de Pa... nous prouve en outre qu'au cinquième jour de la vaccine, la préservation n'est pas encore complète, sinon, Pa... ne fût pas mort de la variole.

Varioles sporadiques, *à Mortagne*, *en* 1851 (4 mai). — Mortagne, depuis deux mois, a vu

(1) Je regrette de n'avoir pu inoculer le virus de cette vaccine. Personne n'a voulu se soumettre à cette épreuve : j'étais comme tout le monde, je ne voulais rien conseiller à cet égard, car le virus de cette pustule, noyée au milieu de tant d'autres de mauvaise nature, n'eût-il pas été envenimé par ce contact impur?...

naître dans son sein de nombreux exemples de varioles plus ou moins graves. Ainsi j'en ai compté 21 dans dix maisons différentes; puis la contagion disparaissait pour renaître bientôt après dans de nouveaux quartiers. En sorte que plusieurs fois j'ai pu croire que la variole était éteinte sans retour; mais l'apparition de nouveaux cas ne tardait pas à me tirer de mon illusion.

Voici l'histoire des malades que j'ai vus :

Premier malade. — La femme Pav..., âgée de vingt-cinq ans, vaccinée en son bas âge, était accouchée depuis deux mois et nourrissait son enfant. Cette femme contracta une variole grave qui menaça ses jours et faillit la rendre aveugle; avant, pendant et après sa maladie, l'enfant n'a pas cessé de teter sa mère, attendu que sa position indigente ne lui permettait ni de lui donner une nourrice ni de le placer dans un autre lit. A l'apparition de la variole, on a vacciné l'enfant, qui sur 6 piqûres eut 4 grosses pustules, c'est un exemple frappant d'une nature impropre à contracter la variole. A la vérité, la vaccine, pratiquée dès le début de la maladie, dut conjurer également le fléau et protéger les jours de l'enfant.

Deuxième malade. — Le 15 février, la nommée

Jeanne Gué..., douze ans, non vaccinée, contracta une variole confluente qui menaça ses jours. Son père et ses trois sœurs ont été vaccinés; cette famille est indigente; jour et nuit elle est réunie dans une chambre peu spacieuse; une des sœurs de la malade a couché longtemps avec Jeanne Gué... durant son affection. Cependant elle a échappé à la contagion aussi bien que tous les autres membres de la famille.

Troisième malade. — Pélagie Gar..., âgée de deux ans, a éprouvé la même maladie avec une égale intensité dans des circonstances analogues à la précédente malade. C'est une famille pauvre, composée de huit personnes, occupant un appartement très-étroit. Pélagie n'avait pas été vaccinée, et seule elle a contracté la variole sans la communiquer aux autres membres de la famille qui avaient été vaccinés.

Quatrième malade. — La Gar..., mère de la précédente, porte à la figure cinq boutons varioleux isolés, ressemblant à ceux de la vaccine arrivée à son septième jour de développement. Cette femme n'a pas ailleurs d'autres boutons; selon elle, ils lui ont été communiqués par son enfant, variolé comme elle, qui, après avoir gratté ses pustules et avoir imprégné ses doigts de virus, avait brusquement appliqué ses ongles sur la figure, qu'ils déchirèrent. Ce virus fit naître aux points excoriés les boutons varioleux en question; cette femme, à l'instant de ma visite, était malade depuis six jours, mais elle avait peu de fièvre, avec quelque malaise et mal à gorge. La Gar... est âgée de trente-huit ans. A quatre ans, elle eut une variole qui avait mis ses jours en danger. A cette malade se rattache ce fait, c'est que la variole revient plusieurs fois sur la même personne.

Cinquième malade. — Soul..., domestique, non vacciné, quarante-deux ans, a eu une variole confluente.

Sixième malade. — Dur..., vingt et un ans, vacciné à deux ans, a eu une variole confluente.

Septième malade. — Soul..., seize ans, non vacciné, a eu une variole confluente.

Huitième malade. — Un des enfants Mar..., famille composée de 7 personnes qui furent toujours opposées à la vaccine : c'est chez elle que se développa, à Mortagne, le premier cas de variole qui lui fut apporté par le nommé Rob..., habitant les environs de la Tessouèlle (Maine-et-Loire), contrée ou régnait une épidémie de petite vérole. Rob... (neuvième malade), cousin des Mar... prit la maladie dès son arrivée dans leur maison; puis elle attaqua cinq membres de cette famille (non compris le huitième malade), sur lesquels succomba un enfant de cinq ans fortement constitué.

Quinzième et seizième malades. — Deux enfants Merl..., l'un de sept et l'autre de dix ans, ont éprouvé des varioles confluentes ; ils sont également alliés à la famille Mar... et ils n'étaient point vaccinés.

Dix-septième malade. — La fille Guil..., vingt ans, non vaccinée, a éprouvé une variole des plus graves et a été à la veille de mourir.

Dix-huitième malade. — La Ner... de Saint-Lazare, deux ans, non vaccinée, morte, le huitième jour, d'une variole confluente.

Dix-neuvième malade. — La femme Lem..., vingt ans, non vaccinée, a contracté une variole des plus graves, à laquelle elle a failli succomber.

Vingtième malade. —Pap... fils, âgé de vingt-cinq ans, dont nous avons parlé page 252, non vacciné, mort le neuvième jour.

Tels sont les malades et faits observés à Mortagne pendant le règne de la variole. Remarquons encore une fois que la contagion n'est pas née dans cette ville, elle y a été apportée par l'enfant Rob..., que les parents avaient refusé de faire vacciner.

Nous faisons remarquer aussi, et c'est le point capital de nos recherches, qu'à la Tessoëlle, à

Saint-Laurent, comme à Mortagne, la variole n'a fait de victimes que parmi les non vaccinés. On ne dit pas que tous les adultes y aient échappé; il ne nous en coûte pas d'avouer que plusieurs en ont été atteints à divers degrés ; mais ce que nous affirmons, c'est que pas un vacciné n'est mort. Ainsi, si la vaccine n'a pas été assez puissante pour les soustraire aux atteintes de la variole, elle a du moins écarté le danger.

Nous avons vu la variole dans plusieurs familles pauvres (deuxième et troisième malade), composées d'un grand nombre de personnes entassées les unes sur les autres, dans des appartements étroits et couchant souvent ensemble. Et cependant, la variole a épargné les vaccinés, tandis qu'elle immolait sans pitié ceux qui ne s'étaient pas mis sous sa protection ; quatre ont payé de la vie leur obstination ou leur aveuglement.

Voilà donc trois nouvelles épidémies de variole qui témoignent encore de la puissance de la vaccine. La contester aujourd'hui est impossible; mais, si l'on disait qu'il est à désirer qu'on renouvelât la vaccine, je me rendrais facilement à ce vœu.

Depuis longtemps on n'a pas retrouvé le *cow-pox*; c'est fâcheux, j'en conviens. Rappelons-nous la rencontre de 1836, faite aux portes de Paris.

Quelle activité! quelle énergie! Le volume et l'éclat des pustules, leur durée et l'intensité de la fièvre, tout annonçait dans ce virus une séve, une verdeur qui n'existait plus dans son aîné.

L'énergie remarquable de cette nouvelle vaccine nous donne à penser qu'un tel virus, en produisant une grande réaction sur notre organisme, doit également produire des effets préservatifs puissants en rapport avec l'énergie de ce virus primitif. C'est donc ce virus qu'il convient d'employer et que nous devons désirer voir apparaître.

Résumons-nous et voyons ce qui s'est passé à Mortagne dans l'espace de cinquante-un ans.

En comparant les tableaux de mon père, (pages 240 et 241), durant les dix-sept premières années, on voit qu'il a traité 298 variolés, sur lesquels il en a vu périr 113, et pendant dix-huit autres années, il n'a traité que 98 variolés et n'a constaté que 28 victimes. Dans ce laps de temps (de 1835 à 1851), je n'ai observé, moi, que deux varioles, savoir : deux malades en 1849 et 20 autres en 1851, sur lesquels 4 sont morts : 1° un enfant Cho..., de Mortagne, âgé de quatre mois, non vacciné; 2° un enfant Mar...; de cinq ans, non vacciné; 3° une petite Ner..., âgée de deux ans, non vaccinée; 4° Pap..., de Mortagne, vingt-cinq ans, non vacciné.

Tels sont donc les résultats de la pratique de mon père et de la mienne; ils n'embrassent pas moins de cinquante-un ans. Maintenant, je le demande, après avoir si bien constaté les avantages de la vaccine, irai-je tout à coup la mettre en doute et lui retirer ma confiance? Non, je ne le pourrais sans mentir à ma conscience. Que d'autres cherchent à rabaisser la découverte de Jenner, je les plains; pour moi, je la tiens toujours dans la même estime et dans le même honneur.

La seule concession que je fasse à ses détracteurs est un hommage de plus à la vaccine.

Les trois épidémies que je viens d'observer m'ont prouvé qu'il ne suffit pas de vacciner, il faut encore répéter la vaccine. Et en effet, aucun de mes revaccinés n'a éprouvé ni variole, ni varioloïde. Je n'en puis pas dire autant des autres; quelques-uns furent repris de la variole, même assez intense, et il est digne de remarque que cette intensité était en rapport avec l'ancienneté de la vaccine.

A l'égard de l'âge, les sujets de trente à soixante ans ont présenté plus de victimes que les adultes. Dans le rapport de l'Académie nationale de médecine, quatorzième année, 1851, je lis les faits suivants.

Le docteur Gigon fait observer que durant une épidémie variolique grave qu'il eut occasion de suivre, cette maladie sévit particulièrement sur les enfants et les adultes; ici, au contraire, ce fut sur les personnes âgées. Ce fait ne prouve qu'une chose ; c'est que les victimes peuvent être de tous les âges, et par cela même tous les âges doivent être soumis aux vaccinations secondaires. Si nous comparons ce qu'étaient, il y a quinze ans, et ce que sont aujourd'hui les revaccinations en France, nous trouvons que les vaccinateurs ont professé des idées opposées selon les temps; la preuve de ce que nous avançons se trouve dans les savants rapports de l'Académie. Je lis (1) « La première série des partisans « des revaccinations est composée de 28 méde- « cins (2) qui se bornent à déclarer qu'ils croient « à l'affaiblissement graduel de la modification « préservatrice résultant d'une vaccine antécé- « dente. » Plus loin, M. le rapporteur, partageant l'opinion des nombreux vaccinateurs opposés, s'exprime ainsi : « En résumé, selon le témoi-

(1) *Rapport*, 1839, p. 159.

(2) J'étais de ce nombre. (Voyez *Rapport de l'Académie* de 1841, p. 159.

« gnage d'une société médicale, de 7 comités « de vaccine, de 11 comités d'arrondissement, « de 170 médecins, de rapports de préfectures, « tous se prononcent formellement contre l'op- « portunité de la revaccination et rejettent plus « explicitement encore la proposition d'une re- « vaccination générale. »

Onze ans plus tard (1), dans le résumé fait par M. Bousquet de ce qui s'est passé en France comme à l'étranger, concernant les observations relatives aux revaccinations, il s'exprime en ces termes : « En fait, la question est jugée, il est au- « jourd'hui de notoriété publique que, lorsque « la petite vérole se met par hasard parmi les « vaccinés, il n'est pas de meilleur moyen de « l'arrêter que de répéter le préservatif ; ce que « la première vaccine a commencé, la seconde « l'achève et double la garantie. »

En sorte que presque la totalité des vaccinateurs en France, rendus aujourd'hui à l'évidence, préconisent la revaccination ; et, comme tous les gouvernements du Nord ont rendu cette pratique obligatoire, je ne vois pas pourquoi la France n'imiterait pas cette sage conduite.

Qui le croirait ? De toutes les ressources dont

(1) *Rapport de l'Académie sur la vaccine* de 1850, p. 14.

la médecine peut disposer, il n'en est pas de plus sûre et de plus efficace que la vaccine, et il n'en est pas qui aient été plus calomniées; on ne lui conteste pas seulement la propriété de se substituer à la petite vérole, mais on dit qu'elle est nuisible à la santé des hommes et qu'elle engendre en eux des maladies redoutables; l'un l'accuse de faire naître la fièvre typhoïde, l'autre lui reproche de donner naissance au croup, aux scrofules, au rachitisme, à la phthisie, à la fièvre cérébrale; enfin, on a dit en dernier lieu qu'en nous ôtant la variole, la vaccine nous avait envoyé le choléra.

A d'aussi injustes reproches je ne répondrai pas; mais je vais signaler les faits pratiques dont j'ai constaté l'exactitude.

Ma première observation est celle-ci : outre les propriétés préservatrices de la vaccine, elle possède encore l'avantage de s'opposer au développement des tubercules, et par conséquent de rendre moins nombreux les cas de phthisie pulmonaire. Et cette proposition, je ne l'avance pas au hasard; j'ai pour moi trente-deux ans de pratique. Lorsque je me fixai à Mortagne en 1830, je ne fus pas peu surpris de voir que le septième environ des habitants mourait tuberculeux. Je sais que les phthysiques sont nombreux à Paris, et je croyais m'en rendre raison par l'insalubrité de cette grande ville; mais Mortagne est placée dans des conditiòns bien différentes. Aussi, je l'avoue, dans mon inexpérience, je me figurais que la pureté et la vivacité de l'air devaient sinon préserver une ville de la phthisie pulmonaire, du moins la rendre fort rare et moins difficile à guérir. Hélas! je fus bientôt désabusé; dès le début de ma carrière, il ne se passait pas d'année où je n'eusse au moins dix ou douze poitrinaires à soigner, et à peine est-il besoin de dire que mes soins n'en sauvaient aucun. Cela dura dix ans, de 1830 à 1840.

A partir de 1841, l'état sanitaire s'est amélioré : la phthisie est devenue de plus en plus rare, au point qu'aujourd'hui je ne compte plus annuellement que de deux à quatre poitrinaires, et il me semble qu'en diminuant de nombre, la phthisie a perdu de son intensité.

Quelle est la cause de cet heureux changement? d'où vient que les habitants de Mortagne, jadis si disposés aux tubercules, le sont beaucoup moins aujourd'hui? Rien n'est changé dans les circonstances topographiques : c'est toujours le même climat, le même sol, la même nourriture, les mêmes habitudes, etc.; tout, dis-je, est égal, excepté que la vaccine a pris, depuis trente ans, une extension qu'elle n'avait pas auparavant.

Or, la vaccine, en se substituant à la variole,

modifie, corrige, épure et fortifie la constitution. On comprend ce que des sujets faibles, maladifs, cacochymes, peuvent gagner à cette révolution. Mais l'effet est bien plus sûr et plus considérable quand on multiplie les piqûres; c'est un soin auquel je ne manque jamais, en pareil cas, et j'ajoute qu'après la chute des croûtes je suis dans l'habitude de pratiquer, sur ces malades, deux autres revaccinations pour saturer l'organisme de vaccin.

Voici une de ces observations pratiques des plus intéressantes.

En 1846 je fus consulté par monsieur Led..., de Chollet, pour sa fille, âgée de deux mois; cette enfant, en naissant, était bien constituée et d'un embonpoint remarquable, seulement elle portait au cou plusieurs glandes indolores mais volumineuses. La malade, bien que conservant de l'appétit, est dans un état très-avancé de maigreur et de faiblesse (1); douze jours après sa naissance, elle présente sur le visage et sur le tronc quelques boutons varioloïdes, qui ne durèrent que quelques jours et disparurent sans laisser de traces. A cette première éruption en succéda une seconde, d'une nature anormale et

(1) Adelphine, c'est le nom de la malade, a toujours une fièvre lente.

qui ne dura que le même laps de temps; elle consistait en une masse de petits boutons prurigineux qui apparaissaient en groupe et formaient des plaques plus ou moins larges, plus ou moins arrondies, qui passaient et renaissaient plus tard sur d'autres parties du corps. Quinze jours avant d'être vaccinée, il survint, au-dessous du sein gauche, un abcès du volume d'un gros œuf de poule, qui fut ouvert par le docteur Maudet, de Chollet, et après avoir donné issue à une grande quantité de pus et de sang. Cet abcès se cicatrisa dans l'espace de quelques jours.

Plusieurs médecins, consultés sur la cause de ces nombreuses affections, ne purent non plus que moi la déterminer. Adelphine eut pour nourriture le lait de sa mère; mais cet aliment ayant paru contraire à sa santé, on lui substitua le lait de vache coupé d'eau d'orge. Lorsqu'on examine la malade, aucun de ses organes ne paraît lésé au point d'expliquer une situation si fâcheuse; tous, au contraire, semblent assez fortement constitués pour la laisser vivre. Ma pratique m'ayant déjà fourni l'occasion de constater, en pareil cas, les bons effets de la vaccine, je conseillai, pour tout traitement, de vacciner la jeune Led..., ce que je fis le 12 août 1845. Cette médication eut les plus heureux résultats;

dès le quinzième jour, on s'aperçut que la fièvre était diminuée; et l'état général amélioré. Je dois dire, et c'est une remarque très-importante à noter, que les éruptions prurigineuses, qui duraient depuis longtemps, s'éteignirent avec la vaccine et passèrent pour ne plus reparaître; il en fut ainsi de la fièvre et de l'engorgement des glandes cervicales.

Le mieux se soutint, et, dans l'espace de deux mois, Adelphine devint grasse, vermeille, et continua à se bien porter.

D'autres faits pratiques démontrent que la vaccine, outre la puissance de prévenir la petite vérole, jouit encore de la faculté de guérir plusieurs maladies sérieuses, comme je l'ai démontré. Qui ne sait, en effet, que, grâce à son concours, on a pu, maintes fois, faire disparaître des prurigo, des coqueluches, des fièvres intermittentes, des nœvi-materni, etc., etc. Appuyé sur ces faits et sur l'analogie, je le demande, pourquoi la vaccine n'aurait-elle pas aussi le privilége de combattre ou tout au moins de diminuer les chances de la phthsie pulmonaire? Ce n'est, sans doute, qu'une induction; mais elle se déduit si naturellement des faits que j'ai observés, que je la donne avec quelque confiance.

Marie B....., âgée de 29 ans, d'un tempérament faible et entaché d'un vice scrofuleux des plus prononcés, entra, il y a vingt-cinq ans, à notre service. Souvent indisposée et toujours toussant, M....., en 1840, contracta un catarrhe qui dura près de quatre mois, et qui, après l'avoir cruellement tourmentée, disparut pour reparaître l'hiver suivant; cette dernière fois, elle eut une hémoptysie qui dura vingt-quatre heures; les quintes étaient fréquentes et causaient l'expectoration de crachats épais, sanguinolents; toux continuelle, fièvre intense, etc. Cette maladie dura encore plusieurs mois.

Pendant les hivers de 1842, 43, 44, 45, la malade présenta les mêmes accidents que ceux dont nous venons de parler; le dernier surtout fut plus grave encore : la maigreur, la prostration furent plus intenses; les hémoptysies plus fréquentes et plus abondantes. Alors arriva la suppression des menstrues, la fièvre hectique s'établit; l'engorgement des glandes du cou rendait ces organes douloureux; les crachats étaient plus épais; une résonnance sous la clavicule gauche nous fit croire à la fin prochaine de cette fille; nous nous trompions : M..... conserva cet état de dépérissement pendant près de cinq mois, après quoi, la belle saison aidant les révulsifs sur la poitrine, l'usage des colimaçons avalés crus et en grand nombre, le carbonate de fer uni à de la poudre de digitale, un sirop calmant spécial (1), des fumigations aromatiques, sauvèrent cette pauvre malade.

Il reste un dernier moyen dont je tiens à faire ici mention expresse. Ce sont les revaccinations nombreuses auxquelles cette fille a été soumise dès son bas âge. A l'âge d'un an, M... fut vaccinée avec succès ; nonobstant, elle contracta une variole dont elle porte encore les traces à la figure. Cette fille m'entendant sans cesse conseiller les revaccinations, voulut aussi se faire revacciner. Pendant douze ans, je la revaccinai trois fois chaque année, de 1838 à 1850 sans avoir de boutons. Cependant la dernière opération en fit naître plusieurs qui, à leur cinquième jour de développement, étaient volumineux et semblaient devoir se développer. Erreur! le sixième jour, ces boutons pâlissaient et allaient encore s'éteindre. Il me vint dans l'idée de porter une nouvelle piqûre sur la surface du plus gros bouton ; l'effet de cette singulière manœuvre fut de provoquer une vive inflammation. Le bouton s'enflamma donc de nouveau ; il devint large, éclatant, et le sixième jour après cette dernière inoculation, le virus, transmis à un enfant non vacciné, produisit des pustules superbes. Cette observation nous donne à penser que, pour re-

(1) Voyez la composition, page 273.

vacciner avec succès une personne qui ne l'a pas été depuis longtemps, le moyen le plus sûr de réussir c'est de revacciner sur les mêmes boutons arrivés à leur quatrième ou cinquième jour de développement, lorsque ceux-ci, au lieu de prendre de l'accroissement, viennent à pâlir et à diminuer de volume; une nouvelle vaccine sur ces boutons leur donne la force de se soutenir et de renaître en quelque sorte.

Il est donc bien avéré que M... naquit avec un tempérament lymphatique et scrofuleux très-prononcé : il ne l'est pas moins qu'elle fut soumise à de nombreux essais de revaccinations, et ces essais, loin d'aggraver son état, n'ont fait que l'améliorer, et l'ont peut-être sauvée de la phthisie à laquelle elle semblait devoir succomber par les vices originaires de sa constitution.

Je me résume sur ce fait intéressant : 1° M... est née avec des dispositions très-grandes à contracter des tubercules ; 2° pendant douze années consécutives elle a subi jusqu'à 36 revaccinations faites avant, pendant et après sa maladie, revaccinations qui n'ont aggravé en rien ni les vices primitifs, ni les lésions survenues durant sa maladie; car, au point de faiblesse et d'épuisement où était cette fille, le plus petit écart de régime, la moindre cause interne ou externe contraire à son affection l'eût aussitôt fait périr; tandis que sa constitution, loin de se détériorer, a trouvé, au contraire, sous de telles influences les moyens de se modifier et de se guérir (1).

Ces idées sont bien différentes de celles de M. Carnot : non, je ne croirai jamais qu'en nous délivrant de la variole, la vaccine mette à sa place ni la phthisie pulmonaire, ni la fièvre typhoïde, ni d'autres maladies.....

Ainsi, quelque extraordinaire que puisse paraître le fait de la diminution de la phthysie pulmonaire à Mortagne, il se conçoit et je l'explique, j'en fais honneur à la vaccine.

J'engage donc mes confrères à faire de nouvelles tentatives dans le but de savoir si certaines phthisies pulmonaires seraient avantageusement attaquées par de fréquentes revaccinations renouvelées durant le cours de ces affections : pour moi, bien convaincu qu'il en est ainsi, je revaccine très-souvent les pulmoniques que j'ai à traiter.

J'ai dit que depuis trois ans j'avais vu guérir trois de ces malades tandis que, dans les quinze premières années de ma clientèle, tous ceux que j'avais traités avaient succombé. Voici deux de ces faits :

(1) M... a été soignée par le docteur Saint-André, praticien distingué de Chollet (Maine-et-Loire), et par moi.

Première observation. — Le 2 août 1848, je fus appelé près de la femme Tric..., affectée depuis trois ans d'une phthisie pulmonaire qui la conduisait lentement au tombeau.

Cette femme, âgée de vingt-six ans (1), d'une constitution délicate et frêle, éprouva des hémoptysies abondantes, accompagnées d'étouffements affreux. Voici son état à l'instant de ma première visite : amaigrissement considérable, faiblesse extrême, la voix est voilée, la fièvre existe avec deux redoublements par jour ; depuis plus de quinze mois, jour et nuit la toux est, pour ainsi dire, continuelle, l'expectoration épaisse, puriforme, abondante et souvent mêlée de sang; dans d'autres époques le sang rendu est vermeil et sort à flot de la bouche.

Depuis quatre mois, les menstrues sont supprimées, les pommettes sont injectées, surtout la droite. La figure est plus ou moins rouge, selon l'intensité de la fièvre.

Des aphthes très-douloureux existent dans la gorge et sur la langue, yeux larges et très-brillants ; le stéthoscope fait découvrir un engorgement très-grand dans le tiers supérieur du poumon droit, lieu où existe du râle crépitant avec inspiration amphorique et une pectoriloquie

(1) Cette femme a été vaccinée avec succès à l'âge de deux ans.

parfaite dans le creux de l'aisselle de ce côté; la malade est faible et ne peut quitter le lit. Elle éprouve souvent des extinctions de voix. Les glandes cervicales, à droite, sont douloureuses et fortement gonflées. Plusieurs médecins furent consultés, mais, nul d'entre eux n'ayant pu procurer que des soulagements passagers, on crut avoir affaire à une maladie incurable.

Deux saignées de 240 grammes furent d'abord pratiquées; puis, j'ordonnai un sirop calmant spécial (1), deux petits cautères dessus

(1) Dont voici la formule et la confection :

Prenez cent gros limaçons, lavez et arrachez-les de la coquille; faites-les bouillir pendant deux heures dans un kilog. d'eau qu'on fait réduire de moitié; retirez et passez au travers d'un linge en exprimant assez pour avoir 500 grammes de jus : à cet effet, ajoutez de l'eau si c'est utile.

D'autre part :

Pr : Figues . . . . 20 gr.
Raisin Cobas 20

Coupez par morceaux et faites bouillir dans 180 gr. d'eau jusqu'à réduction d'un quart, puis ajoutez fleurs de coquelicots, 2 gr.; faites bouillir avec figues, etc., jusqu'à réduction d'un autre quart : alors, retirez, passez et mêlez cette décoction au jus de limaçons; puis ajoutez 500 gr. de sucre, pour faire réduire jusqu'à consistance de sirop. Ce sirop se conserve dans des demi-bouteilles bien bouchées et tenues au frais; puis il faut y ajouter, par chaque demi-bouteille : 15 centig. d'hydrochlorate de morphine dissous dans 15 grammes d'eau distillée, solution qu'on ajoute au médi-

et au-dessous la clavicule ; j'ordonnai du carbonate de fer uni à la poudre de digitale, des fumigations aromatiques et iodées. Tels furent les médicaments que j'employai avec persistance pendant six mois. Grâces à ces moyens la caverne s'est desséchée, les crachats ont changé d'aspect : au lieu d'offrir une couleur jaune cendré, au lieu d'être épais, abondants, ils sont devenus plus muqueux, plus blancs, plus homogènes, moins nombreux ; la pectoriloquie existe toujours et se maintient telle depuis deux ans.

DEUXIÈME OBSERVATION. — Le 1er août 1849, je me trouvais à Treize-Vents (Vendée), pour y vacciner les enfants de cette commune. Mes vaccinations terminées, je visitai M. le comte de Cintré, maire de cette localité, pour le remercier des soins qu'il s'était donnés pour me seconder. Il me dit : « Docteur, j'ai dans la cour de mon château un poitrinaire dont la maladie est regardée comme incurable par un grand nombre de vos confrères; tellement que ces messieurs jugent leurs visites inutiles. Vous me rendriez service si vous vouliez examiner ce malade; je

cament à l'instant de s'en servir. Ce sirop se prend par cuillerée à café toutes les trois heures, jour et nuit.

Pour que ce béchique soit aussi efficace que possible, il est essentiel de le préparer de la manière indiquée; alors, j'ai obtenu, par son administration, des résultats avantageux auxquels je n'ai pu arriver en usant des autres sirops.

suis très-attaché à cet homme et si vous réussissiez à lui donner des soins efficaces, vous ressusciteriez le chef d'une famille où il va faire un vide immense. Bref, voyez-le avec attention et si vous jugez utile de lui prescrire quelques nouveaux médicaments, dites-le moi; je dois vous prévenir que sa maladie date de très-longtemps. »

Le 10 août 1849, pour la première fois, je visitai cet homme qui est âgé de quarante-huit ans, et malade depuis huit mois. Doué d'une constitution robuste, aujourd'hui Fru... (1) est amaigri et d'une faiblesse extrême; ses traits sont tirés, sa figure exprime la souffrance; joue gauche continuellement rouge injectée; les extrémités supérieures, les inférieures et le tronc sont le siége d'une leucophlegmatie très-prononcée; le poumon gauche, dans sa moitié supérieure, offre les signes d'un vaste engorgement; le stéthoscope fait entendre, dans le creux de l'aisselle et au-dessous de la clavicule de ce côté, les indices non équivoques d'une pectoriloquie parfaite. Toux fréquente qui ne laisse aucun repos au malade, crachats épais, puriformes, souvent mêlés de sang, fièvre continue, redoublement deux fois le jour; soif intarissable, sueurs nocturnes, insom-

(1) C'est le nom du fermier.

nies; coliques vives et souvent dévoiement colliquatif. Fru... garde le lit et se lève fort peu de temps. Telle était la position du malade qui, ne conservant plus d'espoir, ne voulait plus rien tenter pour sa guérison.

Si je n'avais pas traité avec succès la maladie de la femme Tri... (1), j'aurais partagé en tout point l'opinion des médecins de Fru.... Mais, l'affection de ces deux malades me paraissant identique, la guérison du premier me fit espérer la guérison du second. Je dis à M. de Cintré que je lui conseillais d'employer chez son fermier les mêmes médicaments que ceux dont j'avais fait usage sur la femme ci-dessus désignée. Je ne demandais pas à faire de fréquentes visites à Fru..., ni à lui donner de nombreux médicaments, je voulais suivre seulement la maladie pendant un mois pour connaître le résultat de mes soins.

Le traitement commença le onze août; au bout de deux mois tous les symptômes inquiétants avaient disparu ; plus de pectoriloquie, plus de signe de caverne: et au moment ou j'écris, Fru... a recouvert la santé la plus parfaite.

(1) Malade dont plus haut j'ai donné l'histoire.

CONCLUSION.

De tout ce qui précède nous concluons :

1° Que l'organisme d'un sujet porteur d'une vaccine légitime n'est point encore, au cinquième jour de l'inoculation, préservé de la variole, pages 251 et 252.

2° Qu'un enfant né d'une mère atteinte de variole, pendant toute la durée de cette affection, en a tété impunément le sein. Néanmoins la prudence défend de tels rapports et dit assez qu'il faut sevrer l'enfant ou lui donner un autre mère, page 254;

3° Que dans plusieurs pauvres familles composées d'un grand nombre de membres, la variole a épargné les vaccinés tandis qu'elle a fortement attaqué ou fait mourir ceux qui, dans ces familles, ne s'étaient pas soumis à cette opération, page 254 et 255;

4° Que les cas de phthisie pulmonaire sont aujourd'hui bien moins nombreux à Mortagne qu'ils ne l'étaient autrefois et que tout porte à croire que la vaccine n'est pas étrangère à cet heureux changement, page 264 et suivantes;

5° Que, pour revacciner avec succès une personne vaccinée depuis longtemps, le moyen, le plus sûr de réussir, est de revacciner sur les mêmes boutons, arrivés à leur quatrième ou cinquième jour de développement, page 269,

6° Que pendant les épidémies ci-dessus désignées, les revaccinations réussirent dans la proportion d'un quart chez les sujets de trente à cinquante ans, tandis que chez ceux de quinze à trente ans, un huitième des opérations a réussi : ce qui porterait à croire que les vieillards, vaccinés depuis longtemps, sont plus disposés à contracter la vaccine et par contre la variole, que s'il en était autrement.

7° Que, durant nos épidémies nous avons vu des sujets sur lesquels se développaient en même temps variole et vaccine, et que, dans ce cas, la variole a arrêté la marche de la vaccine pour plus tard marcher et se terminer ensemble sans s'influencer, pages 251, 253.

EXPÉRIENCES ET RÉFLEXIONS SUR LE COW-POX DE 1855.

J'étais à Paris au mois de juillet 1855, à l'instant où l'Académie impériale de médecine, reçut le cow-pox qu'on venait de découvrir à Chartres. L'apparition, dans la pratique, d'un nouveau virus doit être considéré comme très-heureuse, car, depuis quelques années, l'ancien vaccin faisait naître des boutons dont le volume était sensiblement diminué. L'inflammation concomitante y languissait, les cicatrices étaient peu prononcées et les insuccès bien plus nombreux que de coutume, nous faisaient vivement désirer un renouvellement du cow-pox, vœu dont la réalisation ne s'est pas fait longtemps attendre.

EXPÉRIENCE ET PARALLÈLE ENTRE LE COW-POX DE 1836 ET CELUI DE 1853.

Les 24 juillet et 1er août 1853, j'inoculai le nouveau cow-pox au bras droit des nommés :

Félix HUCHON.	3 mois.
Prosper GRÉLIN. . . .	6 semaines.
Lucie GRÉLIN.	17 mois.
Rose HUTEAU.	8 mois.
François BROCHARD. . .	16 mois.
Victor POIRIER.	7 mois.
Marie BROCHARD. . . .	2 mois (1).

Tandis que sur le bras gauche, je portai l'ancien virus ; or, voici ce qui se passa :

Virus de 1836.	Virus de 1853.
PREMIER JOUR.	PREMIER JOUR.
Vingt-quatre heures après l'opération, les piqûres sont à peine apparentes ; léger prurit.	Vingt-quatre heures après l'opération, les piqûres sont entourées d'un cercle rouge très-prononcé ; prurit désagréable.

(1) Si je ne craignais pas des longueurs inutiles, je citerais plus de deux cents autres sujets vaccinés avec le même fluide et qui ont présenté les mêmes phénomènes ; mais je me borne à cette déclaration.

Virus de 1836.	**Virus de 1853.**
DEUXIÈME JOUR.	DEUXIÈME JOUR.
Développement sensible de la pustule.	Les boutons continuent à prendre de l'accroissement, ils sont aussi volumineux que ceux de l'ancien vaccin, arrivés à leur quatrième jour.
TROISIÈME JOUR.	TROISIÈME JOUR.
Au point d'insertion, l'on remarque une rougeur plus sensible.	Les piqûres présentent une élévation sensible.
QUATRIÈME JOUR.	QUATRIÈME JOUR.
Développement de la pustule.	Les boutons continuent à prendre de l'accroissement; ils sont aussi volumineux que ceux de l'ancien vaccin, arrivés à leur sixième jour.
CINQUIÈME JOUR.	CINQUIÈME JOUR.
Les boutons grandissent comme par le passé, et c'est chose remarquable que de voir, chez le même sujet, deux vaccins de même âge, si différents d'énergie qu'on les croirait à peine de la même famille.	Agrandissement de l'aréole; les boutons croissent, deviennent ombiliqués, plus cuisants, plus prurigineux; l'inflammation augmente.
SIXIÈME JOUR.	SIXIÈME JOUR.
Les boutons continuent à grossir et s'enflamment de plus en plus.	La pustule prend un volume de plus en plus grand et s'enflamme de plus en plus.
SEPTIÈME JOUR.	SEPTIÈME JOUR.
Bien que, arrivés à leur entier développement, les boutons sont peu larges, peu enflammés et suivent leur marche accoutumée.	Les pustules sont encore plus larges et offrent un diamètre d'un centimètre, tandis que l'aréole s'étend presque à 7 centimètres; à ce moment apparaissait, sur quelques sujets, une petite fièvre qui durait de douze à quinze heures; engorgement des

Virus de 1836.	Virus de 1853.
	glandes axillaires, accident rare, que je n'ai vu que deux fois.
HUITIÈME JOUR.	HUITIÈME JOUR,
Les pustules sont d'un tiers plus petites que celles du nouveau cow-pox, elles sont peu éclatantes et commencent à noircir. Les neuf, dix et onzième jour, les croûtes se dessèchent et tombent du vingt au vingdeuxième jour, il est rare de les voir persister au delà.	Les neuf, dix et onzième jours les croûtes se dessèchent au centre, commencent à noircir et ne tombent, que du vingtième au trentième jour.

Les croûtes détachées laissent des cicatrices en rapport avec l'étendue du bouton; celles qui existent sur le bras droit sont larges, profondes et gaufrées; les gauches sont peu apparentes et ne laissent de trace qu'un point blanc et rond de quatre millimètres de diamètre environ, sans autre marque à la peau.

Telles furent nos premières observations; mais les virus après avoir vécu quelque temps à côté l'un de l'autre (1), il survint de ce voisinage un changement notable : le plus fort réagit sur le plus faible et lui communiqua une vivacité qu'il n'avait pas; ainsi, l'ancien bouton devint plus volumineux, plus enflammé et plus éclatant; ce surcroît de vie néanmoins ne fit rien ni à la chute des croûtes, ni à la profondeur des cicatrices,. elles restèrent les mêmes. J'aurais bien

(1) Ces virus ont été transmis de la sorte durant six semaines sur cinq enfants, c'était le nombre qu'on vaccinait tous les huit jours, et pour éviter tous autres contacts, je vaccinais avec deux lancettes distinctes.

désiré prolonger ces expériences et voir si, à la longue, l'ancien eût acquis l'énergie du nouveau cow-pox; mais, n'ayant eu à une séance qu'un enfant à vacciner, l'ancien fluide fit défaut et celui de 1855 seulement me resta. Cette circonstance, bien que fâcheuse, n'a pas entravé mes recherches. J'acquis bientôt la certitude qu'à lui seul, il faisait naître les phénomènes dont nous avons parlé.

Il me reste à signaler la facilité avec laquelle se transmettait la vaccine : elle était telle, cette facilité, que sur 120 enfants inoculés pour la première fois avec ce virus, je n'ai constaté que deux cas d'insuccès, tandis qu'avant son apparition, je le répète, mes tentatives avaient échoué fréquemment.

Connaissant ainsi son énergie, je voulus savoir comment il se comporterait dans la revaccination; en conséquence, je revaccinai, à diverses époques, 59 sujets; sur ce nombre, je n'ai constaté que 23 insuccès (1); ainsi, dans un cas comme dans l'autre, le virus a montré la même activité et la même facilité de transmission.

En général, les cicatrices des revaccinés ont été moins profondes et moins apparentes, que celles de la première vaccination.

(1) Presque deux succès sur trois opérés; chiffre énorme que je n'avais pas encore obtenu.

Le grand nombre de succès obtenus chez les revaccinés doit donc nous donner à penser que l'énergie plus ou moins vive du virus est une cause puissante qui favorise ou contrarie ces sortes d'opérations.

En nous rappelant les phénomènes, qu'en 1836, nous présenta le cow-pox de Passy, et les comparant avec ceux que vient de nous fournir le cow-pox de Chartres, nous trouvons entre eux des analogies et des différences.

1° Le cow-pox de 1853 ne fut pas accompagné de fièvres aussi longues ni aussi fortes que celles que fit naître le cow-pox de 1836; voici les différences :

2° Le gonflement des glandes axillaires ne fut ni aussi fréquent ni aussi douloureux, accident que je n'ai rencontré cette année que sur deux enfants (1), enfin les glandes, en 1853, n'ont point aussi fréquemment abcédé qu'en 1836.

Je conclus : 1° que le cow-pox de 1853 a présenté une énergie que je n'ai vu dans aucun autre fluide depuis 1836; 2° que ces deux cow-pox, à leur apparition, ont produit des phénomènes qui avaient entre eux les plus grandes analogies.

(1) Toutefois, je dois dire que n'ayant pas visité exactement tous les vaccinés, le chiffre des malades a, peut-être, été plus élevé.

TROISIÈME PARTIE.

MOYENS DE CONSERVER LONGTEMPS LE VACCIN ET DE FOURNIR AUX VACCINATEURS DES DÉPOTS PERMANENTS DE VIRUS, APTE A SE REPRODUIRE, ET EXPÉRIENCES TOUCHANT LES INFLUENCES QU'EXERCENT SUR CE FLUIDE LES TEMPÉRATURES EXAGÉRÉES

Depuis plusieurs années, je cherche l'art de conserver longtemps au vaccin son énergie; je crois avoir résolu cette question, comme je vais le démontrer : mais, avant d'aborder ce sujet, je crois utile de parler des résultats auxquels conduira cette étude.

Dans les campagnes éloignées des villes populeuses, il est souvent difficile d'avoir sous la main un vaccin propre à donner une vaccine légitime, et, lorsque vous en possédez, il arrive parfois qu'il est vieux ou qu'il tombe sur un sujet peu disposé à le recevoir; alors l'opération échoue, il faut recommencer; or, supposons que nous ayons le malheur d'être en face d'une épidémie de variole grave, comment faire pour satisfaire aux demandes pressantes des familles impatientes et inquiètes?... La chose est difficile mais elle n'est pas impossible; je vais indiquer à mes confrères le moyen d'avoir, en tout temps, une source assez abondante de virus, pour répondre aux exigeances des épidémies les plus pressantes.

Voici comme je procède pour recueillir le vaccin : on se procure des tubes capillaires, puis on enlève la croûte d'une pustule vaccinale; et après quelques secondes, sa surface se couvre comme chacun le sait, d'un fluide abondant, visqueux et limpide; les deux extrémités du tube étant ouvertes, on présente sur le bouton une de ses extrémités, en ayant l'attention d'abaisser l'autre extrémité pour permettre à ce fluide de couler dans l'ampoule; j'insiste sur l'élévation de l'extrémité touchant au bouton, manœuvre qui force le vaccin à pénétrer dans le tube et à le remplir exactement.

Parfois il arrive qu'en appuyant l'extrémité du tube sur le bouton, un filament de tissu cellulaire, un grumeau de pus ou de sang épais la bouche et empêche l'opération de se terminer; voici dans cette occurrence ce qu'il faut faire : on casse toute la partie du tube obstruée, et le fluide reparu sur la surface des boutons obéissants aux lois de la capillarité, le tube s'emplit d'autant plus vite que le bouton est plus largement ouvert.

Si la pustule était sèche, il faudrait en ouvrir une autre; en vain, persisterait-on à vouloir recueillir un virus trop peu abondant, l'enfant s'ennuierait et le médecin se fatiguerait sans résultats.

Chez certains sujets cette récolte se fait du sixième au huitième jour; plus tard, le virus devient plus épais, moins visqueux, moins transparent, et partant moins actif.

Pour charger les tubes, il faut avoir l'attention de ne pas changer l'extrémité par laquelle est entré le premier fluide ; si vous présentiez l'autre, le pus ne parviendrait pas à celui qui s'y trouve déjà logé, une bulle d'air s'interposerait entre les fluides et les vicierait en très-peu de temps (1). Les tubes remplis, vous enfoncerez leurs extrémités de 2 à 3 millimètres dans une chandelle de suif et dans cette condition, vous les poserez dans un autre tube plus long, plus gros, capable enfin d'en contenir de cinq à dix.

Les extrémités de ce dernier seront fermées à l'aide de bouchons bien ajustés, puis son intérieur sera rempli d'huile d'olive pour y laisser séjourner les ampoules; après cette opération, vous le roulez dans une feuille de plomb laminé, assez étendue pour faire trois tours et pour dépas-

(1) Ce qui concerne la manière de remplir les tubes capillaires est connu depuis longtemps; je n'en parle ici, que pour rappeler cette opération à ceux de mes confrères qui pourraient l'avoir oubliée.

ser de quelques centimètres ses extrémités, sur lesquelles vous reployez le plomb qui les dépasse (1).

Ainsi empaqueté, j'ai déposé le tout dans une boîte en fer-blanc continuellement maintenue sur le marbre du buffet de ma salle à manger, appartement exposé au nord, frais et humide; et dans de telles conditions j'ai conservé durant treize mois (du 2 septembre 1857 au 6 octobre 1858) du vaccin qui, à cet âge, a fait naître des boutons légitimes.

Au lieu de renfermer le vaccin et les gros tubes dans une boîte en fer, je les ai simplement roulés dans du plomb et conservés pendant un an et dix jours sur le marbre de mon buffet; et avec ce virus j'ai vacciné :

1° Julie Par..., 5 mois;
2° Émilie Job..., 7 mois;
3° Le Dru, 8 mois.

L'opération a réussi sur les deux premiers, sur le troisième la vaccine ne s'est pas développée.

(2) Je crois devoir ici donner le moyen de retirer promptement de l'huile les tubes capillaires, ce qui n'est pas chose facile sans l'auxiliaire suivant : prenez un tuyau de paille de 9 à 10 c. de longueur, débouchez un gros tube et cherchez avec la paille l'extrémité d'une ampoule que vous logez et que vous enfoncez dans le tuyau jusqu'à ce qu'il saisisse l'ampoule: alors en retirant le tuyau, il amène le petit tube.

Quinze jours plus tard, ce même vaccin m'a servi à opérer plusieurs enfants à Saint-Laurent (Vendée), et ces vaccinations sont bien venues.

Pour arriver aux mêmes résultats, j'ai eu recours à un moyen plus simple encore qu'il importe de faire connaître : vaccin et tubes, empaquetés dans du plomb comme il a été dit plus haut, ont été plongés dans un verre d'eau froide le 9 septembre 1860, et le 18 octobre 1861, j'ai transmis ce fluide sur :

1° Joseph Roi..., 6 mois ;

2° Joséphine Land..., douze mois, qui a produit quatre boutons sur le premier sujet et deux sur le deuxième enfant.

D'après ces faits, il sera donc indifférent de recourir à l'un ou à l'autre de ces modes de conservation ; mais il faut bien le reconnaître, le dernier est préférable.

A l'époque de mes premières recherches, j'ai tenté plusieurs épreuves qui ont échoué ; c'est ainsi que j'ai mis quatre tubes capillaires chargés de virus dans deux gros tubes arrangés et empaquetés comme précédemment ; le premier a été déposé sur le bureau de mon cabinet, appartement sec et chaud, situé au premier étage et regardant le midi ; le second a été placé dans le tiroir de ce bureau où il est resté du 12 décembre 1856 au 14 juin 1857. Ces virus, ayant été inoculés sur deux enfants, n'ont fait naître aucun bouton, bien que nous ayons pris pour faire cette opération, les mêmes précautions que pour l'inoculation du vaccin de treize mois.

A quelle cause rapporter l'insuccès du virus de six mois et le succès de celui qui avait sept mois de plus?...

Je ne puis l'attribuer qu'à la température douce d'une chambre humide et fraîche, d'une part, et de l'autre, à la tiédeur de l'air dans un appartement sec et chaud.

Il ressort donc de ces épreuves que le troisième mode de conservation devra souvent être employé. Grâce au liquide où les tubes seront plongés, l'on n'aura plus à s'occuper de la température de l'appartement; une chambre chaude et sèche conviendra aussi bien qu'une chambre fraîche et humide.

Ce n'est pas seulement pendant une année qu'on peut espérer de conserver au vaccin son activité, j'ai la preuve que du fluide conservé vingt-six mois d'après le premier mode de conservation, a fait naître des pustules superbes :

Le 10 octobre 1859, j'ai rempli deux tubes capillaires traités comme on a dit, et le 22 janvier 1862, j'ai transmis ce fluide sur le nommé Eugène Br..., âgé de six mois; à chaque bras j'ai pratiqué 6 piqûres qui ont donné naissance à 2 boutons (un sur chaque bras); ces pustules, arrivées à leur septième jour, étaient magnifiques.

Indépendamment des services que les dépôts de vaccin sont appelés à rendre aux vaccinateurs, je dois parler des avantages que retireront de cette innovation les comités de vaccine.

Qui ne sait les difficultés extrêmes que rencontrent fréquemment les directeurs de ces comités pour entretenir vivante la source de ce fluide?.. Aujourd'hui, il leur sera facile de pourvoir amplement aux exigences de la pratique.

Cinq ou dix gros tubes contenant chacun quinze ou vingt tubes capillaires seront à la portée de tout le monde. Chaque année, durant une campagne de vaccination, on renouvellera ces dépôts : puis le directeur expédiera les tubes capillaires dans un tuyau de plume rempli de bran de scie, comme cela se pratique à l'Académie impériale de médecine (1).

Si d'une part, un air sec et chaud détruit en quelques mois l'énergie du vaccin, à plus forte raison une température plus élevée, je soupçonne

(1) Plus haut, nous avons constaté que le virus peut se conserver durant plusieurs années.

que le vaccin ne résisterait pas mieux à une température trop basse : or, comme il importe de connaître ces diverses influences sur le virus, je crois utile de reproduire le résultat de ces recherches, les auteurs n'ayant rien fourni de bien précis sur la matière.

Le mardi, 9 août 1859, je me rendis à l'Académie impériale de médecine, à l'heure à laquelle se pratiquent les vaccinations : je remplis deux tubes capillaires placés ensuite dans un tube plus gros, qui furent entourés d'une feuille de plomb; de là, j'allai chez M. Leydecker, opticien, quai de l'horloge, lequel fut assez bon pour mettre son laboratoire à ma disposition; aidé de son concours je commençai mes expériences.

Parties égales de sel commun pulvérisé et même quantité de glace pilée ont été déposées dans un vase convenable. Dans quelques minutes, deux thermomètres en chemises, l'un au mercure, l'autre à l'esprit-de-vin, ont marqué 20 degrés au-dessous de zéro. A côté des thermomètres nous avons placé les deux ampoules renfermant le virus, qui n'a pas tardé à se congéler. Au travers des tubes, on remarquait, à l'aide de la loupe, que le vaccin était solide et offrait de petites paillettes, formant des faisceaux d'aiguilles dirigées dans tous les sens.

Nous avons maintenu la même température pendant trois heures; ensuite nous avons retiré les tubes, et, après quelques instants, soumis à une température de 25 degrés au-dessus de zéro, le fluide n'a pas tardé à reprendre son état ordinaire; puis, je l'ai replacé dans les conditions primitives, où il a demeuré encore pendant deux heures.

Mes tubes ont été conservés dans une température modérée à l'aide des feuilles de plomb et de la boîte en fer-blanc, etc., etc.

A mon retour à Mortagne, le 21 août 1859, j'essayai le virus d'une ampoule sur les nommés Pav..., âgé de dix-neuf mois, et Roi., âgé de quatre mois, tous deux bien constitués et bien portants. A chacun je fis 8 piqûres qui n'eurent aucun résultat.

La deuxième ampoule, préparée et conservée de la même manière, me permit de répéter ces tentatives, le 28 courant, sur les nommés Remige... (cinq mois) et Chi... (six mois). A chaque bras, je pratiquai 4 piqûres, tandis qu'aux fesses j'en fis un égal nombre, mais avec du vaccin ordinaire pris sur un enfant; les piqûres aux bras restèrent de nouveau stériles; au contraire, celles des fesses firent naître des pustules magnifiques.

De ces expériences, nous devons conclure

qu'un froid de 20 degrés altère le vaccin et lui enlève la faculté de se régénérer.

Je continuai ces tentatives avec du vaccin abaissé à une température de 12 degrés, et, le 2 avril 1860, je vaccinai le nommé Louis Huch... (sept mois) et Jean Bré... (dix-sept mois): à chaque bras, je fis 6 piqûres qui donnèrent sur le premier enfant 4 pustules et 3 sur le deuxième; toutes de bonne nature.

Le virus dont je me suis servi pour cette expérience était récolté depuis six mois; il fut exposé, durant huit heures, au froid sus-mentionné, et, pendant cette période, je constatai, à la loupe, qu'il ne s'était point congelé comme celui exposé à 20 degrés. Sa couleur seulement, au lieu d'être blanche, devint légèrement jaunâtre; enfin, il produisit les boutons signalés.

Ces faits démontrent que le fluide vaccin, à 12 degrés au-dessous de zéro, ne se congèle pas et qu'il ne perd aucunement de son activité; au contraire, on serait tenté de penser que ce froid ajoute à son énergie; car, bien que datant de six mois, il n'en conservait pas moins toute sa force. Ainsi, le vaccin à 20 degrés au-dessous de zéro se congèle et se décompose; à 12 il ne subit aucune altération.

Les faits dont nous venons de parler, nous édifient sur les précautions à prendre quand nous avons du vaccin à faire parvenir dans les pays où règnent des froids excessifs (Saint-Pétersbourg, Sibérie, etc., etc.). Ces envois doivent être entourés de corps mauvais conducteurs du calorique, pour les préserver des rigueurs de la température.

Première expérience. — Connaissant aujourd'hui le froid auquel arrive la décomposition du vaccin, il importe pareillement de savoir le degré de chaleur qui paralyse sa vertu reproductrice; c'est dans ce but que, le 14 septembre 1860, je commençai mes premières tentatives. Deux vases en fer-blanc, munis dans leur bas-fond d'un robinet, et pouvant contenir chacun un litre de liquide, furent remplis d'eau qu'on éleva, l'une à la température de 30, l'autre à celle de 35 degrés centigrades au-dessus de zéro. Dans chacun de ces liquides je plongeai une petite fiole hermétiquement bouchée où se trouvait logé un tube capillaire rempli de vaccin; enfin, à leur côté était un thermomètre pour indiquer la chaleur à donner aux liquides. Les choses étant ainsi disposées, je les ai maintenues dans cet état durant cinq heures, en surveillant constamment toutes les phases de ces opérations.

Enfin, je transmis ces virus (le 29 octobre 1860) sur les enfants Guin... (huit mois) et Guit... (trois mois).

Au bras gauche de ces enfants, le virus à 30 degrés, sur 6 piqûres a produit 6 boutons sur Guin..., et un égal nombre de piqûres a fait naître sur Guit... quatre boutons légitimes; aux bras droits de ces enfants le virus à 35°, sur Guin..., a produit 5 pustules sur 6 piqûres, et chez Guit... on a remarqué 4 boutons sur un égal nombre d'insertions.

Deuxième expérience. — Deux autres virus soumis aux températures de 40 et 45 degrés furent insérés, le 13 novembre 1860, sur les nommés Boil... (treize mois), et Bio... (deux mois). Au bras gauche du premier, 6 piqûres avec le virus à 40° donnèrent 5 boutons; sur Bior..., 6 piqûres ont fait naître 3 pustules; tandis que les vaccinations avec le virus à 45° aux bras droits de ces deux sujets n'ont produit aucun résultat.

Ces épreuves nous donnèrent à penser que le 45e degré pouvait bien être celui auquel se produisait la décomposition du vaccin; mais nous faisions erreur.

Troisième expérience. — Le 9 décembre 1860, on éleva deux nouveaux virus aux températures de 46 et 47 degrés; ensuite on les inocula sur les nommés Mor... (deux mois) et Gui... (deux ans); sur le bras gauche du premier sujet, le vaccin à 45° a engendré 3 pustules, et le même virus sur Gui... a fait naître un bouton. Sur les bras droits de ces opérés, le virus à 47° ne s'est pas régénéré.

Réflexions. — Remarquons ici l'étrangeté du fait : le virus à 45 degrés dans la deuxième expérience, sur 12 piqûres, n'a pas fructifié, tandis que sur un égal nombre de piqûres avec du virus à 46 degrés il s'est reproduit quatre fois!...

Quatrième expérience. — Le 10 janvier 1862, deux vaccins portés à la température, l'un de 47°, l'autre de 48°, ont été transmis sur :

1° Marie Bro... 5 mois;
2° Marie Soul... 7 mois;

aux bras gauches a été inséré le vaccin à 47° et aux bras droits le vaccin à 48°; ces virus sur les deux bras ont fait naître des pustules superbes.

Cinquième expérience. — Le 22 janvier 1862, deux virus chauffés, l'un à 50° et l'autre à 55°, ont été inoculés sur :

1° Alexandre Malab... 2 mois et demi;
2° Félicité Pin... 6 mois et demi;
3° Rosalie Jam... 7 mois et demi;

aux bras gauches le virus à 50° et aux droits le virus à 55°. 6 piqûres faites à chaque bras n'ont produit aucun résultat : ainsi 18 piqûres pratiquées avec chaque virus, n'ayant donné aucun résultat, nous portent à penser que le degré de chaleur qui enlève au vaccin la faculté de se régénérer, est entre le 50e et le 55e degré centigrade au-dessus de zéro; pour être plus fixés sur l'exactitude de ce fait, il convient de répéter cette épreuve.

En appliquant de nouveau à la pratique le résultat de ces recherches, nous voyons que quand il faudra expédier du vaccin dans les pays où règnent des chaleurs excessives (le Sénégal, les Antilles, etc., etc.), il sera essentiel de tenir ces envois à des températures au-dessous du 50e degré; sans cette précaution, une chaleur plus élevée paralyserait les facultés régénératrices du vaccin.

Je conclus de là : 1° Que tout vaccinateur usant des moyens dont nous avons parlé, aura en toute saison un dépôt permanent de virus capable de se reproduire après plusieurs années;

2° Qu'un froid de 20 degrés au-dessous de zéro congèle le vaccin et lui enlève la faculté de se reproduire ;

3° Que la congélation et la décomposition de ce fluide s'effectuent sous un froid placé entre le 15e et le 20e degré au-dessous de zéro;

4° Que le degré de chaleur auquel s'opère la décomposition du vaccin se trouve entre le 50e et le 55e degré centigrade au-dessus de zéro;

5° Que le meilleur moyen de conserver le vaccin, c'est de le recueillir dans des tubes capillaires qu'on place dans un gros tube plein d'huile, le tout entouré de plomb et maintenu dans un lieu frais et humide; ou mieux encore, déposé dans un verre d'eau froide ;

6° Que les expéditions de vaccin dans les régions où régnent des températures exagérées doivent être maintenues dans une atmosphère propre à prévenir leur décomposition ;

7° Qu'à l'avenir les comités de vaccine n'étant plus dépourvus de virus vaccin, pourront répondre aux demandes faites à l'improviste lorsque survient une épidémie.

Ici, se terminent mes études sur la vaccine. Honoré de plusieurs médailles d'or et d'argent dé l'Académie Impériale de Médecine, cette compagnie mit le comble à ses faveurs envers moi par ces paroles adressées à l'autorité supérieure : « L'Académie, M. le Ministre, croit devoir mettre « avant tout sous vos yeux le nom d'un vaccina- « teur qui, dans tous les temps, a donné des « preuves de ce dévouement qui doit fixer sur « lui votre attention et votre bienveillance (1). »

(1) *Voyez le rapport de l'Académie de* 1839 sur les vaccinations de 1837, page 44; et le rapport de 1841 sur les vaccinations de 1839, pag. 203.

Aux mêmes époques, le Comité central de vaccine de mon département me décerna deux médailles en or.

En 1858, le Rapport de la commission de vaccine, page 109, s'exprime comme il suit : « M. Hullin, docteur-médecin à Mortagne, qui a, « comme les années précédentes, pratiqué de « nombreuses vaccinations, a consigné dans ce « travail les principaux résultats de sa pratique :

« Il a guéri par la vaccination une tumeur « érectile que portait au front une femme de « vingt-huit ans;

« Il a décrit une lancette à vaccination imagi- « née par lui, etc. . . . .

« Comme on peut le voir, par les documents « qui précèdent, M. le docteur Hullin se place « toujours en tête des vaccinateurs les plus zélés « de son département (1), soit par le nombre des « vaccinations, soit par les travaux scientifiques « dont il puise les éléments dans les faits de sa « pratique étendue et déjà ancienne. . . »

L'Académie, aujourd'hui, a entre les mains mes dernières recherches sur cette matière. Dans son prochain rapport, elle nous donnera, sans doute, son opinion sur la valeur de ce travail; travail que nous avons fait connaître dans la troisième partie de ce mémoire.

Puissent ces recherches être utiles aux hommes et à la science.

(1) Depuis vingt-six ans le nom de M. Hullin a toujours figuré le premier en tête de la liste des vaccinateurs de la Vendée.

VI

DE LA DYSENTERIE ÉPIDÉMIQUE DE MORTAGNE (VENDÉE) EN 1849, ET DES ANALOGIES DE CETTE ÉPIDÉMIE AVEC LE CHOLÉRA QUI RÉGNAIT EN MÊME TEMPS AUX ENVIRONS DE CETTE VILLE.

Mortagne (l'antique Ségora des Romains) est bâtie sur la crête et le versant d'une colline exposée au sud-ouest, à près de 200 mètres au-dessus des eaux de la Sèvre nantaise, qui coule à ses pieds. De cette ville située sur un mamelon élevé, on découvre donc la vallée à laquelle la Sèvre a donné son nom et où les artistes vont chercher des inspirations et des points de vue délicieux. Aux agréments de la situation, Mortagne joint l'avantage d'avoir des rues bien percées, spacieuses et assez inclinées pour ne conserver aucune eau stagnante. Les environs, formés d'un terrain léger et sablonneux, se laissent facilement pénétrer par les eaux, et les plantations dont ils sont couverts sont si touffues qu'elles impriment à l'air une circulation qui en entretient la pureté; et cependant, malgré ces avantages, Mortagne n'est pas exempte d'épidémies. Depuis trente-deux ans que j'y pratique la médecine, j'y ai vu deux fois la dysenterie : la première en 1832, pendant que le choléra exerçait ses ravages aux environs (1), la deuxième en 1849, encore sous le règne du choléra (2).

Y a-t-il maintenant entre le choléra et la dysenterie des rapports de nature tels que ces deux maladies puissent se remplacer à peu près comme la vaccine et la petite vérole se substituent l'une à l'autre; ou, au contraire, ces deux maladies s'excluent-elles mutuellement? entre ces deux suppositions je ne me prononce pas; je signale seulement les faits et en abandonne l'explication à de plus habiles que moi.

A ces faits j'en puis joindre un autre du même genre : je tiens de bonne source que Savenay, petite ville de Bretagne, peu distante de Paimbeuf, où régnait le choléra, échappa complétement à l'épidémie qui était, pour ainsi dire, à ses portes; mais, si elle n'eut pas le choléra, elle eut la dysenterie.

Je ne parle ici que d'épidémies; mais il va

(1) A Cholet, au village de la Girardière (Maine-et-Loire).

(2) Baurepaire (Vendée); Vihiers (Maine-et-Loire).

sans dire qu'à Mortagne, comme ailleurs, il ne se passe guère d'automne où je n'observe quelques cas isolés de dysenterie.

Au reste, la nature se montre toujours la même :

Combien de fois mon père, vieillard de quatre-vingt-quatre ans, ne m'a-t-il pas dit qu'il y avait vu fréquemment des épidémies de dysenterie, et la plupart très-graves !

Celle dont je parle se présentait aussi sous les apparences les plus effrayantes, et, si la mortalité n'a pas répondu à ce que faisaient craindre les symptômes, j'ai lieu de croire que le traitement que j'ai employé n'a pas peu contribué à éloigner le danger. Je le dis avec d'autant plus de satisfaction que ce traitement, je le dois en grande partie à la pratique de mon père.

Causes de l'épidémie. — L'épidémie éclata sous l'influence d'une chaleur excessive. L'air était sec et embrasé. C'est le 15 juillet 1859 que le premier malade s'offrit à mon observation. J'en vis un autre cinq ou six jours après ; ils se rétablirent facilement et en peu de temps. La maladie sembla s'arrêter pendant quinze jours ; mais au bout de ce temps, l'épidémie fit explosion. J'eus donc le même jour 17 malades à voir dans dix-sept maisons différentes, situées dans les quartiers les plus élevés de la ville, et fort éloignés des demeures des deux premiers malades. Je fais cette observation pour montrer que ni l'infection, ni la contagion n'ont contribué en rien aux progrès de l'épidémie. Et ce qu'il y a de plus remarquable, c'est que tandis que les lieux dont je parle étaient en proie à la maladie; les quartiers les plus bas et en apparence les plus malsains n'avaient pas de malades.

Cependant je ne saurais taire que lorsque l'épidémie entrait dans les familles nombreuses, souvent elle en atteignait successivement tous les membres; avec l'attention de laisser un intervalle de six à douze jours entre chaque nouvelle invasion.

Il est triste, mais il est vrai de dire que le fléau a particulièrement sévi dans la classe des indigents, laquelle est à la vérité la plus nombreuse; cependant celle des riches lui a payé aussi son tribut, et j'en pourrais ici citer plus d'un exemple.

Marche des symptômes. — Au début, les malades se plaignaient de coliques plus au moins fortes; en même temps, la fièvre s'allumait et la réaction s'étendait à tous les organes, mais principalement à l'estomac et au cerveau; c'était la première période.

La seconde était marquée par un surcroît dans

l'intensité des symptômes : les coliques demeuraient plus vives, les selles plus fréquentes, les ténesmes plus insupportables; et, au contraire, les urines étaient rares, peu abondantes et quelquefois nulles. La langue était saburrale.

La troisième période s'annonçait par la prostration des forces et le refroidissement des membres.

Mais, au lieu d'une description générale, je vais rapporter une observation qui réunit la plupart des symptômes de l'épidémie; observation d'autant plus intéressante qu'on croirait, à la ressemblance des symptômes, que le choléra et la dysenterie ne sont que des modifications de la même maladie. En effet, même refroidissement, mêmes coliques, mêmes envies de vomir avec crampes d'estomac, hoquet, même extinction de la voix, même insensibilité du pouls, même liberté d'esprit jusqu'au dernier moment, même décomposition des traits, etc., etc.

Le 30 juillet je fus appelé près de Gar..., âgé de dix ans, sourd de naissance, d'un tempérament lymphatique et d'une constitution faible; il est malade depuis dix heures seulement, et la maladie débuta par des frissons. A ma première visite : décubitus sur le dos, coma profond dont on ne peut le tirer ni en le secouant ni en le pinçant, chaleur vive à la peau, langue sèche, saburrale, couverte d'un enduit jaune; ventre ballonné, borborygmes, dévoiement bilieux, sanguignolent; pouls plein, fréquent (138 pulsations), soif vive; le malade fait sous lui. (6 sangsues à l'anus, synapismes renouvelés aux extrémités, lavements anodins, tisane albumineuse.) Cet état dure 30 heures. Le 2 août, au matin, la fièvre a baissé, le malade a repris sa connaissance; le pouls est à 116 pulsations G... se plaint de céphalalgie, de coliques intenses, il a des évacuations incessantes avec ténesmes; du reste, même état que la veille. Croyant voir dans le début de cette maladie un accès de fièvre pernicieuse dont le retour pouvait emporter le malade, mon premier soin fut d'employer les fébrifuges (1), en conséquence, 50 centigrammes de sulfate de quinine furent administrés en 3 doses dans une potion laudanisée; en même temps je fis appliquer 4 nouvelles sangsues à l'anus; trois heures après l'administration du sel de quinine, je donnai 75 centigrammes d'ipécacuanha en décoction qui produisirent quatre vomissements bilieux; après ces vomissements j'ordonnai une potion calmante et une tisane albumineuse, etc...

(1) Bien qu'il y eut inflammation peu propre à permettre l'emploi des fébrifuges, je crus cependant indispensable de recourir à cette médication; car de deux maux il fallait éviter le pire.

Le 3 et le 4, même état; coliques moins vives, selles moins fréquentes; quoiqu'il n'y en ait pas eu moins de 50 dans la nuit; rêvasseries, aussitôt que le malade veut dormir, agitation et plaintes continuelles, urines rares et brûlantes au passage, faiblesse (*bains de fauteuil, lavements anodins, potion calmante alternée avec une potion tonique; le matin,* 15 *grammes de manne en solution*).

Les 5, 6 et 7 l'état est le même.

Le 8 et le 9, le malade a du hoquet, il a perdu ses forces et a maigri sensiblement; il est plus sourd que de coutume; du reste même état.

Le 11 et le 12 point de changement, il a rendu deux lombrics par la bouche.

Le 13, 14 et 15, le malade est plus assoupi, cependant il se réveille pour demander à aller à la garde-robe.

Du 16 au 20, ses forces sont encore plus épuisées, les extrémités sont froides; les selles ont changé d'aspect et de nature, elles sont plus fétides, de la consistance et de la couleur de la lie de vin rouge; la nuit a été agitée par des rêves pénibles, délire, expulsion de plusieurs lombrics dans les gardes-robes, léger frémissement des tendons, fléchissures des doigts; langue fuligineuse, la gorge offre des aphthes (tisane vineuse, 2 vésicatoires aux jambes, potions toniques et potions astringentes, 6 centigrammes de camphre en trois doses).

Du 20 au 30, point de changement.

Le trente-cinquième jour, le malade se plaint de la gorge qui est couverte d'ulcérations aphtheuses, il avale difficilement, le hoquet continue; le froid des extrémités augmente; les joues sont froides, la langue à peine chaude tandis que le front conserve une assez forte chaleur; le pouls reste fréquent et faible (128 pulsations).

Le quarante-deuxième. G... paraît d'une maigreur extrême, sa figure est décomposée, les traits sont crispés, les yeux profondément enfoncés; le malade est généralement froid, le pouls filiforme est à peine perceptible, mais régulier; somnolence continuelle dont on ne le tire que très difficilement; douleurs et crampes d'estomac; hoquet, coliques et dévoiement bilieux sanguinolent. Cet état dure plusieurs jours et à la couleur près, G... ressemble à un cholérique, on le croit mort à chaque instant. (Même prescription; vin de Malaga, tisane vineuse, potion tonique et astringente), cet état dure plusieurs jours.

Le quarante-huitième jour, la chaleur se relève il en est ainsi du pouls qui a perdu de sa fréquence depuis l'apparition de la gangrène aux jambes et d'un escarre au sacrum (même prescription).

Le cinquantième jour et les suivants, le malade est moins faible; douleurs et coliques d'estomac, la figure est moins cadavéreuse, il ouvre les yeux plus facilement, le pouls est à 110 pulsations et très-faible; les selles demeurent toujours fréquentes, elles ont changé d'aspect et présentent la couleur et la consistance d'une purée claire. (Les vésicatoires et l'escarre se pansent avec la poudre de quinquina; du reste même prescription.)

Le cinquante-huitième jour, le malade a repris des forces, il change seul de position dans son lit; son teint est moins pâle. (Même médication.)

Le soixante-deuxième jour, convalescence; la fièvre a cessé et le soixante-dixième le malade commence à se lever.

Chez ce malade comme chez tous les autres de la troisième série, la convalescence fut longue à se déclarer et difficile à se maintenir; le moindre écart de régime suffisait pour produire une rechute plus ou moins sérieuse.

La durée de la maladie chez tous ces malades a varié de 16 jours au moins à 70 au plus.

Quelquefois l'épidémie s'écartait de sa marche ordinaire et présentait les symptômes les plus insidieux et les plus propres à tromper le médecin; ainsi la fièvre la plus intense, le délire, les selles les plus fréquentes n'étaient pas toujours le présage d'une longue maladie. J'ai vu des malades dans cet état, et au bout de 7 à 15 jours il n'y paraissait plus.

D'autres fois c'était l'inverse : l'épidémie débutait par des symptômes, en apparence, les plus bénins; coliques peu vives, léger ballonnement du ventre, point de fièvre ni chaleur à la peau, bref, les malades n'éprouvaient d'autres dérangements que d'aller souvent à la garde-robe. Cela durait 5 à 6 jours, quand tout à coup et sans cause appréciable, la fièvre s'allumait, les coliques redoublaient, les déjections se multipliaient avec des ténesmes intolérables et tout faisait craindre une terminaison funeste.

Parmi ces malades, les uns ne donnaient aucune attention à leur état; les autres plus craintifs s'en préoccupaient très-sérieusement et réclamaient de bonne heure les ressources de la médecine; mais il arrivait souvent que rien ne pouvait entraver le cours de la maladie.

L'épidémie était fréquemment compliquée d'une affection vermineuse; et, cette affection n'existait pas seulement sur les enfants mais encore chez les adultes; elle se montrait vers le milieu ou sur la fin de la maladie. C'est au même moment qu'on voyait paraître les aphthes et le hoquet; à l'apparition de ces accidents, l'estomac devenait douloureux, douleur que je crois pouvoir attribuer à la répétition des aphthes sur la membrane muqueuse de ce viscère; et les aphthes de l'estomac à leur tour provoquaient un hoquet plus ou moins tenace.

Ainsi, bien que les aphthes et le hoquet qui apparaissent aux époques signalées soient redoutables, ils ne le sont pas pourtant autant que le prétendent, certains auteurs qui disent : « Lorsqu'au déclin de la maladie, l'intérieur de la bouche et de la gorge sont couverts d'aphthes, la mort est presque certaine... Le hoquet au commencement de la maladie n'est pas dangereux; mais à une période plus avancée, il annonce une mort prochaine (1). »

A ces paroles j'oppose mes observations; en effet, tous les malades de la troisième série ont présenté ces symptômes et cependant presque tous sont guéris, à l'exception de trois; mais, comme ils présentaient d'autres signes de gravité, il est évident que le médecin ne pouvait pas puiser l'idée du danger dans le hoquet seulement : ainsi les déjections alvines étaient liquides et sanguinolentes; elles avaient une couleur lie de vin et répandaient une odeur non équivoque de gangrène.

Quoi qu'il en soit de l'importance du hoquet,

(1) (Voir *Dictionnaire des sciences médicales*, mot DYSENTERIE. page 369.)

c'est un symptôme qu'il faut éloigner autant que possible, et le moyen qui m'a le mieux réussi est l'acétate de morphine; il était rare que ce médicament ne le diminuât pas, s'il ne le faisait pas cesser entièrement.

Une remarque que je ne dois pas omettre, quoique je ne puisse ici expliquer le fait, est la suivante : j'ai observé chez plusieurs enfants que les selles qui, au sortir de l'intestin étaient jaunes, devenaient vertes après avoir été en contact avec l'air pendant quelques heures.

J'ai observé encore deux cas de dysenterie appelée blanche par les auteurs et qui serait mieux nommée dysenterie *sèche*, car, au lieu de selles c'est une constipation des plus opiniâtres. A cela près, tout est comme dans la vraie dysenterie. De ces deux malades, le nommé M... a souffert pendant 5 semaines de coliques horribles avec des épreintes non moins douloureuses. Ce malheureux ne rendait que quelques mucosités épaisses, blanchâtres comme du blanc d'œuf et parsemées de stries de sang. L'autre malade est l'auteur même de ce mémoire; il a été retenu pendant près d'un mois avec des douleurs auxquelles il ne peut penser encore de sang-froid.

J'ai cru remarquer qu'une des causes qui entretenait la dysenterie en ajoutant à sa gravité était le refroidissement qu'éprouvaient les malades en allant à la garde-robe, refroidissement d'autant plus fâcheux que les besoins sont plus fréquents, et depuis que j'ai fait cette remarque, j'ai conseillé aux dysentériques gravement atteints de se satisfaire dans leur lit sauf à renouveler les draps qu'on passe sous eux au fur et à mesure du besoin.

Contagion. — La dysenterie est-elle contagieuse?... Je commence par déclarer qu'à mes yeux il n'y a pas de différence entre l'infection et la contagion. Ce sont des mots qui emportent la même idée. Que m'importe en effet qu'une maladie se transmette par l'attouchement du malade ou qu'elle soit apportée par l'air qui l'environne? Dans ces deux cas, l'effet est le même.

Maintenant voici les faits tels que je les ai vus : tout d'abord, la dysenterie a éclaté subitement dans 17 maisons différentes, toutes habitées par des familles nombreuses et pauvres : jamais je n'ai vu deux malades pris le même jour dans la même maison; mais ils étaient frappés successivement et à des intervalles de 6 à 12 jours.

Or, je le demande, peut-on supposer que les causes premières de l'épidémie quelles qu'elles soient, continuaient d'agir dans le cours et sur la fin de la maladie comme aux premiers jours?...

A parler franchement, nous ne le pensons pas, d'autant que la température chaude et sèche qui précéda l'invasion de l'épidémie, ne dura que 6 semaines (du 20 juillet au 15 septembre); à cette dernière date les conditions atmosphériques changèrent tout à coup et l'atmosphère se rafraîchit subitement; les nuits étaient même froides.

Après des variations si brusques, il était naturel d'espérer un changement correspondant dans l'intensité de l'épidémie; mais ce qui est vraisemblable n'arrive pas toujours. Et en effet, la maladie resta la même, sans diminution ni dans la gravité des symptômes, ni dans le nombre des malades, et cela dura depuis le 20 septembre jusqu'au 1er novembre; la seule différence que je remarquai, c'est qu'au lieu d'être attaqués simultanément comme dans le principe, les nouveaux malades l'étaient successivement, et ce qui est digne de remarque c'est que presque tous occupaient des maisons ou l'épidémie était déjà entrée; de sorte que je me crois en droit d'attribuer la persistance du fléau à la viciation de l'air, ou à l'infection plutôt qu'aux autres causes. Quelque chose de plus positif en faveur de la contagion telle qu'on l'entend, c'est que cinq personnes venues de loin à Mortagne pour donner leurs soins à des parents, en rapportèrent l'épidémie dans leurs localités; elles n'en furent pas saisies en quittant Mortagne, mais, elles y avaient puisé le germe qui bientôt fit explosion.

Deux de ces malades étaient deux femmes qui périrent victimes de leur dévouement; les autres se rétablirent.

J'ai suivi ces faits d'assez près pour rester convaincu que la dysenterie dont je parle se transmettait d'un sujet à un autre soit par contact, soit par l'air, deux modes différents de contagion. Et qu'on ne dise pas que tous ceux qui ont soigné ou approché les dysentériques n'en ont pas gagné la maladie; ou cette objection ne signifie rien, ou il n'y a pas de maladie contagieuse; car il n'en est pas qui se communique toujours et à tous; qui ne sait que les dispositions varient d'un sujet à l'autre?.. Et cette vérité répond à tout.

TRAITEMENT. — Je n'ai pas cru, je ne crois pas qu'il y ait un traitement unique applicable à tous les cas d'une même maladie; pas plus de la dysenterie que d'un autre; je suis de l'école éclectique et je m'en fais gloire. J'ai donc pris un peu partout, suivant les indications qui s'offraient à moi. Et il faut bien croire que la méthode que j'ai suivie n'est pas mauvaise, puisque sur 104 malades que j'ai traités je n'en ai perdu, que 5 (1). Ajouterai-je que les malades que j'ai perdus je ne pouvais les sauver dans les conditions hygiéniques où ils se trouvaient. Le premier est une dame de 79 ans; le deuxième un enfant de 4 ans chétif et malingre; le troisième un enfant de 35 mois; le quatrième un enfant de 15 mois, et le cinquième une femme de 74 ans. Tous les adultes ont résisté bien que les malades de la 3me série fussent tous très-gravement attaqués.

J'ai employé avec avantage les saignées générales, mais j'y ai eu recours rarement; j'ai été moins réservé à l'égard des saignées locales.

Après la saignée, j'avais recours aux évacuants des premières voies, puis aux calmants, et finalement aux toniques et aux astringents.

J'atteste ici que nulle médication n'aurait

(1) N'ayant pas, dans ce travail, réuni l'histoire de tous mes malades, j'ai cru devoir, dans des tableaux, signaler le nom, la profession, l'âge des sujets; le début, la durée de l'affection et les autres faits intéressants; de ces tableaux il résulte que j'ai traité 104 personnes dans 66 maisons.

41 maisons comptèrent plusieurs dysentériques et 25 n'eurent qu'un seul malade.

J'ai soigné 36 hommes de 16 à 78 ans;
28 femmes de 16 à 79 ans;
24 enfants mâles d'une année à 15 ans;
16 filles, également d'un an à 15 ans.

Sur 104 malades je n'en ai perdu que 5.

Savoir : 4 sujets du sexe masculin.
Et 2 du sexe féminin.

suffi à toutes les indications d'une maladie compliquée et si tenace; mais toutes celles que j'ai nommées trouvaient leur place et avaient leur utilité.

A l'égard des saignées, notre épidémie a présenté ceci de remarquable qu'elles y étaient bien supportées. Jamais elles n'ont produit cette prostration des forces dont parlent les auteurs. Elles ne faisaient que réprimer le mouvement du sang et les phénomènes de réaction, et préparaient ainsi la voie à l'administration des vomitifs et des purgatifs.

Après avoir signalé d'une manière générale les médications dont nous avons fait usage, il faut en préciser les indications.

Au début de la maladie, s'il y avait des signes un peu vifs de réaction, je prescrivais une saignée, soit générale, soit locale; des bains, des lavements émolients et anodins, etc., et dès le lendemain, je passais aux vomitifs. J'avais adopté l'ipécacuanha qui, à la propriété de faire vomir, joint celle de réprimer les évacuations alvines; je le donnais à la dose de 90 à 150 centigrammes et j'obtenais ordinairement deux ou trois vomissements. Après les vomissements je revenais à la potion calmante de la veille : c'est en général une très-bonne pratique de prescrire les calmants après les évacuations des premières voies.

Le troisième jour et pendant que le tube digestif était encore ému de la secousse de la veille, j'administrais de légers purgatifs; soit 50 à 60 grammes de manne en solution dans l'eau. Le même moyen était renouvelé 4 ou 5 fois dans le cours de la maladie.

J'ai dit plus haut que la dysenterie avait éclaté sous l'influence des chaleurs les plus vives et les plus sèches. Le propre de cette température est comme on sait, de développer le génie bilieux : tel était en effet le caractère de la constitution médicale; et il y paraissait bien aux flots de bile que rendaient les malades. Ainsi les évacuants, loin d'irriter le tube digestif, ne faisaient que le calmer en le débarrassant des produits irritants qu'il contenait, et ainsi s'amoindrissaient les coliques et les ténesmes. Ces heureux effets je les ai constatés sur mes clients et sur moi-même.

Au reste, en faisant cette remarque, je sais qu'elle n'a rien de nouveau ; elle ne fait que confirmer l'observation des anciens et cela même me donne plus de confiance dans la mienne. Je crois avec eux qu'il est des maladies où la bile acquiert des propriétés âcres, corrosives qui ne peuvent qu'irriter les organes avec lesquels elle se met en contact; et, je crois encore qu'il n'y a pas de meilleur moyen de mettre fin à ces irritations, que d'expulser la cause qui les produit.

Dans la deuxième période, c'était un autre ordre de moyens. C'est ici que je place les bains, les lavements et les calmants : entre tous les calmants, les plus puissants, les plus sûrs sont, sans contredit, les préparations d'opium; mais, ces préparations sont nombreuses, et comme elles n'ont pas toutes les mêmes vertus, il y avait nécessairement un choix à faire ; j'ai employé particulièrement le laudanum de Sydenham et l'acétate de morphine. Or, sur ces deux préparations, j'ai fait une remarque qu'il est bon de consigner ici. Il m'a semblé que l'acétate de morphine calme plus promptement les douleurs, mais il ne diminue pas le cours de ventre; au contraire, le laudanum arrête les évacuations et agit faiblement sur les douleurs. Après ces paroles, il est inutile d'ajouter que je réservais le sel de morphine pour les cas où les coliques étaient très-vives. Tandis que j'employais le laudanum quand j'avais plus particulièrement en vue de réprimer les évacuations.

Dans la nuit du 22 septembre dernier, on vint me chercher pour voir un enfant; il s'appelait A..., et pouvait avoir 35 mois; cet enfant, ordinairement bien portant, dont la maladie remontait à trois semaines, souffrait horriblement depuis cinq heures de coliques atroces : A..., d'une agitation extrême, se jetait à droite et à gauche ; et, sans des précautions convenables, il se fût fortement meurtri. Quelquefois ses mains se cramponnaient au bois du lit et dans cet instant la tête était portée en haut et en arrière par suite des contractions permanentes des muscles du cou; enfin l'enfant aux abois, n'en pouvait plus et serait infailliblement mort durant ces convulsions si nous n'avions pu le soulager.

Les bains et le laudanum à forte dose avaient été insuffisants : je prescrivis de nouveau un bain entier où le malade resta une demi-heure; puis je donnai en même temps une pilule de 6 milligrammes d'acétate de morphine, avec le dessein d'en donner une deuxième si la première n'avait pas produit l'effet désiré. La première suffit pour faire taire toutes les douleurs; 5 minutes après cette médication, l'enfant s'endormit dans le bain et fut calme le reste de la nuit. Cette observation est intéressante sous plus d'un rapport. Il y avait quelque chose d'insidieux dans la maladie d'A...; en effet, dans le principe, il ne ressentait que quelques légères coliques, accompagnées de selles sanguinolentes peu fréquentes et d'un peu de ténesme; il était sans fièvre et même, dans l'intervalle des coliques, le ventre était souple et sans douleur. Cet enfant était à la campagne lorsqu'il tomba malade; je ne le vis que le quatrième jour de son retour et de sa maladie : il offrait les symptômes signalés et bien qu'ils fussent peu graves, en apparence, je crus reconnaître dans leur ensemble et surtout à l'expression des traits du visage une maladie sérieuse et déguisée qui ne tarderait pas à se déclarer. Je fis part de mes craintes aux parents qui ne les partagèrent pas; mais qui n'en donnèrent pas moins des soins empressés à leur enfant.

Trois jours après ma première visite, mes prévisions se réalisèrent; en effet, malgré ma médication opportune et régulièrement faite, la fièvre prit une intensité considérable et présentait des apparences de la fièvre typhoïde. Après des alternatives de bien et de mal, A..., au vingt-unième jour de sa maladie éprouva les coliques affreuses dont nous avons parlé. Les coliques furent calmées et le calme se soutint pendant plusieurs jours, au point que nous crûmes à la guérison, lorsque tout à coup et sans cause connue, la fièvre redoubla; il survint du délire et un coma profond; perte de connaissance, strabisme : je crus le malade perdu, erreur! sous l'influence de larges vésicatoires aux jambes, la fièvre et les autres accidents diminuèrent.

L'emploi des fébrifuges laissa encore pendant dix jours le malade dans un état assez satisfaisant. A cette époque, deux confrères le virent et crurent comme moi à sa guérison. Cependant nous nous trompions encore ; on prescrivit, à l'intérieur et par le rectum, le nitrate d'argent; plus tard on donna également le sulfate acide d'alumine. Ces médicaments furent loin de produire d'heureux effets; l'enfant devint de plus en plus souffrant, et après sept semaines de maladie, il finit par succomber avec une anasarque. Ayant moi-même contracté le fléau, je fus retenu au lit près d'un mois, et l'enfant mourut dans cet intervalle.

Durant la troisième période les malades tombaient dans l'adynamie : les selles étaient fréquentes et minaient de plus en plus les forces. Il y avait donc lieu de recourir aux toniques et aux astringents unis aux opiacés. Cette combinaison eut les plus heureux résultats; et je demeure convaincu que c'est à elle que je dois le salut de mes malades.

Les toniques que j'ai employés sont le sulfate de quinine et l'extrait de ratanhia. Cet extrait, je le faisais dissoudre dans une potion laudanisée; je donnais le sel de quinine de la même manière. L'extrait de ratanhia m'a rendu de grands services : il a tari des dévoiements colliquatifs que j'attribuais à la destruction plus ou moins complète de la muqueuse des gros intestins.

Je ne veux pas oublier une préparation qui

m'était familière ; c'est une décoction de riz à la dose de 30 grammes sur 600 grammes d'eau : je faisais bouillir d'autre part 120 grammes de pulpe de coing, dans la même quantité d'eau, jusqu'à réduction d'un tiers ; je mêlais les deux décoctions et j'ajoutais 250 grammes de vieux vin de Bordeaux avec 150 grammes de sucre.

Les malades prenaient trois fois par jour un demi-verre de cette préparation.

Je me suis assuré que les préparations albumineuses tant prônées dans ces derniers temps contre la dysenterie n'obtiennent pas toujours les effets qu'on leur attribue. J'affirme du moins qu'elles ont complétement échoué dans l'épidémie que je décris ; mais, pour être juste, je dois dire aussi que je les ai employées avec succès dans d'autres cas et sur des malades gravement affectés.

Si je l'osais, je dirais, sur la foi de mes succès, que, dans l'épidémie de 1849, nul traitement exclusif n'eût réussi : les saignées sans les évacuants eussent été plus nuisibles qu'utiles, et de même les évacuants sans les calmants, et les calmants sans les toniques. D'où l'on voit que les diverses médications se prêtaient un appui mutuel et rien, à mon sens, n'eut été plus chimérique que l'espoir de trouver un remède unique à une maladie si compliquée.

Conclusions. — 1° En 1849 Mortagne a été le théâtre d'une épidémie de dysenterie grave qui présentait les plus grandes ressemblances symptomatiques avec le choléra, et pour comble, cette épidémie a éclaté dans des circonstances analogues à celles de l'épidémie dysentérique de 1832;

2° Il semble qu'à ces deux époques la dysenterie a préservé la ville du choléra, comme si ces deux maladies pouvaient se substituer l'une à l'autre, ou ne pouvaient vivre ensemble;

3° Que la dysenterie de 1849 se transmettait par voie de contagion;

4° Que l'acétate de morphine et le laudanum, ayant des propriétés différentes, ne peuvent être employés indistinctement dans les mêmes cas;

5° Que chaque épidémie de dysenterie a son génie particulier, d'où il suit que les médicaments qui réussissent dans l'une ne réussissent pas dans l'autre:

6° Bien que les aphthes et le hoquet soient redoutables, quand ils surviennent dans le milieu ou sur la fin de la maladie, il y a certainement de l'exagération à dire qu'ils sont le présage certain d'une mort prochaine; et, en effet, la plupart de mes malades sont guéris;

7° Que les aphthes se rencontraient d'autant

plus nombreux que les sujets n'avaient pas été suffisamment évacués au début.

J'ai eu l'honneur de communiquer ce mémoire à l'Académie impériale de médecine; un rapport a été fait, il se termine ainsi (1): « Tel est, messieurs, l'exposé sommaire du travail qui vous a été transmis; mais cet exposé resterait incomplet si je ne vous mettais à même d'apprécier la conduite de notre collègue, par la lettre qui accompagnait l'envoi de ce Mémoire, lettre adressée par M. le Préfet de la Vendée à M. le Ministre de l'agriculture et du commerce où se trouve le passage suivant :

« Je dois ajouter à ces pièces, M. le ministre, « une délibération du conseil municipal de Mor- « tagne en date du 25 novembre dernier, qui « constate les services rendus dans cette triste « circonstance par M. Hullin, et les témoignages « de gratitude que les ouvriers de cette ville et le « conseil municipal ont cru devoir lui donner « publiquement pour les soins désintéressés « qu'il leur a donnés (2).

(1) Voyez *Bulletin de l'Académie*, t. XV, page 928.

(2) Extrait du registre des délibérations de la séance du 25 novembre 1849, ainsi conçu :

« Le conseil municipal étant sur le point de clore son procès-

« M. Hullin a l'habitude du dévouement, et « ce dévouement est toujours généreux. Il a puis- « samment contribué à la propagation de la vac- « cine, et dans toutes les circonstances il a mon- « tré un zèle digne des plus grands éloges. »

« Je crois devoir ajouter à ces paroles de M. le préfet de la Vendée, que notre collègue a été frappé par l'épidémie qu'il combattait avec tant d'abnégation et de succès, et que pendant plusieurs mois sa santé a été profondément altérée.

« De l'ensemble de ces faits, j'ai l'honneur de proposer à l'Académie :

« 1° D'adresser une lettre de remerciement à M. Hullin ;

verbal après ses délibérations, le sieur Gaborit, président de la société philanthropique des ouvriers de Bourneau et de Saint-Lazare, de cette ville, accompagné des sieurs Guillebeaud François, Séguin, Picournier et Garreau, s'est présenté et a demandé la permission de lui lire une lettre de la part de tous les ouvriers des quartiers de Bourneau et de Saint-Lazare, exprimant au docteur Hullin leur vive reconnaissance pour tous les soins désintéressés qu'il n'a cessé de leur prodiguer depuis plus de vingt ans et notamment dans ces derniers temps de dysenterie, où constamment il a été auprès de leurs malades, leur prodiguant les secours de son art. Quoique certain de n'être pas salarié, il n'en mettait que plus d'exactitude dans ses visites, et rien n'était négligé de sa part; plusieurs d'entre eux ont été arrachés à une mort certaine à laquelle ils auraient succombé dans cette dysenterie sans les soins et secours empressés qu'il n'a cessé de leur prodiguer avec le plus touchant intérêt; de semblables services, disent-ils, ne peuvent

« 2° De renvoyer son Mémoire à la commission des Épidémies ;

« 3° Enfin de signaler à M. le ministre de l'agriculture et du commerce les nombreux et honorables services que M. Hullin a rendus à la science et à l'humanité. »

Voici maintenant en quels termes la commission des Épidémies de 1849 s'exprime à l'égard de cette communication (1) :

rester stériles et la reconnaissance est un devoir sacré pour quiconque a reçu les bienfaits du docteur Hullin.

« Ils saisissent l'occasion d'une réunion du conseil municipal, pour envoyer avec leur président quatre de leurs délégués pour témoigner à ce digne médecin toute la vive reconnaissance dont ils sont pénétrés.

« Les conseillers municipaux profondément émus des témoignages éclatants de vive reconnaissance donnés à M. le docteur Hullin, le félicitent de sa conduite envers les malheureux si dignes d'intérêt, et pour lui prouver que cette conduite honorable les a vivement impressionnés, ils ont décidé à l'unanimité qu'il serait fait mention sur le procès-verbal de cette séance, de la démarche des ouvriers de Bourneau et de Saint-Lazare.

« Toutes les matières à soumettre à la délibération du conseil étant épuisées, le procès-verbal a été clos; et, après lecture faite, les membres ont signé.

« Fait en mairie, à Mortagne, les jour, mois et an que d'autre part,

« Le registre est signé Bauquien, Bidouet, Dupuis, Merlet, Gélot, Griffon et Hullin.

« Pour expédition conforme :

« *Pour le maire empêché,*

« *Signé :* l'adjoint Griffon. »

1 (*Mémoires de l'Académie impériale de médecine*, t. XVI, page 58).

« La Commission ne finira pas ce paragraphe de son rapport, relatif aux épidémies de dysenteries de 1849, sans signaler à l'approbation de l'Académie le zèle infatigable dont a fait preuve, au péril de sa vie, M. Hullin (de Mortagne), pendant la durée de l'épidémie qui a sévi dans cette ville, et le fort bon travail que cet honorable correspondant nous a adressé à ce sujet. »

VII

NOTICE SUR UNE ÉPIDÉMIE DE CROUP QUI A RÉGNÉ A MORTAGNE (VENDÉE), DEPUIS LE 10 AVRIL JUSQU'AU 28 NOVEMBRE 1858.

La ville de Mortagne, située, comme nous l'avons dit, sur la crête d'un côteau délicieux qui s'élève à près de deux cents mètres au-dessus du niveau de la Sèvre-Nantaise, réunit toutes les conditions de salubrité qu'on peut désirer, et elle en a la réputation.

Pour si loin que je reporte ma pensée, je ne me rappelle pas, depuis trente ans et plus que je pratique la médecine, y avoir vu le croup sous forme épidémique; à l'état sporadique, il s'y montre quelquefois comme partout, encore y est-il assez rare, c'est tout au plus si dans le cours de ma longue carrière j'en ai rencontré une dizaine de cas; je crois en avoir guéri la moitié.

Mais, revenons à l'épidémie.

La fin de l'année 1857 et le premier mois de 1858, furent remarquables par les froids secs et vifs qu'on éprouva; les plantes en souffraient sensiblement, et si en février la neige ne fût venue à plusieurs reprises désaltérer la terre, tout espoir de récolte était perdu. La sécheresse reparut au mois de mars; le vent se mit au nord et souleva dans l'air des flots d'une poussière fine et abondante qui, excessivement incommode pour toutes les poitrines, l'était encore davantage pour les poitrines faibles et délicates : avec de pareilles causes on n'a pas de peine à s'expliquer les inflammations ordinaires des voies respiratoires; mais, qu'est-ce qui tourna les inflammations à la diphthérite? qu'est-ce qui leur fit produire les fausses membranes? la science du médecin n'a pas encore pénétré dans ces mystères. Au reste, on pourrait faire la même question à peu près dans toutes les épidémies, ce qui fait admettre dans les constitutions atmosphériques un caractère, un génie qui plane dans l'air, et porte les maladies qu'il engendre.

Le génie de notre épidémie fut donc de produire une angine avec fausses membranes, et quelquefois gangrène. Quoique le principe de toute épidémie soit probablement dans l'air, je n'ai pas le dessein d'y chercher celui de l'épidémie de Mortagne.

Je ferai remarquer seulement qu'avant son apparition, la sécheresse de l'atmosphère était insupportable, la chaleur extrême pour la saison, et les variations de la maladie répondaient si exactement aux variations atmosphériques, qu'il est bien difficile de ne pas y voir les rapports de cause à effet.

Le premier cas de croup apparut le 2 avril 1858 sur un jeune homme de vingt-deux ans: la force de sa constitution le sauva; quelques jours après, le 4 et le 5, j'en vis deux autres à quatre kilomètres et à l'est de Mortagne, tous deux très-graves, l'un sur un enfant de deux ans, l'autre sur un enfant de trois ans.

Plus tard, mais toujours dans le même mois, le 20 avril, je fus mandé à Saint-Christophe-du-Bois, dans Maine-et-Loire, je croyais qu'on m'appelait pour un seul malade, j'en trouvai dix dans deux fermes, sept dans la ferme de la Rigalerie, trois dans celle de Logerie. Inutile de dire qu'ils avaient tous l'épidémie, quoique à divers degrés.

Cette épidémie ne se développe pas régulièrement et d'un seul jet depuis le premier jour jusqu'au dernier, mais elle procède par secousses et en plusieurs invasions successives.

Dès le commencement d'avril, elle s'essayait en quelque sorte à Mortagne par cas isolés, et après avoir flotté, pour ainsi dire, dans l'air, elle descendit des hautes régions et fondit tout à coup sur la ville. C'était le 10 avril; ce jour-là, je m'en souviens très-bien, je visitai dix malades, et, pendant la durée de cette première invasion, j'en soignai quarante-sept; ce sont ceux qui figurent dans le tableau de la première invasion, s'étendant du 1er avril au 2 juin.

Le thermomètre marquait au milieu du jour 20 et 24 degrés, tandis que la nuit il descendait à 10 et même à 6.

Le vent nord et nord-est souffle violemment et sans interruption en soulevant les tourbillons de poussière dont j'ai parlé.

Au commencement de juin, il tomba de petites pluies qui rafraîchirent l'atmosphère; enfin, on respira, l'épidémie elle-même s'en ressentit; le nombre des malades diminua, les médicaments semblaient avoir redoublé de puissance; le résultat en était plus heureux.

Malheureusement cet état ne dura pas : les mêmes conditions physiques s'étant reproduites, l'épidémie reparut de plus belle avec ses fausses membranes, et la gangrène qui ne s'en séparait guère.

Le même jour, 6 juin, je visitai six malades; le lendemain davantage, tous étaient en proie à l'angine couenneuse; chez les uns, la fausse membrane ne dépassait pas le pharynx; chez les autres, elle descendait dans le larynx et dans la trachée. M. Bailly assure qu'elle s'arrête à la bifurcation des bronches; plus tard nous verrons que cette opinion supporte des exceptions.

La seconde invasion correspond à tout le temps compris entre le 6 juin et le 28 juillet; j'ai compté soixante-huit malades et huit victimes seulement. Tant que la température resta brûlante et sèche, la maladie n'éprouva point de changement, mais elle s'adoucit au retour de la fraîcheur et de l'humidité, absolument comme elle avait fait dans la première invasion.

Ma santé était altérée, elle avait besoin des eaux de Néris; je quittai Mortagne le 30 juillet; mais, à peine étais-je arrivé à Paris, qu'une lettre du maire me rappela. « L'épidémie, me disait-il, continue à régner, et plusieurs nouveaux cas viennent de se présenter; je vous prie, comme ami et comme maire, de venir de suite à notre aide; la panique est à son comble, surtout depuis que quelques familles ont cru, par prudence, devoir éloigner leurs enfants; je ne doute pas que vous, qui vous êtes si généreusement dévoué pour des étrangers quand il y avait danger de mort vous n'accouriez bien vite au secours de vos concitoyens qui vous réclament. » J'avoue que je ne pus pas résister à une invitation qui me flattait et qui me touchait : je devais faire le voyage de Néris avec deux amis ; je leur dis adieu et revins sur mes pas ; je rentrai à Mortagne dans la nuit du 4 août.

A mon arrivée je trouvai quinze nouveaux malades.

C'est que les chaleurs avaient reparu plus fortes et plus vives que jamais. Il n'en fallut pas davantage pour rendre à l'épidémie toute sa fureur.

Dans le cours de cette troisième invasion jusqu'au 29 novembre, j'ai eu à traiter soixante-treize croups sur lesquels onze ont fini par la mort.

Pour donner une idée de la marche et de la gravité de la maladie, qu'il me soit permis de rapporter ici une seule observation choisie entre bien d'autres, celle de Clarisse M... Cette enfant, âgée de cinq ans et demi, prit le lit le 5 août. Dès la veille, elle se plaignait de sécheresse et de gêne dans la bouche : le soir, frisson. Le lendemain à ma visite, rougeur, chaleur, gonflement ; douleur vive dans la gorge ; les amygdales et le voile du palais ne sont pas simplement enflammés, ils sont recouverts de membranes épaisses et blanches, signe pathognomonique du croup ; le jour suivant, ces symptômes ne font qu'augmenter ; fièvre à 96 pulsations; soif, bouche amère, toux sèche quoique peu fréquente (4 sangsues à la gorge, vomitif; gargarisme avec eau d'orge et miel rosat, sinapismes aux extrémités).

Le 6 au matin, la fausse membrane loin d'avoir diminué n'a fait que s'étendre, néanmoins la fièvre est moindre, l'oppression est la même; la toux provoque une expectoration muqueuse dans laquelle on distingue des débris de fausse membrane : la voix est altérée; céphalalgie, douleur et chaleur de plus en plus vives au fond de la gorge.

Le même jour la malade vomit trois fois : selles bilieuses (même médication).

Le 7, les membranes détachées en partie laissent à découvert une surface noire dans quelques points, et grisâtre dans d'autres; l'oppression augmente; la toux est sèche et croupale; la voix éteinte et à peine perceptible; point de fièvre; enfin après des quintes de toux laborieuses, Clarisse expectore des lambeaux de fausses membranes; d'autres fois les crachats contiennent comme une pulpe noire et d'odeur gangréneuse (vomitif, gargarisme détersif, même liniment).

Le 8, point de changement.

Le 9, la malade rend une membrane épaisse, blanchâtre, tubulée, c'est-à-dire moulée sur les parties qu'elle recouvrait, de cinq centimètres de long : les parties brunes du fond de la gorge passent au gris ; la gangrène se borne, elle s'entoure d'un cercle rouge, signe infaillible de la séparation du mort d'avec le vif : l'oppression continue ; la faiblesse augmente à mesure que le croup descend, les parties supérieures se dégagent et se nettoient (même médication ; de plus tonique à l'intérieur, vésicatoire à la nuque et aux bras : frictions mercurielles autour du cou).

Le 10 et le 11, même état, même traitement.

Le 12, la malade paraît plus oppressée ; l'agitation est extrême quoique sans fièvre ; enfin, après de grands efforts, elle rejette une fausse membrane, blanche, épaisse, tubulée, bifurquée à l'une de ses extrémités, et longue de six centimètres : Clarisse se sent soulagée (vésicatoire sur la face antérieure du cou ; frictions mercurielles ; vomitif, fumigations émollientes).

Le soulagement semblait de bon augure ; mais il ne dura pas.

Le 13, l'agitation n'a plus de bornes ; la malade est aux abois : il est visible que le croup a dépassé le larynx, qu'il a envahi la trachée et les bronches ; quoi qu'il en soit, la mort par asphyxie met fin à cette scène de désolation.

Clarisse a rendu une longue membrane tubulée et bifurquée : à ce signe on ne peut méconnaître ni la maladie, ni son siége : il est évident que nous avions affaire à un croup : il ne l'est pas moins que la fausse membrane avait gagné le larynx, la trachée et les bronches.

Si la gangrène a accompagné la fausse membrane, c'est ce que je ne puis dire.

Il est fâcheux pour Clarisse que les progrès de la maladie l'aient rendue complétement insensible aux médicaments dans les derniers temps, rien ne faisait, ni les vomitifs, ni les mercuriaux, ni les vésicatoires. Je regarde cette insensibilité comme le présage le plus sûr d'une fin prochaine. Et cependant je n'ai pas observé, ce que disent MM. Bouchut et Faure, qu'à la veille de l'asphyxie, les malades ne sentent plus rien.

L'épidémie ne s'est pas toujours montrée avec les mêmes symptômes. Souvent au début de l'inflammation et pendant la formation des fausses membranes, il survenait une fièvre violente, intermittente, rémittente ou continue. Plus la fièvre était intense et plus la marche de la maladie se précipitait et, d'ordinaire, elle finissait par la mort; on eût dit alors les symptômes du croup mêlés à ceux de la fièvre typhoïde : délire, prostration, pétéchies, etc.

Chez quelques malades, l'inflammation s'étendait de l'intérieur à l'extérieur, c'est-à-dire aux parotides et aux glandes cervicales, chez trois sujets, cette inflammation a dégénéré en abcès ou en gangrène; tel entre autres, Louis Fer... En même temps qu'il avait le croup, les glandes parotides et cervicales prirent un volume si extraordinaire, avec des symptômes d'une si vive inflammation, que le pus fusa sous la peau et se réunit en un abcès par congestion à la région supérieure du sternum, au-dessous de la clavicule droite. J'aurais voulu l'ouvrir à son apparition, les parents s'y opposèrent; il s'ouvrit de lui-même et laissa couler avec le pus, du sang et des lambeaux gangréneux d'une fétidité caractéristique. Un deuxième abcès se forma au-dessous de la clavicule gauche et le malade à bout de force succomba.

Chose singulière! ses deux frères présentèrent précisément la même particularité, en ce qu'ils eurent l'un et l'autre une inflammation des parotides qui finit par un abcès; mais, plus heureux cette fois, j'ouvris cet abcès et les malades se rétablirent. Je ne sais si les parents eurent quelque regret à l'opposition qu'ils me firent; mais moi j'en ai de n'avoir pas insisté davantage: qui sait si, au lieu de deux succès, je n'en aurais pas trois à proclamer?...

J'ai dit que la fièvre intermittente venait quelquefois compliquer le croup; si l'inflammation était modérée, quelques faibles doses de tannate ou de sulfate de quinine venaient facilement à bout des accès : au contraire, l'inflammation du larynx était-elle plus intense, la fièvre résistait et la fin du malade se précipitait.

Telle était la marche la plus ordinaire du croup dans notre épidémie; il y avait cependant quelques variations : la principale tenait au siége même de l'affection croupale; je m'explique : si la fausse membrane commençait, comme c'est l'ordinaire, par les parties de la gorge accessibles aux sens, le danger était d'autant moins grand qu'il était plus facile à conjurer; mais, si elle s'établissait d'emblée dans les parties profondes des voies aériennes, c'est-à-dire dans le larynx, la trachée, etc., la maladie s'aggravait avec une extrême rapidité. Le 28 novembre, je fus appelé près d'Eugène Roi..., âgé de 18 mois, pendant la troisième invasion de l'épidémie. A l'aspect du pharynx, à l'oppression, à la qualité de la toux, à la nature de l'expectoration, j'annonçai le croup et prescrivis en conséquence : sangsues au cou, révulsifs aux extrémités, etc., soins inutiles! Le lendemain, tous les symptômes avaient pris un tel accroissement, que je ne pus dissimuler le danger aux parents, et en effet, Eugène Roi... mourut peu de temps après ma visite.

On se rappelle les circonstances atmosphériques sous lesquelles se produisit notre épidémie :

après trois mois de sécheresse, il vint des chaleurs inaccoutumées; et le croup éclata : ce ne sont pas là les causes que les classiques imposent à cette maladie; loin de là, ils en accusent presque tous le froid, et plus particulièrement le froid humide : mais les épidémies en général se jouent de toutes les règles, et se montrent presque également en tout temps, suivant le génie qui les pousse. — Le *Dictionnaire de Médecine* dit en propres termes : « Que le croup s'observe « plus fréquemment dans les pays froids, tem- « pérés et humides, *on ne le rencontre presque « jamais dans les pays chauds.* » (Page 360, tome IX.)

Depuis que j'exerce la médecine, et il y a déjà trente-deux ans, je ne crois pas avoir rencontré de maladie d'un pronostic plus difficile que celle qui m'occupe; aussi, je l'avoue avec candeur, je me suis trompé plus d'une fois : quand il n'y avait que peu d'oppression, peu de fièvre, peu de douleur, peu d'agitation, je m'attendais à une issue favorable, et j'ai eu la douleur de voir périr plusieurs malades dans cet état; et, l'inverse : d'autres au contraire, se sont rétablis, que je croyais voués à une mort certaine. Ainsi dans une seule famille, dans la famille Sou..., il y avait cinq malades, tous couchés dans la même chambre; après un examen attentif, j'eus l'imprudence d'annoncer deux décès, il n'y en eut qu'un.

A partir du dernier jour d'août, il se fit dans notre épidémie un changement des plus heureux; aujourd'hui, 25 novembre, on n'observe plus que de loin en loin quelques malades isolés et sans danger; un moment vient, presque dans toutes les épidémies, où tous les moyens réussissent; la science croit pouvoir se faire honneur de ces succès tardifs, ils ne lui appartiennent pas : les derniers malades guérissent parce qu'ils sont moins affectés, parce que l'épidémie touche à sa fin. Sydenham disait qu'il plaignait les premiers malades qui lui tombaient sous la main, parce qu'il ne connaissait pas encore le traitement qui convenait à l'épidémie. Sydenham, tout grand qu'il est, ne se faisait-il pas illusion? S'il était plus heureux avec ses derniers malades qu'avec les premiers, c'est que la maladie, ayant perdu de sa force, était aussi plus facile à vaincre.

Je donne maintenant mes soins, 20 octobre, à un enfant de neuf ans qui m'a causé les plus vives inquiétudes : il n'a pas seulement de fausses membranes dans la gorge, mais encore quelques taches gangréneuses et de plus la rougeole. L'oppression et la raucité de la voix m'ont fait craindre un instant que la maladie n'eût envahi la trachée, et je pensais déjà à la trachéotomie; mais le danger s'est évanoui devant le traitement antiphlogistique le plus simple.

Je n'ai dit encore que peu de chose du traitement employé; c'est pourtant la partie essentielle dans tout mémoire de médecine pratique comme celui que j'ai l'honneur de soumettre en ce moment à mes lecteurs.

Mes six premiers malades ont succombé dans la première invasion de l'épidémie; cependant je suivais de près, il me semble, les leçons de mes maîtres : au début, je faisais poser des sangsues, mais, pour la place, j'étais obligé de composer avec les parents; au lieu de les mettre à la gorge, ils les mettaient aux pieds. Je cautérisais profondément et fréquemment les fausses membranes avec le nitrate d'argent; puis toutes les deux heures, je posais sur les surfaces cautérisées un liniment, composé, de miel rosat pur ou animé de quelques gouttes d'acide hydrochlorique; à l'intérieur, des vomitifs répétés, de légers purgatifs, et finalement des frictions mercurielles sur le cou et des révulsifs aux extrémités.

Découragé par le sort de mes premiers malades, je renonçai à la cautérisation; il me parut qu'un moyen si énergique ne pouvait être insignifiant, et que s'il ne faisait pas de bien, il ne pouvait faire que du mal. Je fis entendre raison aux parents, et je portai les sangsues à la gorge dès le début du mal, autant que possible. L'amélioration qui suivait ce premier essai m'encourageait à le répéter aussi souvent que besoin était; je secondais l'effet des sangsues par un liniment de miel rosat, que je portais sur les parties malades avec un pinceau.

Les vomitifs et les purgatifs sont d'un usage trop général dans le traitement du croup pour être oubliés; j'en fis d'autant plus librement usage qu'à cette affection se joignaient souvent des symptômes d'une affection bilieuse.

Enfin je dirigeai des vapeurs émollientes au fond de la gorge avec un appareil de mon invention dont je donnerai plus tard la description.

Ajoutez à cela les révulsifs, et l'on aura une juste idée de l'ensemble du traitement que j'ai mis en usage avec plus de bonheur que je n'en espérais dans une maladie si grave. Il ne faut pas croire cependant que mes succès n'aient pas été mêlés de revers; mais, enfin, je ne puis me dissimuler que j'ai obtenu des antiphlogistiques des avantages que n'avait pu me donner la cautérisation; et j'ajoute que les caustiques n'ont pas mieux fait en d'autres mains.

Au moment de m'éloigner de Mortagne, le 30 juillet, je laissai à un confrère un malade qui, après quelques jours d'orage, me paraissait en meilleure voie; son état s'étant aggravé, mon remplaçant essaya de cautériser; il s'ensuivit un mieux assez sensible, mais il ne fut pas de longue durée. On recommença; point d'amélioration; au contraire, le danger, loin de s'éloigner, sembla se précipiter; le malade mourut le 1er août, à onze heures.

Au reste, il n'y a rien à conclure de notre expérience contre la cautérisation; chaque épidémie a pour ainsi dire sa nature, son génie qui lui dicte son traitement. Observation vulgaire et pourtant bonne à répéter; Sydenham, Stoll, Franck, Hildenbrand, le Pec de la Cloture, tous les grands observateurs ont fait les mêmes remarques, d'où il suit qu'on ne peut conclure avec certitude de l'une à l'autre. J'en puis citer un exemple pris dans ma pratique : il a régné deux épidémies de dysenterie à Mortagne où je pratique; l'une en 1844, l'autre en 1849 : dans la première, les antiphlogistiques furent nuisibles; il fallut y recourir dans la seconde.

J'explique de la même manière le succès et l'insuccès de la cautérisation dans une maladie aussi parfaitement identique que le paraît l'angine couenneuse.

Ce n'est pas la seule différence qui distingue notre épidémie de toutes les autres; j'ai déjà dit qu'elle naquit dans les circonstances les plus propres à la prévenir, sous une température de 20 à 24 degrés, après plusieurs mois de sécheresse : j'ajoute à présent que, contre ses habitudes ordinaires, le croup s'attaqua de préférence aux enfants du sexe féminin. Ainsi, sur 188 malades que nous avons traités, il y avait 119 filles; il en est mort 21, et sur 69 garçons, 9 seulement ont succombé.

Je dis que ces observations sont en contradiction avec ce qu'on sait et ce qu'on débite dans les chaires et dans les livres. J'ai cité le *Dictionnaire de médecine*, qu'il me soit permis de le citer encore : « La laryngite couenneuse est constamment bien plus fréquente chez les enfants et chez les adultes du sexe masculin que chez ceux du sexe féminin. L'ouvrage de M. Bretonneau contient 54 observations de croup ; 34 appartiennent au sexe masculin, et 20 seulement au sexe féminin.» Sur 31 croups que M. Trousseau a opérés, il y a 25 garçons et 8 filles...» (*Voyez* l'ouvrage précité, tome IX, page 364.)

Je n'ai encore rien dit de la trachéotomie ; je n'en ai pas eu besoin et je m'en félicite ; elle m'inspire plus de crainte que d'espérance : je l'ai vu pratiquer huit fois sur des enfants de deux à cinq ans ; elle a toujours échoué. Je sais qu'elle a réussi, quoique rarement, en d'autres mains;

aussi, je ne la condamne pas, je ne l'exclus pas systématiquement, mais je m'en méfie. Si quelque chose pouvait la réhabiliter dans mon esprit, ce serait assurément la savante discussion à laquelle elle vient de donner lieu dans le sein de l'Académie de médecine ; mais ses plus zélés et ses plus éclairés partisans mettent au succès de cette opération des conditions qui seront difficilement acceptées des médecins prudents, j'ajoute et des parents qui ont bien aussi voix au chapitre dans une affaire qui les touche de si près.

D'une part, on dit que ce n'est qu'après avoir tout employé qu'on peut se décider à ouvrir la trachée, et on a parfaitement raison, car l'opération n'est pas sans danger, il s'en faut de beaucoup ; et d'autre part, on dit que jamais l'opération ne réussit mieux que lorsque le malade est le moins épuisé par des médications antérieures, ce qui se conçoit facilement. Ainsi le médecin se trouve placé dans cette alternative, ou de faire une opération avec peu ou point d'espoir de succès si on attend trop, ou, si on se hâte, de pratiquer une opération qui n'était pas nécessaire ; et comme cette opération est par elle-même très-dangereuse, on s'expose dans les deux cas à tuer son malade par les moyens mêmes qu'on emploie pour le sauver.

Pour moi, sans me faire, je le répète, l'adversaire déclaré de la trachéotomie, j'hésiterai toujours à la pratiquer ou à la conseiller (1).

Dans l'espace de 8 mois j'ai traité 188 malades; il y en avait à tous les degrés; j'en ai perdu trente; c'étaient sans doute les plus gravement attaqués; mais, j'en ai guéri deux qui me semblaient désespérés; j'en ai déjà parlé au sujet des deux frères Sou..., dont j'avais annoncé la fin prochaine; j'ai, dans une semblable position, constaté le même succès chez la jeune Ber..., âgée de trois ans. Il survint des vomissements et une salivation que je n'attendais pas et le danger se dissipa. Admettons qu'on eût pratiqué, sur ces enfants, la trachéotomie, elle était indiquée, croit-on qu'elle aurait mieux fait que la simple nature aidée des ressources ordinaires de l'art?..

Je ne serai pas plus indulgent pour une autre opération proposée contre la même maladie, je veux parler de l'écouvillonnement, le *Dictionnaire de médecine* déjà cité en parle en ces termes: (t. IX, page 388) « Il faut écouvillonner « vigoureusement jusqu'à ce que les canaux

(1) La trachéotomie n'a pas encore atteint la perfection que je lui désire pour que je lui accorde une grande confiance; quoi qu'il en soit, la science et l'humanité doivent des éloges et de la reconnaissance à M. le docteur Trousseau pour ses savants travaux sur cette opération qui, entre ses mains, a obtenu plusieurs succès. (Voyez *Bulletin de l'Académie de médecine*, 1858, t. XXIV, pag. 99 et suiv.) Espérons que de nouveaux travaux la rendront plus facile et moins dangereuse.

« soient bien nettoyés, et pour cette opération, « on propose un écouvillon fait avec une baleine « flexible surmontée d'une éponge; et en cer- « tain cas, on lui subtitue une brosse en crin. »

Je commence par dire que je n'ai jamais pratiqué cette opération : il y a des choses qu'on peut juger *à priori*; elle ne me paraît pas seulement difficile, je la crois dangereuse : comment en effet faire passer impunément un écouvillon dans un jeune larynx naturellement étroit et retréci encore par le développement d'une membrane artificielle? Comment! vous craignez les suffocations, l'asphyxie, et vous introduisez hardiment dans la trachée un instrument qui la remplit si bien qu'il bouche presque entièrement le passage de l'air?...

Je reprends en substance les détails consignés dans cette notice, et je conclus :

1° Que, contre toutes les règles, le croup épidémique qui a régné à Mortagne en 1858, s'est produit sous l'influence d'une constitution atmosphérique aussi sèche que chaude;

2° Que, soit par son origine, soit par quelques-uns de ses caractères, elle s'éloignait des épidémies de même nature;

3° Que la cautérisation a été plus nuisible qu'utile, ce qui s'explique par ses anomalies et fait supposer que cette épidémie avait son génie propre;

4° Que le traitement antiphlogistique et notamment les sangsues secondées par les fumigations émollientes ont produit les effets les plus heureux;

5° Que plusieurs enfants qui me paraissaient voués à une mort certaine, ont été sauvés par les seules forces de la nature aidées des ressources les plus communes de la thérapeutique;

6° Que la trachéotomie, dangereuse par elle-même et d'un effet très-incertain, ne peut être raisonnablement tentée qu'en désespoir de cause; c'est-à-dire dans ces cas extrêmes où la médecine n'attend plus rien de ses ressources ni de la nature.

Comme conclusion complémentaire, je dois ajouter le résumé des tableaux relatifs à cette épidémie par catégorie des âges, des sexes et des morts (1). Ainsi, durant l'épidémie, nous avons soigné 188 sujets, sur lesquels nous avons eu 30 décès, 9 garçons et 21 filles.

Comme on a pu s'en convaincre, ce travail renferme des opinions en opposition avec celles de M. le professeur Trousseau, il a néanmoins été cité par lui dans son rapport à l'Académie

(1) J'ai traité :

De 6 mois à 2 ans, 23	sujets sur	lesquels	sont morts	3 g.	et	5 fil.
De 2 ans à 5 ans, 48	—	—	—	3	—	12 —
De 5 ans à 12 ans, 67	—	—	—	3	—	4 —
De 12 ans à 60 ans, 50	—	—	—	0	—	0 —

sur les épidémies de croup qui ont régné pendant l'année 1858. Ce privilége, sur des centaines de Mémoires adressés à cette compagnie savante et restés ignorés, m'honore et m'encourage.

Cette notice en arrivant à l'Académie était accompagnée du certificat suivant :

Mortagne, le 22 décembre 1588.

Le maire de la commune de Mortagne-sur-Sèvre (Vendée), soussigné, se plaît à déclarer :

Que M. le Dr Prosper Hullin est parti pour les eaux thermales, nécessitées par l'état de sa santé, le 30 juillet dernier trouvant que l'épidémie du croup, qui une grande partie de l'année a sévi sur notre ville, avait perdu alors une grande partie de son intensité; mais qu'avant de quitter Mortagne il déclara spontanément au maire, que si le mal s'aggravait, ou seulement continuait, il rentrerait quand même, sur une simple invitation de sa part.

Qu'effectivement, l'épidémie continuant ses ravages, le soussigné, par une lettre du 2 août, pria M. le Dr Hullin, de revenir bien vite au secours de ses concitoyens malheureux.

Que n'écoutant que son dévouement et son zèle, négligeant ses propres intérêts, M. Hullin accourut immédiatement, arriva le 4 août dans la nuit et, depuis lors, ne cessa de donner à toutes les victimes les soins les plus intelligents et les plus suivis.

En conséquence, le soussigné s'empresse de témoigner ici, à M. le Dr Hullin, au nom de la ville tout entière, sa vive gratitude, surtout à cause des soins empressés et gratuits qu'il a prodigués aux nombreux indigents.

Le Maire de Mortagne,

Signé: A. MEZIÈRE.

Pour légalisation de la signature de M. MEZIÈRE, *Maire de Mortagne.*

Pour le Préfet en tournée,

Le secrétaire général autorisé.

Signé : LÉON AUDÉ.

Napoléon, le 8 août 1859.

VIII

CHOLÉRA ASIATIQUE OBSERVÉ EN FRANCE. VOYAGE A PARIS EN 1832, ET MISSION OFFICIELLE DANS L'AUBE EN 1854.

Depuis deux ans je pratiquais la médecine dans ma ville natale, quand, en 1832, apparut à Paris le choléra asiatique. Cette épidémie redoutable jeta l'épouvante partout, et Mortagne, comme les autres villes, eut sa panique à un tel degré que bon nombre de mes concitoyens vinrent me prier de me rendre sur le théâtre de l'épidémie pour me mettre en état de connaître le danger et de le conjurer (1). Une lettre pré-

(1) A l'occasion de mon voyage, la *Revue de l'Ouest*, (avril 1832, page 40), s'explique comme il suit : « Monsieur le docteur Hullin, de Mortagne, (Vendée), vient de partir pour Paris, afin d'y étudier le choléra-morbus, un tel acte de dévouement est au-dessus de tout éloge. »

fectorale dont je m'étais muni m'ouvrit les hôpitaux; mais je ne suivis avec régularité que les visites de Biet à Saint-Louis et celles de Magendie et Petit à l'Hôtel-Dieu. Grâce aux savantes leçons prises à des sources si précieuses, je fis promptement mon éducation, heureux d'en faire profiter mes concitoyens et plus tard les habitants de l'Aube :

RAPPORT SUR LES ÉPIDÉMIES DE CHOLÉRA ET DE SUETTE QUI ONT SÉVI A CHAMPIGNOL, ARCONVILLE ET BERGÈRE (AUBE), DURANT LES MOIS DE JUILLET, AOUT, SEPTEMBRE ET OCTOBRE 1854 (1), ADRESSÉ A SON EXCELLENCE MONSIEUR LE MINISTRE DE L'AGRICULTURE, DU COMMERCE ET DES TRAVAUX PUBLICS.

MONSIEUR LE MINISTRE,

Après trois mois de séjour dans ces malheureuses communes, je prends la liberté respectueuse de communiquer à Votre Excellence les observations que j'y ai recueillies; mais tout d'abord, permettez-moi de vous entretenir de quelques circonstances qui se rattachent à ma mission :

(1) Observations devant servir de complément à la thérapeutique de ces maladies.

Membre correspondant de l'Académie impériale de Médecine, j'assistais à sa séance du 19 juillet 1854 (1), lorsqu'on nous apprit que plusieurs de nos départements étaient horriblement maltraités par le choléra et que les préfets demandaient des médecins de bonne volonté pour y porter les secours de l'art.

Je n'aurais pas été digne du titre que je porte si j'eusse refusé l'honneur qui m'était offert; je me mis donc à votre disposition, et j'eus le bonheur d'être agréé; en effet, ma commission pour me rendre dans l'Aube m'arriva le 20 juillet au soir, et dès le lendemain j'arrivai à Troyes.

De cette ville M. le préfet m'envoya à Bar-sur-Aube, et de là M. le sous-préfet me plaça à Champignol (2), en me confiant également les malades d'Arconville et de Bergère.

I. — Champignol.

A mon arrivée à Champignol le 21 courant, je me mis en rapport avec le maire, le curé, l'instituteur communal, les religieuses et la sage-

(1) En me rendant aux eaux thermales de Néris pour cause de santé.

(2) Bourg important de 1,500 habitants (Aube).

femme de la résidence, qui m'offrirent, avec le plus louable empressement, leur concours et leur assistance afin de donner de prompts secours aux cholériques. Ces visites terminées, la sœur Joseph voulut bien m'accompagner, et nous vîmes à domicile soixante-six malades en proie à une panique qui doublait la gravité de leur affection. Trois cholériques de la localité venaient d'y succomber et ce nombre suffit pour jeter l'alarme dans la population. Mon premier soin fut de relever le moral des malades et des familles, en leur assurant que l'épidémie ne serait ni aussi longue, ni aussi cruelle qu'ils se l'imaginaient. « La preuve, leur dis-je, qu'elle n'offre pas tous les dangers que vous lui supposez, c'est que je viens demeurer parmi vous, sans crainte ni préoccupations. » Je promis même de les guérir tous, s'ils voulaient se soumettre à une médication efficace. Cette promesse énergiquement jetée à la face des plus souffrants et quelques simples remèdes firent un tel effet, que deux cholériques, jugés sans espoir, furent immédialement soulagés, et bientôt en voie de guérison; dès lors j'arrivai au but désiré : la confiance se fit jour dans l'esprit des autres malades, et ils se soumirent sans peine à mes prescriptions.

Voici le résultat de ma pratique : du 22 juillet

au 12 septembre, première invasion des épidémies à Champignol, j'ai traité :

1° Choléras graves.	17
2° Cholérines.	55
3° Suettes.	109
Total.	181 malades.
Sur lesquels j'ai perdu.	4 sujets

ainsi que le prouvent les tableaux dressés à cet effet.

Le traitement que j'ai employé n'est pas nouveau ; en 1832, j'ai publié sur ses avantages mon opinion personnelle; cette année, je l'ai heureusement modifié, et plus loin j'exposerai la méthode que j'ai appliquée dans l'Aube. Je reviens aux malades de Champignol.

Chaque jour je visitai deux, trois et même quatre fois les malades sérieusement attaqués, condition essentielle dans cette maladie, où les accidents varient et exigent une médication modifiée d'un moment à l'autre ; c'est en attaquant ainsi, dès le début, sans perdre les malades de vue, et en me conformant à l'aphorisme *Principiis obsta...* que j'ai obtenu un grand succès; et qu'il y a eu une mortalité presque insignifiante à Champignol, relativement au nombre des malades. Telle est la cause première de la rareté des cas graves et des décès dans ce village;

nous devons dire aussi que l'aisance, la sobriété des habitants, leurs maisons bien tenues et bien aérées, que les fonds de la commune, qui ont mis à même de secourir les indigents par des aliments confortables, et en prévenant l'excès de travail, sont des circonstances heureuses qui ont pareillement contribué aux succès obtenus.

Champignol est situé au fond d'une vallée vaste et profonde, dominée de tous côtés par de hautes montagnes. En 1850, on y remarqua une épidémie de fièvre typhoïde qui ne fit pas moins de quarante-cinq victimes. Malgré un chiffre aussi élevé, les habitants conservèrent leur calme habituel. En 1854 on vit le contraire : le choléra inspira des craintes exagérées ; tant il est vrai de dire qu'en toute chose il est bien difficile de garder un juste milieu!...

En effet, trois décès, avons-nous dit, s'y déclarèrent, et ils suffirent pour intimider les esprits, au point de troubler la raison de quelques cerveaux fragiles.

Quoique placé dans un bas-fond, ce village passe pour être une résidence saine ; mais elle le serait bien plus encore si on voulait y faire quelques travaux d'assainissement, qui seraient peu coûteux. Les eaux qui traversent cette localité sont parfaites et abondantes ; elles naissent des flancs de la montagne située au nord et coulent de ce point vers le sud, en alimentant des fontaines jaillissantes, des lavoirs, qui ne laissent rien à désirer, et se rendent dans un vaste réservoir.

Là est le mal; voici comment : ce réservoir, dont les eaux servent de moteur à une usine, se vide complétement en été, et laisse à découvert une vase infecte; si le fond de cette mare, au lieu d'être boueux, était convenablement dallé, l'eau, en s'y précipitant avec rapidité, entraînerait les immondices, et le soleil n'agirait plus comme il le fait quand il plonge ses rayons sur cette boue, d'où se dégagent des émanations capables d'engendrer toutes sortes de maladies, ou bien encore il suffirait de laisser à sa surface une suffisante quantité d'eau pour prévenir toutes exhalaisons malfaisantes.

Au-dessous de ce cloaque et au sein du village coule un autre ruisseau de l'est à l'ouest, qui, durant les chaleurs de l'été et de l'automne, se tarit en partie, et offre les mêmes inconvénients que ceux dont nous venons de parler : des pentes favorables données à ces terrains préviendraient le croupissement des eaux et tout dégagement de miasmes insalubres. En outre, il serait utile de rendre les rues de Champignol commodes et propres, en faisant enlever, une fois au moins par semaine, les immondices qui s'y ramassent en abondance.

Il est encore une innovation urgente à faire dans cette résidence, c'est d'y établir un nouveau cimetière; celui qui existe aujourd'hui manque d'étendue relativement au nombre des habitants (près de 1500), et il touche aux maisons situées au nord de la localité, de sorte que la sécheresse faisant crevasser la terre, il s'exhale des odeurs malfaisantes qui frappent les passants et les habitants voisins du lieu des inhumations. M. le maire fait mettre de la chaux vive dans les fosses; c'est une précaution sage qui doit lui mériter l'approbation de tout le monde.

Pour prévenir toute difficulté au sujet de cette translation, il est, selon moi, un moyen facile à mettre à exécution : c'est de choisir un nouveau cimetière pour les inhumations et d'interdire l'ancien. Le temps, qui use tout, calmerait à la longue les alarmes que les familles pourraient en ressentir actuellement, à la pensée que les cendres de leurs ancêtres seraient mises à découvert; dans quelques années, au contraire, quand elles verraient le nouveau cimetière plus fréquenté que l'ancien, elles seraient bien plus disposées à s'y faire inhumer, près des restes de leurs proches.

Si Champignol réalisait toutes les améliorations susindiquées, il ne laisserait rien à désirer, sous le rapport de la salubrité ; et, à ce sujet, qu'il me soit permis de dire toute ma pensée : c'est que les conditions insalubres dont nous venons de parler ne sont pas étrangères aux causes qui ont fait naître les deux épidémies meurtrières survenues à trois années de distance.

II. — Arconville.

J'ai également porté les secours de mon art dans cette malheureuse commune d'Arconville, où il y a eu tant de misères, tant de cœurs déchirés!..... Enfin, il faut bien le dire tout d'abord, les ressources de la médecine y échouèrent souvent devant la gravité de l'épidémie à laquelle venaient encore se joindre les effets pernicieux d'une insalubrité locale des plus déplorables.

Du 20 juillet au 4 août dernier, j'y ai soigné quatre-vingt-douze malades pris de choléra, de cholérine et de suette ; sur ce nombre, j'ai constaté douze décès seulement pendant le temps de mon service dans ce village ; car, à la fin de l'épidémie, le chiffre des victimes y fut de soixante-deux, sur une population à peine de quatre cents âmes.

Voici les causes auxquelles on doit rattacher les insuccès constatés dans cette résidence.

C'est une population pauvre qui, durant l'hiver

de 1854, s'est imposée toute sorte de privations pour ne pas mourir de faim; de sorte qu'à l'approche de l'épidémie la force des habitants se trouvant usée et leur santé appauvrie, le choléra a pu saisir sa proie et la terrasser tout à son aise; certes! les victimes eussent été moins nombreuses si, au lieu d'attaquer de pauvres débiles, le fléau fût tombé sur des sujets robustes et pleins de santé.

Les habitants d'Arconville manquent de propreté même dans leurs vêtements; ils sont apathiques et dépourvus de ces sentiments bienveillants qui portent les gens de cœur à se secourir les uns les autres.

La crainte du fléau dominait tous les cœurs; on abordait en tremblant les pauvres malades qui, témoins de la répugnance qu'ils inspiraient, n'osaient pas même demander leur nécessaire, et les médications restaient inexécutées; ainsi se perdaient les forces vitales des cholériques, qui se congelaient de plus en plus et rendaient le dernier soupir au milieu de leurs proches, dont l'indifférence déplorable faisait mal à voir.

Les indigents, mal vêtus, étaient exposés au refroidissement qui s'opposait au développement de la chaleur naturelle.

Les gens d'Arconville sont intempérants, trop sobres les jours de travail, et trop portés aux excès les jours de repos.

Champignol n'offrait ni autant de misère, ni autant de conditions pernicieuses; pour faire juger la position des cholériques des deux localités, je proposai à deux personnes bien compétentes (1) de m'accompagner à Arconville. Nous vîmes plusieurs malades dont la position n'était pas plus grave que celle des malades de Champignol, et cependant ceux-ci succombaient, ceux-là se rétablissaient.

Un des points essentiels pour sauver les cholériques, c'est de les tenir dans des demeures favorables et de leur donner des soins soutenus et promptement appliqués; si l'on pouvait fournir à chaque malade une personne pour les assister convenablement, le nombre des décès diminuerait sensiblement; c'est un fait que j'ai acquis et que je répète pour le bien faire comprendre.

Le médecin a besoin d'aides nombreux pour faire exécuter, au plus vite, ses prescriptions. Or, voici ce que je propose à cet égard. Il faudrait, par avance, déposer des médicaments dans les localités voisines des foyers d'infection, et faire connaître à la population le médecin attaché à cette résidence; il faudrait en outre désigner les auxiliaires auxquels on aurait recours,

(1) Madame Joseph, sœur *** et madame Perrin, sage-femme

quand arriverait le redoutable ennemi. Si une épidémie éclatait dans une de ces localités où tout manque, le cas serait plus critique encore ; car le chiffre élevé des malades multipliant les soins à donner, s'il y avait disette de moyens médicaux, on verrait que les décès s'accroîtraient outre mesure, et que souvent même de pauvres cholériques succomberaient avant d'avoir seulement entrevu le médecin ; au contraire, de prompts secours favoriseraient les succès.

III. — Bergère.

Selon la recommandation de M. le sous-préfet, je me suis souvent transporté dans la commune de Bergère, et j'y ai traité 12 malades pris de suette. Deux femmes ont éprouvé avec cette affection des accès cholériformes intermittents quotidiens; ainsi, à l'instant des accès, elles devenaient froides, vomissaient fréquemment, selles fréquentes, crampes des extrémités inférieures et de l'estomac. Chaque accès ne durait pas moins de dix heures et se terminait par des sueurs abondantes, auxquelles succédait une grande faiblesse; ces accidents, qui menaçaient d'être pernicieux, simulaient une attaque de choléra.

Le tannate de quinine, donné à dose suffisante (2 gram. en deux jours), et à la fin du deuxième accès, prévint tous les autres.

Avant de parler du traitement que j'ai employé, qu'il me soit permis de signaler les différences que j'ai remarquées entre le choléra de 1854 et celui de 1832 : j'ai constaté que certains accidents graves de l'épidémie de 1854 n'étaient ni aussi intenses, ni aussi tenaces que ceux de 1832. Par exemple, les crampes affreuses, les cardialgies atroces qui arrachaient des plaintes et des larmes aux malades de 1832, ont bien existé chez nos cholériques de cette année, mais elles étaient moins cruelles. Sur soixante-cinq cas graves de choléra asiatique, les crampes d'estomac n'ont existé que sur six d'entre eux. Il en a été de même de la coloration de la peau ; nos cholériques bleus de 1854 n'offrirent pas une couleur aussi foncée que celle de 1832 ; mais ceux qui étaient en danger de mourir présentèrent tous cette couleur rouge violacée des lèvres et de la langue, alors plus épaissie, accidents qui dans tous les temps furent les signes d'une asphyxie imminente. Les observations relatives à la coloration de la peau, aux crampes et aux coliques dont je viens de parler, ont été faites à Arconville comme à Champignol.

Le hoquet, sur nos malades de 1854, exista moins fréquemment qu'en 1832; il fut également moins tenace et céda toujours à nos moyens de traitement.

La contagion du choléra par contact immédiat, mais de peu de durée, ne me semble pas devoir être admise; en effet, on touche fréquemment et assez longtemps les cholériques, et généralement la contagion n'a pas lieu.

Voici une observation qui est plus explicite et qui parle en faveur d'une contagion d'un autre genre : J'ai traité à Champignol la famille G..., composée de quatre membres habitant ensemble la même maison; un membre est atteint du fléau et meurt : deux jours après, un second est frappé pareillement et succombe; le jour suivant, un troisième est atteint et périt comme les précédents; le quatrième est attaqué d'une cholérine intense le jour du dernier décès.

Autre fait : Un individu quitte son village, où le choléra n'existe pas; il se rend dans une localité où se trouvent des cholériques avec lesquels il a des rapports; puis il revient dans ses foyers, où l'affection se déclare sur lui et se transmet dans la maison et dans le village. Où trouver des exemples plus frappants en faveur de la contagion?... Voici pourtant une troisième observation qui semble démentir les précédentes : C'est une pauvre famille chargée d'enfants et de misère, dont le père est pris d'un choléra grave qui exigeait que la mère veillât jour et nuit le malade. Après plusieurs nuits passées sans avoir pris de repos, cette malheureuse, n'en pouvant plus, vint se coucher près du cholérique, qui était en sueur, et depuis lors elle commit la même imprudence pendant toute la durée de l'affection de son mari ; néanmoins, cette femme n'eut pas le choléra. C'est chez un pâtre de Champignol que le fait s'est passé. J'ai observé pareille imprudence à Arconville, qui n'a pas eu de résultats plus fâcheux. Ces diverses observations, recueillies sur le théâtre du fléau nous donnent à penser que dans certaines conditions inexplicables la maladie est contagieuse, et que dans d'autres elle ne l'est pas ; d'où j'infère qu'on peut donner, *mais avec prudence*, les soins nécessaires aux malades, sans trop se préoccuper des suites.

Le choléra peut-il attaquer deux fois le même sujet?... Voici une observation qui répond affirmativement. Le nommé Rom..., en 1832, eut un choléra intense qui menaça ses jours ; il revint néanmoins de cet état critique et fut bien portant jusqu'au 26 août 1854, voici son état : Rom..., âgé de cinquante-huit ans, est bien constitué et conserve encore de la force; mais, à l'instant de la visite, figure amaigrie, traits de la face retirés, yeux creux et entourés d'un cercle noir foncé, langue et extrémités froides, cyanose marquée, dévoiement abondant, caractéristique, ventre contracté, douloureux, hoquet, crampes, prostration, céphalalgie et inquiétude de sa situation, agitation, urines rares. Il y a six heures que l'affection a débuté et l'on croit qu'il va succomber; erreur!... après un traitement de dix jours, Rom... entre en convalescence, et le seizième, il se lève et fait quelques pas.

Choléra et suette. — J'ai remarqué, conjointement avec M. Petit, élève en médecine, attaché avec moi au service d'Arconville, le fait suivant: Dans trois familles composées de plusieurs membres, la suette et le choléra se sont déclarés sur quelques-uns d'entre eux. Or, dans ce cas nous avons constaté que le choléra n'était tombé que sur les membres que la suette avait épargnés, fait qui nous donnait à penser que la suette pouvait être le préservatif du fléau; mais, aujourd'hui, que nous avons acquis la preuve que le choléra n'empêche pas de contracter une seconde fois cette même maladie, nous avons peine à croire que le fait d'Arconville soit d'une portée bien sérieuse; nous le notons cependant, peut-être servira-t-il à d'autres praticiens qui auront fait la même observation sur un plus vaste théâtre.

Presque tous les sujets pris de la suette ont présenté sur diverses parties du corps des éruptions de différente nature, et la peau des malades était flasque et dépourvue de contractilité.

Toutes les personnes atteintes de suette ont guéri lentement et très-difficilement, tandis que les cholériques, même ceux qui ont été à la veille de mourir, sont entrés en convalescence très-facilement et ont repris leurs forces avec une promptitude incroyable. Cette remarque sur la suette nous indique qu'il ne faut pas abattre les forces par des saignées trop copieuses; aucun de nos malades n'a perdu de sang par la lancette; quelques sangsues aux malléoles ont suffi pour prévenir les congestions cérébrales; du reste, j'ai acquis la preuve que les habitants de ce pays supportent bien moins les émissions sanguines que nos Vendéens, tandis que pour purger convenablement ces premiers, j'étais obligé de leur donner des médecines d'un tiers plus fortes que celles que je prescrivais aux malades de ma clientèle habituelle. Une circonstance digne d'attention, c'est que presque toutes les femmes, qu'elles fussent ou non aux époques des menstrues, ont vu ce flux apparaître à l'instant ou peu de temps après le début de la suette : effort critique, selon nous, de la nature pour se débarrasser de l'ennemi qui vient la troubler. N'oublions pas de dire que presque tous nos malades accusaient une douleur profonde à la partie supérieure du sternum et vers la gorge; douleur qui gênait la respiration et qui les tourmentait vivement. Souvent aussi j'ai été à même de remarquer chez quelques autres sujets atteints de suette et de symptômes se rattachant à ceux du choléra (coliques vives, douleurs aux extrémités, vomissements, diarrhée, etc.). J'ai remarqué, dis-je, que des sueurs abondantes avaient emporté ces accidents pour leur substituer les symptômes ordinaires d'une suette pure et simple; en outre, j'ai observé sur trois sujets de ma résidence, et sur un quatrième d'Arconville, des cas de suette dans lesquels survenaient, chaque jour, des accès débutant par un froid notable et qui finissaient par des sueurs abondantes.

La crainte de contracter l'épidémie fut telle chez certains habitants qu'elle troubla parfois leurs facultés intellectuelles et leur causa des hallucinations assez singulières. Ainsi, l'un d'entre eux vint quinze jours de suite me redire chaque matin la même chose sur son prétendu état de souffrance, et, bien que ma réponse fût toujours la même, il n'en persista pas moins à réclamer les secours de l'art avec la persévérance d'un monomane.

Un autre sujet du même tempérament, mais qui se disait *courageux*, s'avisa d'aller soigner son beau-père, atteint du fléau à Arconville. Dès la première nuit il s'éveille en criant : « Je vois le choléra qui s'empare de moi! » et sans rien écouter, la tête égarée, prend son pantalon et gagne la campagne, sans veste, ni chapeau, ni souliers, et, pour arriver plus vite, franchit mares et fossés en ligne droite. De retour chez lui, cet homme était dans un état affreux de peur et mouillé de la tête aux pieds. On le moralise, on le console, il se calme un peu, mais pas pour longtemps; les premiers symptômes du fléau se déclarèrent peu d'instants après, et le malheureux succomba au bout de trente heures.

Voici un troisième fait plus bizarre encore : Un homme jeune et robuste vint nuitamment me trouver pour me dire qu'il avait le choléra, et qu'il allait mourir : « Pourtant je n'ai pas peur, » ajoutait-il avec une certaine assurance.

Et soudain il se battait avec le fantôme et lui lançait coups de pied, coups de poing de la façon la plus burlesque. « Vous n'avez pas le choléra, lui dis-je avec hilarité; s'il vous tenait, vous ne vous débatteriez pas de la sorte : vous avez peur et rien de plus, croyez-moi; allez vous coucher et revenez demain. — Eh bien, dit-il, j'y vais.... »

Le lendemain, il était à la moisson et je n'entendis plus parler de lui.

Une remarque intéressante que j'ai faite à Champignol, c'est que l'on n'y voit que très-rarement des phthisiques, et c'est beaucoup si par année il en paraît un cas.

Il en est tout autrement des maladies du cœur. Les hypertrophies, les palpitations de cet organe sont très-communes dans ce pays et surtout dans le village de Bergère; n'est-ce pas à l'étendue et à la rapidité des montagnes de ces contrées que doit être rapportée la cause première de ces affections?...

Traitement du choléra. — C'est le point important de ce mémoire, et je le décrirai assez longuement; mais tout d'abord je crois utile de citer une observation qui, en signalant les symptômes et la marche de la maladie, servira de guide aux praticiens qui voudront user du traitement que j'ai prescrit aux cholériques de Champignol.

Le 5 août 1834, je fus mandé près de B..., âgé de trente-cinq ans, arrivant de Bar-sur-Aube, où venait de mourir sa femme du choléra, et comme elle, il était attaqué de la même affection : tête lourde, vomissements fréquents, selles nombreuses, caractéristiques, crampes vives aux jambes, coliques avec sentiment de brûlure dans l'estomac et les intestins, soif vive, bouche sèche, céphalalgie et tintement dans les oreilles, pouls lent et petit (potion calmante avec $0^{g},02$ de sulfate de morphine pour douze cuillerées de liquide; thé, tilleul, synapismes aux extrémités, frictions avec huile camphrée; eau froide dans la bouche). La nuit a été agitée, B... n'a pas eu de sommeil, il vomit et va souvent à la garde-robe.

Le 6, au matin, il est plus souffrant; les vomissements sont plus fréquents ainsi que les gardes-robes, crampes plus fortes, cyanose, agitation et faiblesse plus grande (usage du punch, du vin chaud, larges vésicatoires à l'épigastre et aux jambes; sulfate de morphine, un centigramme toutes les heures; frictions calmantes sur le ventre; synapismes aux cuisses et aux pieds; on entoure le malade de briques chaudes, eau froide dans la bouche).

Le même jour, au soir, tous les symptômes signalés ont augmenté d'intensité; les yeux se creusent, les traits du visage sont retirés, la figure et le corps sont fortement cyanosés. A minuit, même jour, 6, froid général, oppression vive, suppression des urines, pouls lent, filiforme; contractions du cœur à peine sensibles; cyanose plus prononcée; langue et lèvres froides, d'un rouge foncé, violacé; yeux de plus en plus enfoncés; hoquet, voix éteinte à peine entendue; le malade a pris 10 centigrammes de sulfate de morphine en dix heures; les selles, les crampes, les vomissements sont moins fréquents; il se dit moins souffrant, cependant il est faible, oppressé et semble près de mourir; le froid persiste. (On entoure le malade d'objets brûlants, on le cuit, pour ainsi dire, et le sulfate de morphine est continué à même dose, mais il n'est donné qu'au réveil du patient; le punch et le vin sont continués.)

Le 7, au matin, nous abordions le logis du malade en tremblant, car tous ceux qui l'avaient vu à minuit pensaient comme nous qu'il allait succomber. Erreur! Après un nouvel entourage de corps chauds, B... se réchauffe, et, à deux heures du matin, demande du vin; à six heures il est vraiment ressuscité. Les symptômes graves de la veille ont diminué, les vésicatoires sont douloureux, la chaleur normale est revenue : faiblesse extrême, tête lourde; le hoquet, les crampes, les vomissements et les selles sont rares; une petite sueur a apparu sur tout le corps, seul signe d'une crise salutaire; le pouls, petit, est à 108 pulsations. (B... a pris 15 centigrammes de sulfate de morphine en quinze heures; on supprime ce sel et le punch; le vin sucré est continué; on applique du froid sur la tête et des cataplasmes chauds aux pieds.)

Le 8, le mieux se soutient; la tête est lourde, douloureuse, la figure rouge; le pouls est moins faible. (Deux sangsues aux malléoles, tisanes rafraîchissantes, suppression du vin, bouillon maigre.)

Le 9 et le 10, mieux sensible; le 18, convalescence, et le 24, guérison.

On est heureux d'avoir de tels exemples à signaler : ils encouragent le médecin et surtout les malades, en leur donnant l'espoir de revenir à la santé.

Reprenons à la première épidémie : 17 cholériques gravement attaqués ont été traités, et nous en avons sauvé 13; voici comment : Au début des vomissements, des coliques et du froid, nous prescrivions de vastes synapismes sur toute l'étendue des jambes et des pieds. Quand les malades en éprouvaient de la douleur, on les enlevait pour les placer le long des cuisses, puis aux bras, aux avant-bras, et, en dernier lieu, sur toute l'étendue de la colonne vertébrale, de la nuque au sacrum; ce dernier synapisme était laissé plus longtemps que les autres, pour exciter vivement cette région. Souvent, pour rendre ce synapisme plus actif, nous y ajoutions de l'ail pilé et du poivre en poudre, et nous placions cette pâte dans un sac de toile large de quatre doigts, sur une longueur égale à celle de la colonne vertébrale; à ce sac étaient cousus six galons, quatre aux extrémités et deux à la partie médiane; en les croisant et les attachant en avant du corps, ce synapisme était maintenu sans difficulté. M. Petit, d'honorable mémoire, se servait d'un fer à repasser pour opérer la révulsion.

Je n'ai usé de frictions que pour calmer les crampes, et elles étaient faites avec un liniment camphré, éthérisé et laudanisé; frictions qui modéraient les douleurs et par l'effet mécanique de la friction, et par l'action du médicament.

Les frictions pratiquées avec trop de force, ou avec des liniments d'une activité démesurée, peuvent, sans être plus efficaces que les moyens ci-dessus, laisser des traces fâcheuses et faire obstacle à une crise favorable.

Les corps chauds dont on entourait les malades après l'application des synapismes ont rendu de grands services, et pour ma part je les préfère aux frictions; j'ajoute encore que les frictions mal faites donnent aux malades autant de froid que de chaud. Des bains d'eau chaude, à mon avis, seraient préférables.

Au début du choléra, je donnais toutes les heures une cuillerée d'une potion calmante de 180 grammes de liquide où 2 centigrammes de sulfate de morphine étaient dissous; et parfois je prescrivais en même temps deux gouttes d'éther camphré, prises toutes les heures, et alternativement avec la potion.

Si les symptômes graves persistaient ou augmentaient, je quittais les premiers remèdes, et je faisais prendre toutes les demi-heures ou toutes les heures (selon le besoin), un centigramme de sulfate de morphine dans une cuillerée d'eau de tilleul sucré, et je continuais l'usage de ce sel, jusqu'à ce que le malade fût plus ou moins narcotisé. Cette médication demande à être soigneusement surveillée, car, poussée trop loin, elle pourrait être fatale, soit par la grande activité du médicament, soit en favorisant la congestion cérébrale, à laquelle les cholériques ne sont que trop exposés par la nature de la maladie; c'est au médecin de juger s'il faut continuer ou suspendre le narcotique. Après en avoir administré 10 ou 12 centigrammes, les malades ont vu se suspendre ou diminuer sensiblement les vomissements, les crampes, les coliques, les selles et le hoquet; plongés dans un sommeil paisible, ils ne souffraient presque plus, et de l'état de torture où ils étaient, passant à un état de calme qui les charmait, ils m'exprimaient leur bonheur et leur espoir.

Si je ne pouvais sauver, du moins j'empêchais de souffrir : or, la science n'ayant rien encore de mieux à opposer à une affection aussi grave, je me trouvais heureux d'avoir à ma disposition le remède capable de faire taire les souffrances.

En même temps, et quelquefois avant de prescrire le sulfate de morphine à haute dose, je faisais appliquer deux larges vésicatoires camphrés aux mollets, et un troisième à l'épigastre. Quand ces révulsifs avaient produit leur effet, c'était un bon signe ; c'est pourquoi je les ordonnais dès le début de la maladie.

La soif était étanchée par de l'eau froide conservée dans la bouche, et qui était rejetée quand elle était échauffée.

Quand la réaction avait lieu, s'il y avait congestion cérébrale ou menace de cet accident, chaque pied était enveloppé d'un simple cataplasme (1); en même temps que la tête était refroidie à l'aide d'une vessie dans laquelle on introduisait trois ou quatre poignées d'herbes fraîches hachées et tenues à une basse tempé-

(1) Pour maintenir les cataplasmes sur les pieds, j'en plaçais la pâte dans deux sacs de toile munis d'une coulisse ; ces coulisses suffisamment serrées retenaient parfaitement ces cataplasmes.

rature (1); cette médication, en même temps qu'elle agissait sur l'organe cérébral, en prévenait la congestion, qu'aurait pu déterminer le sel de morphine; j'en ai retiré d'heureux effets. C'est également dans l'intention de combattre les troubles du cerveau que j'ai fait appliquer un vésicatoire à la nuque et des sangsues aux malléoles internes.

Il arrivait souvent qu'au dévoiement succédait une constipation opiniâtre; pour vaincre cet état on était obligé de donner des lavements purgatifs; et même, pour faciliter la liberté du ventre, je prescrivais des laxatifs doux qui soulageaient.

Je dois encore dire que souvent, quand les symptômes graves étaient modérés par le sel de morphine, au lieu d'en continuer l'usage exclusivement, je lui associais l'extrait d'aconit ou de datura donné alternativement avec le sel, pour prévenir autant que possible toute congestion vers le cerveau (2).

Tous les habitants de ma résidence ont été à

(1) Pour cela, au-dessous de l'ouverture pratiquée à la vessie, on applique une ligature pour prévenir la sortie des herbes; puis on plonge ce réfrigérant dans de l'eau froide pour le remettre sur la tête.

(2) J'ai lieu de penser aujourd'hui que le sulfate ou l'hydrochlorate de morphine, qui ont une grande activité calmante, ont également l'heureux privilége de moins favoriser le transport du sang vers le cerveau que l'opium et ses diverses préparations.

même de juger de l'efficacité de cette médication, dont les succès bien avérés me donnent à croire qu'ailleurs comme ici, elle sera employée avec non moins d'avantages.

Deux mots seulement sur le traitement de la suette : des tisanes chaudes calmantes et diaphorétiques étaient données pendant la sueur, tandis que j'ordonnais des boissons froides et acidulées quand elle était terminée ; à ces boissons, je joignais l'usage des toniques, et particulièrement celui du tannate de quinine. La diète était essentielle à faire observer ; cependant je laissais prendre aux malades deux ou trois cuillerées de bouillon gras ou maigre, toutes les heures; cette nourriture suffisait pour apaiser la faim qui les tourmentait. Enfin, j'ai été assez heureux pour sauver tous ces malades, bien que sur deux d'entre eux se soit jointe à la suette une fièvre typhoïde des plus graves.

Tels ont été les symptômes, la marche et le traitement des épidémies de Champignol, du 22 juillet au 12 septembre 1854, époque à laquelle les fléaux disparurent quelques jours, pour reparaître avec une nouvelle intensité. En effet, le 17, de retour à ma résidence après une absence de quelques jours, j'y trouvai quinze sujets plus ou moins sérieusement attaqués de choléra et de suette; la veille il y avait eu un décès, et plus loin nous verrons que le chiffre des malades et des victimes, dans la deuxième invasion, a été considérable.

Le choléra, dans cette récidive, n'a pas eu les mêmes symptômes ni la même terminaison que dans sa première invasion, et son traitement a également varié.

Le 26 septembre 1854, je me rendis près de Ber..., malade depuis quatre heures. A ma visite, vomissements, coliques, froid général, langue humide, saburrale et froide; traits de la face retirés; yeux creux, entourés d'un cercle noir, selles abondantes, caractériques, crampes aux jambes, pouls petit, lent. On réchauffe B... par les moyens connus. Une potion calmante, où entre un centigramme de sulfate de morphine, est donné par cuillerée d'heure en heure : deux heures après cette médication, les crampes, les vomissements s'apaisent, et les selles se modèrent.

Le 27, le malade est réchauffé : pouls à 112 pulsations, langue sale; soif vive, diarrhée. B... se plaint de petites coliques; on suspend les calmants ; un gramme d'ipécacuanha produit trois vomissements qui diminuent les coliques et les selles (huit sangsues à l'anus, froid sur la tête, cataplasmes chauds aux pieds).

Le 28, au matin, quoique la nuit eût été

agitée, délire, céphalalgie; il y a du mieux, les symptômes du choléra sont passés; les selles sont peu fréquentes mais elles contiennent du sang.

Le 29, céphalalgie, parole lente et embarrassée, stupeur de la face; la dernière selle, qui date de douze heures, n'a plus de sang; pouls à 112 pulsations; 40 grammes de manne produisent quatre garde-robes.

Le soir du 29, le malade se dit mieux; il a sommeillé trois heures dans la journée, et il est faible.

Le 30, au matin, oppression vive, pneumonie de tout le poumon droit, grande faiblesse; mort à deux heures de relevée.

Ainsi cet homme a été successivement atteint d'un accès de choléra auquel a succédé une affection typhoïde accompagnée de dysenterie; puis il a été terrassé par une pneumonie.

A ces symptômes, chez plusieurs malades, se joignaient d'autres accidents non moins graves; les vomissements contenaient du sang; il en était ainsi des selles; elles répandaient une odeur infecte; en outre, on remarquait sur les extrémités et sur le tronc des pétéchies, des plaques d'un bleu foncé ou jaunâtre, signes typhiques d'une décomposion générale, et d'une mort prochaine.

Dans cette dernière épidémie, on voit donc que le choléra n'était pas l'ennemi le plus redoutable, mais que c'était la fièvre typhoïde.

Presque tous les cholériques de cette époque ont présenté une bouche amère, une langue épaisse, jaunâtre; l'ipécacuanha donné en temps opportun, et après la réaction a suffi, parfois, pour trancher radicalement la plupart des symptômes du choléra; ensuite les malades entraient en convalescence et se remettaient facilement.

Les températures des mois de juillet et d'août n'ont pas été les mêmes que celles de septembre et d'octobre; les deux premiers mois furent chauds, humides, et le matin il y avait de la rosée; septembre et octobre, au contraire, offrirent des jours brûlants, des nuits froides et sèches. Ces dernières conditions atmosphériques, différentes dans leur nature, ont dû faire varier les symptômes et le traitement; dans la première épidémie, les narcotiques furent donnés avec succès, et dans la seconde(1), il fallait recourir aux saignées locales, aux évacuants, aux dérivatifs et aux toniques pour faire cesser les accidents du cerveau et les autres...

(1) Les narcotiques, n'ayant été employés qu'à une dose très-faible, ont été complétement étrangers à toute complication cérébrale.

Dans la deuxième épidémie comme dans la première, le froid sur la tête, au moyen de l'appareil dont j'ai parlé, et les cataplasmes aux pieds longtemps prolongés, ont rendu de grands services.

Pour vaincre les suppressions d'urine; la pommade suivante a été d'un heureux effet sur plusieurs de nos malades; prenez huit grammes d'extrait de belladone, deux grammes de poudre de camphre et huit grammes d'axonge, mêlez le tout exactement. On en frotte toutes les quatre heures l'hypogastre, le périnée, et même l'on introduit demi gramme de cette pommade dans l'anus.

Voici le résumé des tableaux de la deuxième épidémie. Du 17 septembre au 26 octobre 1855, j'ai traité :

1° Choléras graves.	48	
2° Cholérines	68	
3° Suettes.	20	
Total. . .	136	malades,

sur lesquels j'ai perdu 25 sujets.

Enfin le chiffre total des malades et des morts que j'ai vus durant les épidémies de choléra et de suette à Champignol est de 317, sur lesquels j'en ai perdu 27.

Nous concluons :

1° Qu'une médication bien entendue a combattu généralement avec succès les cas graves de choléra.

2° Qu'une médication non moins favorable, et appliquée dès le début, a prévenu l'apparition des cas graves.

3° Que le choléra, dans la seconde épidémie, n'était pas l'ennemi le plus redoutable, mais que c'était l'affection typhoïde, et que le traitement a varié comme les symptômes.

4° Qu'il serait utile de faire, dans Champignol, des travaux d'assainissement pour rendre cette localité plus salubre.

5° Que les insuccès d'Arconville sont dus aux causes d'insalubrité et autres que nous avons indiquées plus haut.

6° Qu'il serait utile, de placer par avance, dans les villages isolés, et voisins des foyers d'infection : 1° Les médicaments les plus urgents; 2° D'y désigner le médecin desservant la commune; 3° d'y choisir et d'y connaître les auxiliaires sur lesquels le médecin devrait compter.

Comme complément, je dois ajouter les conclusions qui résultent du résumé général du tableau, relativement au sexe et au chiffre des malades guéris ou décédés dans les diverses communes confiées à mes soins.

Ainsi, à Champignol j'ai traité 317 malades, sur lesquels 27 sont morts;

A Arconville, j'ai traité 92 malades, sur lesquels 12 sont morts;

A Bergère, j'ai soigné 12 malades, et ils ont été tous guéris.

De sorte que, dans les trois communes, j'ai traité 421 malades, savoir, 182 hommes et 239 femmes, sur lequel nombre j'ai compté 39 décès : 12 chez les hommes et 27 chez les femmes.

Tels sont, monsieur le Ministre, les faits que j'ai observés, et les résultats de ma pratique durant le cours des diverses épidémies dont je viens de rendre compte à Votre Excellence ; puisse ce travail être digne de fixer son attention!..

Je suis, avec le respect le plus profond, etc.

Le docteur PROSPER HULLIN.

Champignol, le 20 octobre 1854.

Me pardonnera t-on de rappeler ici les témoignages de satisfaction que j'ai reçus, il me sont trop chers pour les oublier, et je ne dissimule pas que j'aime à m'y reporter comme à un des souvenirs les plus doux de ma difficile et laborieuse carrière :

I

Les maire, adjoint et membres du conseil municipal de Champignol, à monsieur Prosper Hullin, *docteur en médecine, à Mortagne (Vendée).*

Monsieur le docteur,

Ayant apprécié les heureux effets de votre mission officielle dans notre commune, pendant le choléra, nous venons vous prier d'en agréer notre vive reconnaissance.

Quoi de plus juste, en effet, monsieur, de vous dédier des succès merveilleux qui n'ont été obtenus que par vos soins assidus. En comparaison des communes voisines de la nôtre, nous n'avons eu qu'un petit nombre de victimes, grâce à votre zèle ardent, à votre douceur bienveillante, à votre dévouement dignes de nos plus grands éloges.

Nous vous en réiterons, monsieur le docteur, nos remercîments empressés et nous vous prions d'agréer l'hommage de nos respectueux sentiments.

Champignol, le 17 novembre 1854.

Signé : Robelin, Lebœuf, maire, Laurin, Poinsot, Toussaint, Musnier, adjoint, Privé Charles, Privé, Laurin.

II

Je soussigné, sous-préfet de l'arrondissement de Bar-sur-Aube (Aube), certifie que M. le docteur Prosper Hullin, de Mortagne (Vendée), envoyé en mission pour combattre l'épidémie, a consacré pendant trois mois (du 21 juillet au 22 octobre 1854), les soins les plus intelligents et les plus dévoués aux nombreux malades de la commune de Champignol; qu'il a étendu les bienfaits de sa science aux communes avoisinantes; que son courage n'a failli devant aucune nécessité; que, grâce à lui, le moral des populations a été puissamment relevé, et que si la mortalité n'a pas été plus grande dans cette partie de l'arrondissement, c'est à M. Hullin que la reconnaissance publique s'en déclare redevable.

Bar-sur-Aube, 30 octobre 1854.

Le sous-préfet de Bar-sur-Aube,
Signé : SALLES.

Suit le cachet de la sous-préfecture.

IX

OBSERVATIONS SUR LES EFFETS THÉRAPEUTIQUES DU TANNATE DE QUININE.

Le 30 septembre 1851, l'Académie nationale de médecine me fit l'honneur de m'adresser la lettre suivante :

« Monsieur et très-honoré confrère,

« Vous savez que l'Académie a reçu de M. Barreswil un mémoire sur un nouveau mode d'administration de la quinine. Ce mémoire a été renvoyé à l'examen d'une commission composée de MM. Orfila, Bouvier, Bussy.

« Déjà quelques faits ont été réunis, mais, les fièvres intermittentes étant assez rares à Paris, la commission a pensé que, dans cette circonstance, vous voudriez bien lui venir en aide et suivre avec elle l'examen du travail de M. Barreswil (1).

« J'ai l'honneur de vous inviter, au nom de l'Académie, à vouloir bien lui adresser le plus promptement possible, le résultat de vos observations et les conclusions auxquelles vous êtes arrivé (2).

« Veuillez agréer, monsieur et très-honoré confrère, etc.

« *Le secrétaire perpétuel de l'Académie,*

« *Signé* : F. DUBOIS. »

(1) Cette commission a bien voulu partager avec moi l'honorable mission qu'elle a reçue. Qu'elle reçoive ici tous mes remercîments.

(2) Ce rapport est arrivé à l'Académie, dans la séance du 13 janvier 1852.

PREMIÈRE PARTIE.

Aussi surpris que flatté de cette marque de confiance, je me mis aussitôt à l'œuvre, et voici le résultat de mes recherches et les conclusions auxquelles j'ai été conduit. Mes observations sont au nombre de quatorze, rangées dans l'ordre où elles se sont présentées à mon observation.

Première observation. — *Fièvre quarte avec accès intenses et longs, qui cédèrent à 1 gramme de tannate de quinine.* — La première concerne la fille Goué..., âgée de trente-deux ans, d'une forte constitution, ordinairement bien portante. Elle éprouve depuis un mois des fièvres quartes dont les accès ne durent pas moins de vingt-quatre heures.

Ils débutent par des frissons de trois heures, et se terminent par des sueurs abondantes.

A ma première visite (17 septembre 1851) : Visage pâle, yeux jaunes, céphalalgie intense, ventre douloureux pendant les accès. Une forte saignée du bras, pratiquée à l'instant de ma visite, ayant été sans effet sur l'accès subséquent je prescrivis 1 gramme de tannate en neuf doses prises en trois jours, cette faible dose de tannate coupa radicalement ces accès, qui semblaient devoir être plus difficiles à déraciner. Chez ce malade, comme chez tous les autres, la guérison a été soutenue à l'aide d'amers. (Tisane de centaurée et de camomille, continuée durant vingt et un jours(1).

Ce succès, chez un sujet aussi malade, m'a surpris infiniment. Ce que j'ai vu dans ma pratique m'autorise à penser que, si au lieu du tannate de quinine j'avais employé le sulfate, j'aurais dû en donner le double et peut-être n'aurais-je pas été si heureux Jamais je n'avais employé le tannate, et n'en connaissais ni la force ni les vertus; la prudence voulait donc que je ne l'employasse qu'à une faible dose; or, la malade ayant été guérie par 1 gramme, je me bornai à seconder l'effet produit par les amers.

Deuxième observation. — *Accès nerveux périodiques datant de six mois, chez un sujet de soixante-dix-neuf ans, guéris à l'aide de* 150 *centigrammes de tannate.* — Madame Mer..., âgée de soixante-dix-neuf ans, d'une forte constitution, habituellement bien portante, suivit les armées d'Italie et d'Allemagne, durant seize ans, comme cantinière; outre les fatigues extrêmes de sa profes-

(1) Tous mes malades ont généralement usé de 30 centigrammes de tannate de quinine par jour pris en trois fois; après chaque dose, ils prenaient une tasse de tilleul.

sion, elle a eu dix-sept enfants. Néanmoins, elle conserve encore assez de force; mais souvent sa santé est chancelante.

Depuis six mois, cette femme me consultait pour une douleur de tête qui cernait toute la base du cerveau, et qui durait toute la journée.

Voici l'état où je la trouvai à ma première visite, le 15 octobre 1851 : Douleur extrême au lieu indiqué; c'était comme des coups de lance ou d'aiguilles, avec une forte congestion cérébrale. Les calmants n'y faisaient rien. Mais enfin Madame Mer..., me fit part d'une particularité qui m'éclaira. « Ma douleur, dit-elle, redouble au lever du soleil; au contraire elle se calme à l'approche de la nuit, ce qui me permet de dormir. »

Je soupçonnai que j'avais affaire à une affection nerveuse périodique et je donnai neuf paquets de tannate de quinine chacun de 10 centigrammes à prendre en trois jours.

L'administration de ce médicament réussit d'abord à modérer les douleurs, et six autres paquets suffirent à supprimer entièrement les accès. Depuis six semaines, Madame Mer... est dans un état de parfaite santé.

Cette observation prouve que le tannate n'est pas moins apte à guérir les douleurs nerveuses périodiques que les fièvres de même type.

Et veuillez remarquer que la dose prescrite était bien minime ; 150 centigrammes suffirent pour guérir radicalement Madame Mer... : or, combien eût-il fallu de sulfate de quinine? Je l'ignore ; mais je dois dire que, pour combattre une otalgie violente périodique chez un sujet de vingt-cinq ans, je n'en employai pas moins de 4 grammes.

Troisième observation. — *Fièvre quarte rebelle, coupée avec 2 grammes de tannate de quinine.* — Ret..., de Saint-Laurent, âgé de vingt-cinq ans, est atteint d'une fièvre quarte depuis six semaines.

Au début, les accès étaient peu violents ; il y avait des frissons ; mais ils étaient peu intenses et de courte durée. A ma première visite, le 8 octobre 1851, le dernier accès avait augmenté d'intensité, les frissons étaient changés en tremblements qui duraient trois heures ; figure amaigrie, jaune, pâle ; les yeux portent, comme la figure, le cachet des fièvres d'accès rebelles ; constipation, céphalalgie, rate volumineuse et sensible au toucher. (Dix sangsues à l'anus, 1 gramme de tannate de quinine en neuf paquets à prendre à trois fois dans le jour.)

Le 16 octobre, les accès ont diminué et sont moins longs, moins intenses, plus de tremblements ; l'appétit est revenu. (Nouvelle dose de tannate d'un gramme.)

Le 3 novembre 1851, le malade est mieux; mais il conserve comme un souvenir de ses accès qui sont à peine sensibles. La figure du malade est plus naturelle et la rate indolore a repris son volume ordinaire.

Cette observation offre de l'intérêt sous le rapport de la ténacité des accès; peu s'en est fallu que le tannate n'ait échoué; et lorsque l'on voit ce remède triompher de cas plus graves, on est surpris de le voir si peu actif dans d'autres cas en apparence plus légers. — (Voir première et deuxième observations.)

Je demande si le sulfate de quinine eût été plus efficace et si une dose de 10 grammes eût suffit pour couper à fond les accès. Je ne le pense pas; ma pratique, dans des cas analogues, m'a prouvé qu'il ne fallait pas moins de 3 à 4 grammes de ce sel. J'ajoute que le cas de Ret... est un de ceux qui trompent souvent le praticien; en effet, la position de cet homme paraissait moins grave que celle des deux précédents malades; or, comme une petite dose de tannate avait suffi pour les guérir, je devais croire qu'une semblable dose aurait produit chez lui le même résultat.

La première observation et la dernière nous donnent à penser que l'épreuve de remèdes nouveaux, faite sur des malades en apparence attaqué au même degré, peut souvent en imposer et conduire à des conclusions erronées.

Mon intention était d'abord de procéder de la sorte et d'essayer comparativement le sulfate et le tannate de quinine sur des malades placés dans des conditions en apparence semblables; mais les faits dont nous venons de parler m'ayant prouvé l'inconvénient d'en agir ainsi, j'ai changé d'avis; après tout, je n'avais pas à m'expliquer sur le sulfate de quinine, dont la réputation est faite sans retour. Je laisse donc à l'expérience le soin de prononcer entre l'ancien et le nouveau fébrifuge.

Pour le moment, l'essentiel est de savoir que chez tous nos malades, le tannate de quinine à doses moins fortes a eu autant de succès qu'en aurait pu avoir le sulfate de quinine, et il a encore l'avantage de ne pas irriter la muqueuse gastrique.

QUATRIÈME OBSERVATION. — *Fièvre quarte devenue tierce.* — Joseph Bi..., de Saint-Laurent, âgé de seize ans, ordinairement bien portant, a éprouvé pendant un mois des fièvres quartes dont les accès intenses duraient de sept à huit heures environ, et se terminaient par des sueurs.

Le 8 octobre 1851, je le vis, et il me dit que ses fièvres, depuis huit jours, avaient changé de type; de quartes, elles étaient devenues tierces, avec des accès plus intenses, et qu'elles duraient de douze à quatorze heures.

Voici son état : Figure pâle, yeux jaunes, ventre dur, douloureux, ballonné, rate et foie gonflés, constipation, anorexie. Après une médication antiphlogistique de quarante-huit heures, je prescrivis 1 gramme de tannate de quinine, qui ne fit que diminuer les accès.

Le 1er novembre, nous ordonnâmes un nouveau gramme de ce sel, et les fièvres furent complétement enlevées.

Ce malade, comme le précédent, offre les mêmes phénomènes ; cependant il est à remarquer que les accès de fièvres quartes en changeant de type deviennent ordinairement moins intenses ; le contraire ayant eu lieu, l'affection était plus difficile à guérir.

Cinquième observation. — *Fièvre tierce coupée avec 2 grammes de sulfate de quinine. Récidive le quinzième jour. Guérison durable après l'usage d'un gramme de tannate.* — Le 9 novembre 1851, je vis Ami..., de Saint-Laurent. Ce malade, âgé de vingt-quatre ans, fort et ordinairement bien portant, a depuis cinq semaines des accès de fièvre tierce qui durent trente-six heures : 2 grammes de sulfate de quinine furent pris et ne firent que suspendre la maladie pendant quinze jours.

A ma visite, figure pâle et jaune, yeux également jaunes, amaigrissement, ventre douloureux durant les accès; mais le foie et la rate sont sains, céphalalgie très-intense. Saignée du bras; 9 doses de tannate de 10 centigrammes chaque coupèrent les accès d'une manière durable.)

Le 20 octobre, Am... est guéri : il n'a pas eu de fièvre depuis cinq semaines.

Nous remarquons sur ce malade que le tannate a eu l'avantage sur le sulfate; 2 grammes de sulfate n'avaient coupé les accès que durant quinze jours, tandis que le tannate à dose plus faible a mis fin à cette affection rebelle.

Nous voyons encore que l'action du tannate est plus grande chez certains sujets et moins chez d'autres.

Sixième observation. — *Fièvre quarte rebelle qui a duré deux ans.* — Jeanne Goi..., de la Maminière (Vendée), âgée de cinq ans, a contracté l'hiver précédent des fièvres quartes qui ont duré dix-huit mois; 2 grammes de sulfate de quinine ne lui ont coupé la fièvre que durant six semaines. A cette époque, elle reparut avec le même type; mais les accès étaient moins intenses.

Le 10 octobre dernier, voici quelle était la situation de Jeanne : Figure pâle, amaigrie, yeux ternes et jaunes, ventre dur, douloureux, pendant et après les accès, rate et foie engorgés, descendant de deux centimètres au-dessous des fausses côtes; céphalalgie. (6 sangsues aux malléoles internes; 1 gramme de tannate en trois jours.)

Le 18 du même mois je revis la malade : les accès sont diminués d'intensité et de durée, plus de tremblements au début, ni de sueurs au déclin.

Comme les organes abdominaux étaient toujours douloureux et qu'il y avait encore de la céphalalgie, je prescrivis 6 nouvelles sangsues et donnai de nouveau 60 centigrammes de tannate.

Le 25 novembre, je revis Jeanne; elle est bien et n'a pas eu de fièvre depuis le 18.

Cette résistance de la maladie aux médicaments n'a rien qui doit étonner chez cette malade, qui, depuis deux ans, a été fortement empoisonnée par les miasmes délétères, causes ordinaires des fièvres d'accès; ajoutons encore que Jeanne, en proie aux lésions consécutives des fièvres de cette nature, est une de ces malades exceptionnelles qui nécessitent l'emploi de remèdes actifs et prolongés; j'ai vu des cas analogues qui résistèrent à tous les fébrifuges connus et que je fus obligé d'abandonner aux soins de la nature, la providence des médecins et des malades.

SEPTIÈME OBSERVATION. — *Fièvre quarte intense chez un sujet de quatre-vingt-seize ans. Guérison.* — La femme Par..., âgée de quatre-vingt-seize ans, jouissant ordinairement d'une bonne santé, depuis six semaines est atteinte de fièvres quartes dont les accès très-intenses sont redoutables chez un sujet de cet âge.

A l'instant de ma visite, 25 octobre 1851, voici son état : L'accès débuta par un tremblement qui a duré quatre heures, à la suite duquel elle perdit connaissance; anéantissement et sommeil profonds, rêvasseries, visage rouge, ventre souple, indolore; elle fait sous elle sans se sentir. Cet état dura quinze heures, au bout desquelles la connaissance revint, et l'accès finit par de la sueur.

Un gramme de tannate fit cesser tous les symptômes graves et changea le type de la fièvre, de quarte en tierce.

Le 4 novembre, un nouveau gramme fait cesser tous les accès. La malade, bien que très-faible, se lève six heures par jour, elle a de l'appétit et digère sans difficulté.

Le 10 novembre, la Par...a repris ses forces et se trouve bien.

Des accès aussi terribles eussent certainement en peu de temps fait mourir cette bonne vieille.

Nous remarquons ici, comme chez les autres malades, que le tannate n'a pas manqué son effet, et qu'en raison du danger des accès j'eusse été obligé d'employer une bien plus grande quantité de sulfate de quinine.

La malade trouvant de l'amertume au tannate qu'elle prenait en poudre, je l'administrai en bols qui passèrent parfaitement (1).

Huitième observation. — *Fièvre tierce guérie par l'usage du tannate.* — La femme Bar..., de la Petitière, âgée de quatre-vingt-quatre ans, m'appela près d'elle le 1er novembre 1851. Je la trouvai dans un accès de fièvre aussi grave que celui où était la malade précédente.

Depuis un mois la Bar... a des fièvres tierces qui, loin de s'éteindre, ne font qu'augmenter d'intensité.

Le 2 novembre, elle prit le tannate de quinine (1 gramme en neuf bols) et en peu de jours la fièvre fut coupée.

Le 25 novembre, cette femme est bien; cependant elle dit avoir éprouvé, les jours précédents, quelques frissons qui durèrent peu de temps; je prescrivis un nouveau gramme de tannate, qui mit fin à tous ses accès.

(1) Je dois dire qu'en général certains malades prenaient ce médicament sans répugnance et d'autres avec difficulté.

La Bar... depuis longtemps souffrait souvent de l'estomac, ce qui m'obligea à lui donner, après chaque dose de tannate, une potion calmante; grâce à ce moyen, le nouveau fébrifuge fut bien supporté et la guérit.

Neuvième observation. — *Fièvres tierces qui ayant résisté à 80 centigrammes de sulfate de quinine furent radicalement coupées par une égale quantité de tannate de quinine.*

Constance C..., domestique de la Maminière (Vendée), âgée de vingt ans, a éprouvé durant quinze jours des fièvres tierces que l'on combattit par 2 grammes de sulfate de quinine.

Au bout de huit jours, les fièvres revinrent et continuèrent encore un mois sous le type quarte; mais les accès, devenant de plus en plus intenses, je fus consulté.

Au 8 octobre, Constance était sans fièvre, son teint était jaune, pâle; ventre dur, rate et foie douloureux. J'ordonnai 12 sangsues à l'anus et 1 gramme de tannate à prendre en quatre jours. Le tannate ne réussit pas mieux que le sulfate, seulement la fièvre, au lieu du huitième jour, reparut le seizième, et les accès restèrent ainsi irréguliers.

La malade revint me voir le 28 du même mois, et je mis fin à ses accès erratiques par un nouveau gramme de tannate, pris comme le premier en quatre jours. Ce dernier remède coupa complétement les fièvres.

L'action du tannate dans ce cas a été plus grande encore que celle du sulfate; en effet, nous avons vu que les 2 grammes de sulfate n'ont coupé les accès que durant huit jours, tandis que le premier gramme de tannate a d'abord fortement ébranlé la maladie, et que le deuxième l'a complétement chassée.

Dixième observation. — *Fièvre tierce guérie à l'aide de 60 centigrammes de tannate de quinine.* — Bro..., âgé de trente mois, ordinairement bien portant, éprouve depuis trois mois des fièvres tierces qui, au début, ne duraient que trois heures. Des tisanes amères de centaurée et de camomille suffirent pour les éteindre. Depuis quinze jours, ses fièvres sont revenues chaque matin; elles s'annoncent par un tremblement qui dure une heure, auquel succède de la sueur.

Voici son état.

Le 20 octobre 1851, la figure de Bro... est jaune, pâle, ventre dur, ballonné, douloureux pendant la fièvre, rate et foie légèrement douloureux, le premier organe est plus volumineux que de coutume, anorexie, amaigrissement, céphalalgie à l'instant des accès. 6 sangsues à l'anus et 6 paquets de tannate de quinine de 10 centigrammes chaque paquet, guérirent complétement Bro...

Ici, comme chez tous les autres malades, le nouveau fébrifuge n'a pas manqué son effet, bien qu'il ait été pris à une dose assez minime (60 centigrammes).

ONZIÈME OBSERVATION. — *Fièvre quarte guérie à l'aide d'un gramme de tannate.* — Doul..., âgé de trente ans, a éprouvé depuis quinze jours quatre accès de fièvres quartes qui débutaient par des tremblements dont la durée était de trois heures.

Le 20 octobre, je le vis pour la première fois. Figure rouge, céphalalgie intense pendant l'accès, ventre dur, indolore, rate et foie sains. Une saignée du bras et 1 gramme de tannate suffirent pour couper entièrement ses fièvres; depuis un mois elles n'ont pas reparu.

Cette observation n'a d'intérêt que par la facilité avec laquelle le tannate de quinine a triomphé.

DOUZIÈME OBSERVATION. — *Fièvre d'accès périodique chez un phthisique qui débutait par des tremblements; accès enlevés sous l'influence d'un gramme de tannate.* — La Mer..., phthisique au troisième degré, éprouve depuis huit jours vers midi des tremblements qui durent environ deux heures. A ces accidents succèdent une toux plus fréquente, une vive chaleur et plus tard de la sueur. Souvent durant les accès surviennent des vomissements accompagnés de douleurs épigastriques qui tourmentent longtemps la pauvre malade.

Le douzième jour, je prescrivis 9 paquets de tannate en poudre administrés en trois jours; après la prise de chaque dose la malade usait d'une cuillerée de potion calmante. Cette dose suffit pour supprimer les frissons, pour masquer et adoucir les accès de cette affection accidentelle.

Quoique la Mer... souffrit souvent de l'estomac, jusqu'à vomir quand la douleur était par trop vive, le tannate ne fut pas moins utile contre la fièvre sans ajouter à l'affection gastrique.

D'où nous inférons que le tannate peut être donné sans trop de crainte à des estomacs irritables.

Treizième observation. — *Accès de fièvre pernicieuse chez un sujet atteint de pleurésie.* — La Sor..., âgée de soixante-cinq ans, ordinairement bien portante, a contracté depuis deux jours une pleurésie du côté droit avec fièvre, toux forte; à ma première visite du 2 novembre, soif vive, matité sensible à la partie postérieure et latérale du poumon droit. Dans sa moitié inférieure, égophonie, oppression, pouls petit, à 108 pulsations. (12 sangsues au côté douloureux, cataplasmes, tisane gommeuse.)

Le troisième jour, la toux, la douleur et les autres symptômes persistent à un moindre degré; il y a du mieux; la fièvre est à 100 pulsations.

Le quatrième jour, même état que la veille.

Le cinquième au matin, frissons et tremblements très-forts, la fièvre augmente de plus en plus; à midi, le délire survient, la douleur de côté est plus grande; oppression; la malade ne sait plus ce qu'elle dit ni ce qu'elle fait (fièvre violente à 120 pulsations). Le soir, même état; oppression plus forte, bien que l'épanchement pleurétique soit le même; il en est ainsi de l'égophonie, prostration très-grande. (Vésicatoires sur le côté et aux jambes, synapismes.)

Le sixième jour au matin, même état; le soir, la fièvre a diminué, le trouble des idées persiste.

Le septième jour au matin, la malade a repris sa connaissance, la fièvre a diminué; elle est à 108 pulsations; sueurs à la fin de l'accès.

(4 paquets de tannate de quinine de 10 centigrammes à prendre dans la journée.)

Le huitième jour, nouveau paroxysme avec délire; l'accès ne dure que vingt-quatre heures.

Le neuvième, on revient au tannate.

Le dixième, mieux; l'oppression, l'épanchement, la fièvre sont diminués; l'égophonie n'existe plus. (Tannate à la dose de 20 centigrammes.)

Le onzième jour, nouvel accès moins violent; il ne dure que douze heures. (Tannate à la fin du paroxysme.)

Le douzième, même dose de tannate.

Les treizième, quatorzième et quinzième jours, mieux sensible; la fièvre n'a pas reparu.

Le seizième, la malade est bien; elle tousse toujours; plus d'oppression, mais de la faiblesse.

L'accès terrible survenu tout à coup chez notre malade, sans cause connue, sans augmentation bien sensible dans les symptômes locaux, nous a fort inquiété; la malade est âgée de soixante-sept ans, épuisée de fatigues et de misère, et ordinairement d'une faiblesse remarquable : cet état nous faisait craindre de la voir succomber durant l'accès.

Remarquons bien ici que 40 centigrammes de tannate ont suffi pour modérer l'accès principal et trancher les symptômes qui compromettaient la vie de cette femme. Enfin, 120 centigrammes de ce sel ont complétement fait disparaître les accidents. Je pense qu'une double dose de sulfate de quinine n'eût pas mieux réussi.

Dans le cas de fièvres pernicieuses, le tannate peut donc être administré sans crainte.

QUATORZIÈME OBSERVATION. — *Fièvre typhoïde guérie à l'aide du tannate pris comme tonique.* — Jean J... contracte, le 2 octobre, une fièvre avec céphalalgie intense : au début de l'affection, il éprouve des étourdissements, de la stupeur; inquiétude involontaire, dévoiement et coliques intenses, ballonnements du ventre présentant çà et là à sa surface de petites pustules acuminées, anormales. Rêves pénibles la nuit, pouls petit, fréquent, à 120 pulsations; anorexie, langue blanche, épaisse, bouche mauvaise. Cet état dura quatre jours. (14 sangsues à l'anus, eau de riz.)

Le cinquième jour, émétocathartique, qui sur l'instant produisit un bon effet.

Le sixième jour, les symptômes n'ont point diminué ; prostration plus grande.

Les neuvième, dixième, onzième, douzième et treizième jours, délire, somnolence et rêvasseries ; soif et fièvre vives, langue sèche, noirâtre au centre. Jean se plaint beaucoup et est insouciant pour tout ce qui l'entoure; stupeur plus grande, commencement de surdité; dévoiement et coliques, ventre dur, ballonné, pouls petit à 124 pulsations, prostration plus grande. (30 centigrammes de tannate à prendre dans la journée;

potion calmante après l'usage du tannate, frictions d'huile camphrée sur le ventre.)

Le quatorzième jour, de la sueur survenue dans la nuit modère la fièvre, et le pouls tombe à 84 pulsations. Il en est ainsi des autres symptômes. Ce mieux persiste le même pendant deux jours, quand, le seizième, survint un frisson et un nouveau paroxysme qui met le malade dans le même état que celui du treizième jour.

J. J... fait sous lui sans en avoir conscience; la surdité est plus grande ainsi que la faiblesse; langue et dents fnligineuses, peau sèche et chaude, pouls petit à 124 pulsations, roideur permanente des muscles du dos. (Même prescription que le treizième jour; on ajoute l'usage du vin de Bordeaux sucré et mitigé.)

Du seizième au vingt-huitième jour, même état, mêmes symptômes, qui s'aggravent de plus en plus et font croire à la fin prochaine de J. J...

Le vingt-neuvième jour, après une forte diaphorèse et de fréquentes garde-robes rendues dans le lit, le malade sort de l'état alarmant où il se trouve; le pouls, filiforme, est moins vif à 96 pulsations, l'intelligence revient, et cette crise subite nous fait espérer une guérison que nous étions loin de prévoir.

Du treizième au vingt-huitième jour, le tannate a été administré par doses de 20 centigrammes.

Ici le tannate de quinine n'a pas été moins utile que dans le cas précédent. L'estomac de J. J... souffrait depuis longtemps, et par conséquent il était très-sensible; néanmoins il n'a nullement souffert du contact de ce médicament, ce qui prouve assez que le tannate n'est pas irritant.

Comme dans les huitième, douzième et treizième observations, l'action du tannate a été si douce (1), que ma pratique me porte à croire que le sulfate de quinine n'eût pas été aussi bien supporté par ces estomacs délicats et sensibles; et, en effet, dans des cas analogues, je me suis vu quelquefois forcé d'y renoncer pour l'extrait de quina.

Telles sont les observations que j'ai faites et que j'ai suivies avec soin; j'ajoute même que j'ai visité les malades cinq semaines après la cessation de la fièvre, pour constater si les accès avaient été coupés. Tous, les plus gravement comme les plus légèrement attaqués, n'ont éprouvé de rechutes que celles que nous avons consignées et qui tenaient à la quantité trop

(1) Bien que J. J... ait pris 450 centigrammes de sel en quinze jours.

minime du fébrifuge dont ils avaient fait usage. Le tannate ne m'a donc fait défaut dans aucun cas.

Depuis deux mois je cherche en vain l'occasion d'essayer le tannate de quinine dans les douleurs nerveuses rhumatismales : je ne sais si, en pareil cas, il supporterait la comparaison avec le sulfate. Je termine donc ce travail avec le regret d'être incomplet.

Toutefois, des observations que j'ai faites je me crois autorisé à conclure :

1° Que le tannate de quinine possède des propriétés analogues à celles du sulfate, tant contre les fièvres d'accès que contre les autres affections périodiques (1) ;

2° Qu'à propriétés égales, il faut donner la préférence au tannate, parce qu'il est moins cher ;

3° Que le tannate étant moins amer, est aussi plus facile à prendre ;

4° Et qu'étant plus facile à supporter par les estomacs délicats, il peut être employé là où le sulfate de quinine ne saurait l'être.

(1) En 1851, le tannate de quinine semblait avoir autant d'énergie que le sulfate; d'où vient aujourd'hui qu'il en a moins (1862), et que je donne depuis quelques années, pour obtenir le même résultat, une dose double de celle de l'époque précitée ?...

Mais dans quelques termes que nous parlions du tannate de quinine, le sulfate a l'avantage d'être depuis longtemps dans la pratique; et, sous ce rapport, il jouit d'une confiance à laquelle le tannate ne peut encore prétendre.

DEUXIÈME PARTIE.

Il ne suffit pas à un praticien qui veut s'assurer des propriétés d'un nouveau médicament de ne le mettre qu'une fois en expérience; il faut qu'il répète ses épreuves plusieurs années de suite et sous toutes les constitutions atmosphériques. Qui ne sait que les maladies diffèrent d'une année à l'autre? Et ces différences touchent de si près à leur nature qu'elles se terminent quelquefois d'elles-mêmes par le seul bénéfice de la nature, tandis que dans d'autres circonstances elles se montrent rebelles aux médications les plus énergiques et les mieux combinées.

J'étais dans ces principes, lorsqu'en 1850, l'Académie de médecine voulut bien me charger d'expérimenter le tannate de quinine proposé par M. Barreswil. En 1851, j'essayai donc le nouveau sel sur les 14 malades, dont j'ai tracé l'histoire dans mon premier mémoire.

Ce nombre, on le voit, était trop insuffisant pour fixer l'opinion et je recommençai les années suivantes.

Le nouveau travail que je publie aujourd'hui renferme quarante-huit observations; dans le nombre, il y en a de connues; il y en a d'autres qui sont nouvelles, ou du moins je n'avais jamais rien vu de semblable dans le cours d'une pratique qui ne laisse pas cependant de remonter déjà loin. Telles sont les trente-neuvième, quarantième, quarante-septième et quarante-huitième observations.

J'ai divisé en neuf séries les observations contenues dans ce mémoire :

La première série concerne treize observations de fièvre typhoïde avec paroxysmes pernicieux.

La deuxième en contient six de dysenterie compliquées de fièvre typhoïde grave.

La troisième est relative à trois cas de rhumatisme articulaire aigu.

La quatrième comprend cinq cas de fièvre quarte rebelle à l'action des antipériodiques.

La cinquième onze cas de fièvres tierces rebelles.

La sixième trois cas de fièvres périodiques avec complication d'angine gangreneuse.

La septième trois cas de fièvres quotidiennes.

La huitième est un cas de gastralgie.

Enfin 3 malades atteints de douleurs périodiques compliquées d'accidents graves, affec-

tions contre lesquelles le tannate de quinine a été administré avec avantage.

PREMIÈRE SÉRIE.

PREMIÈRE OBSERVATION. — *Fièvre typhoïde grave avec paroxysmes pernicieux guérie par le tannate* (1). — Dans la nuit du 9 au 10 mai 1851, je fus appelé près du nommé Lio..., âgé de ving-sept ans, d'un tempérament nerveux-sanguin; il était malade depuis onze jours et présentait les signes d'une fièvre typhoïde grave; faiblesse générale, soif, chaleur vive, convulsions des fléchisseurs des doigts, langue sèche, noirâtre au centre, pouls petit, facile à déprimer, cent seize pulsations, visage pâle, délire et rêvasseries. (Vésicatoires aux jambes, 30 centigrammes de tannate pris en trois fois dans le jour.)

La nuit suivante, sur les trois heures, Lio... perd connaissance; les muscles du visage sont agités de mouvements convulsifs ainsi que ceux des membres, pouls petit à cent vingt pulsations, dents serrées; on secoue, on pique le malade, il ne sent rien. Cet état dure cinq heures, après lesquelles Lio... reprend ses sens. Je le vis le matin; la faiblesse était plus grande que la

(1) Tous mes malades ont usé du tannate de quinine préparé par M. Barreswil.

veille, le pouls était tombé à cent douze pulsations. Je prescris au plus vite 1 gramme de tannate en quatre doses rapprochées, et cela suffit sinon pour prévenir l'accès, du moins pour le tempérer. Le lendemain, même prescription à même dose, et plus tard à dose tonique. Cependant la fièvre continue à peu près au même degré jusqu'au vingt-huitième jour ; mais alors il vint un dévoiement qui dura vingt-quatre heures et une petite sueur qui fit naître sur tout le corps une éruption anormale ; la fièvre céda. On n'usa pas moins de 5 grammes de tannate durant tout le cours de cette maladie.

Cette observation me suggère deux remarques : premièrement elle fait voir avec quelle facilité le tannate est supporté par une muqueuse qui cependant avait été douloureuse et irritée dès le commencement de la maladie. Elle fait voir encore qu'il n'est pas nécessaire de porter ce médicament à des doses excessives ; un gramme a suffi pour conjurer tout le danger d'un accès pernicieux ; nous reviendrons sur ce fait ; notons seulement ici que le tannate de quinine, après avoir été employé comme fébrifuge, a été donné, avec non moins d'avantage, comme tonique.

Deuxième observation. — *Fièvre rémittente avec accès pernicieux chez un sujet débile. Guérison par*

le tannate de quinine. — Mademoiselle Sophie Ga..., âgée de vingt-deux ans, nerveuse et très-délicate, fréquemment souffrante.

Appelé le 25 novembre au matin, je la trouvai avec une forte céphalalgie, pouls petit, fréquent, quatre-vingt-quatre pulsations, peau chaude, soif vive, langue sèche, malaise et douleur dans toute l'économie. J'appris que la fièvre existait depuis deux jours, et que le 24 au soir il y avait eu un paroxysme avec longue menace de syncope.

Le 25 au soir, sur les sept heures, nouvel accès qui débuta par des frissons; et tout à coup Sophie perdit connaissance deux minutes environ, après quoi survint un mal de tête affreux, délire et fièvre violente.

Je la revis le 26 au matin, huit heures; l'abattement était extrême, à peine pouvait-elle parler; elle était dans son lit sans mouvement; pouls à cent seize pulsations, petit, filiforme. Jugeant par l'abattement combien l'accès avait été violent, je prescrivis sur-le-champ le tannate à haute dose. 1 gramme 10 centigrammes furent pris en quatre fois dans la journée, et j'ordonnai en même temps le sulfate de quinine en frictions et en lavement. La malade n'avait pas absorbé moins de 2 grammes de fébrifuge; aussi le paroxysme ne revint pas et la fièvre resta au soir ce qu'elle était au matin.

Le 27, encore un gramme de tannate; le 28, 75 centigrammes seulement, parce que l'estomac était parfois douloureux.

Le 29 et le 30 la fièvre cessa et, chose étrange, le cœur, qui ordinairement battait de soixante-seize, à quatre-vingts fois, ne présentait plus que soixante pulsations. A cette époque, l'estomac, moins douloureux, supportait quelques aliments, ce qui me fit revenir au tannate à dose tonique seulement; mais telle était la faiblesse et l'irritabilité de la malade, que cela suffit pour provoquer des crampes et des envies de vomir. Cet état dura près de deux heures et ne céda qu'à l'emploi de l'acétate de morphine à haute dose. Un fait que je dois noter, c'est que la crème de lait chauffé, prise en petite quantité modéra et calma les vomissements. Depuis lors, les aliments passent difficilement et causent parfois des crampes atroces. Cette susceptibilité dura jusqu'au 5 novembre, et finit par céder à trois petits vésicatoires appliqués sur l'épigastre et pansés chaque soir avec 2 centigrammes de sulfate de morphine.

Le 21 novembre, la malade est assez bien; elle prend quelques aliments, mais elle est d'une très-grande faiblesse et la convalescence marche lentement. Elle ne se lève pour la première fois que le 9 décembre 1852. Aujourd'hui, 1er février 1853, elle est bien, mais toujours très-faible.

Pourquoi, dira-t-on, avoir employé le sulfate de quinine? Vous n'aviez donc pas confiance dans le tannate? L'estomac de Sophie nous était connu; plusieurs fois il n'avait pu supporter quelques centigrammes de sulfate de quinine : or, devant à tout prix user d'un fébrifuge, nous devions craindre que le tannate ne présentât les mêmes inconvénients que le sulfate; la prudence voulait donc qu'on employât les fébrifuges par toutes les voies possibles, et comme le tannate est moins soluble que le sulfate, je choisis ce dernier pour être donné en lavements : l'estomac de Sophie reçut 3 grammes de ce sel en trois jours; eut-il supporté un poids égal de sulfate de quinine? Il n'y a pas d'apparence.

Notons encore la diminution en nombre des pulsations du cœur; ce médicament aurait-il la même propriété que les préparations de digitale? Cela a été dit; mais nous reprendrons plus tard ce sujet. Constatons, en attendant, qu'un estomac très-irritable, incapable de supporter le sulfate de quinine, digéra facilement une forte dose de tannate.

Comme il n'y a rien d'indifférent en pratique, j'insiste sur les bons effets que produisit sur les vomissements de Sophie l'usage de la crème de lait chauffé (telle qu'en Vendée elle se prépare pour faire le beurre). Elle fit réellement merveille chez notre malade, pourquoi n'aurait-elle pas chez d'autres les mêmes avantages?

TROISIÈME OBSERVATION. — *Accès pernicieux chez un typhoïdé guéri à l'aide du tannate de quinine.*

La Gri..., âgée de soixante-dix-huit ans, d'une constitution robuste, réclama mes soins le 18 mai 1852; elle était malade depuis quatre jours. Voici son état à ma première visite : décubitus sur le dos, prostration des forces, face rouge, respiration gênée, somnolence profonde, céphalalgie; on lui parle, et elle ne répond qu'avec difficulté; fièvre vive, pouls petit, plein, 112 pulsations; soif vive, langue sèche; on pince la malade, elle ne sent rien; on soulève ses bras, et ils retombent comme s'ils n'avaient plus de vie. Cet état dure douze heures, et cède aux sansgues et aux vomitifs.

Le 19, la Gri... est mieux, ses facultés sont plus libres; fièvre moins forte, 90 pulsations; mais la céphalalgie et la pesanteur de la tête persistent. Il en est ainsi de la chaleur à la peau; toux fréquente. Le soir, nouveau paroxysme violent avec perte de connaissance pendant deux heures; et, à l'instant où cette femme reprend ses sens, elle se dit mourante.

Le 20 au matin, la malade a sa connaissance, mais elle est tellement affaiblie qu'elle s'exprime avec la plus grande difficulté; du reste, même état que la veille. 1 gramme de tannate de quinine fut administré dans la matinée. L'accès suivant fut peu marqué.

Le 21, même dose de tannate; même état que la veille. Le soir, un redoublement a lieu, mais il n'a rien d'alarmant.

Le 22, la malade est bien. On administre alors le sel comme tonique (15 centigrammes par jour), et après dix-huit jours de maladie elle entre en convalescence.

Quatrième observation. — *Fièvre typhoïde grave chez un sujet de dix-neuf ans. Bons effets du tannate donné comme tonique.* — Le 12 février 1852, je visitai Per..., âgé de dix-huit ans, bien constitué et ordinairement bien portant : je le trouvai avec : Pouls fort, à 120 pulsations ; chaleur vive à la tête; céphalalgie très-intense, stupeur et pâleur de la face; malaise général, faiblesse, envies de vomir, (saignée du bras, sinapismes aux pieds, diète).

Le 19, le malade est absorbé et comme frappé d'idiotisme (sangsues aux malléoles, etc.). La nuit du 19 au 20, a été agitée, peu de sommeil, rêvasseries, faiblesse plus grande, fièvre violente avec paroxysme le soir.

Les 21, 22 et 23, même état; agitation continuelle et délire la nuit; soubresauts des tendons.

Les 24 et 25, même état. (Vésicatoires aux jambes, camphre à l'intérieur, réfrigérants sur la tête.)

Le 26 au matin, le malade est fort assoupi et reconnaît difficilement les personnes qui l'entourent; langue sèche, noire au centre; le soir il y a de l'agitation; Per... cherche à mordre et délire toujours; yeux étincelants, constipation. (Sangsues aux oreilles et aux pieds; laxatifs.)

Les 27, 28, 29 et 30, la faiblesse augmente. (Tannate de quinine, 20 centigrammes par jour; Camphre à l'intérieur, etc.)

Le 1er avril et jours suivants, même état, même prescription; le tannate passe bien, le malade veut toujours mordre; mais il boit sans peine et n'est point offusqué des corps brillants. Le tannate et les calmants sont continués.

Le 10 et 15 avril, Per... se plaint de la gorge, de la fesse et de la cuisse du même côté; à la gorge, se remarquent intérieurement des pellicules blanchâtres, épaisses; à la fesse on voit une escarre noirâtre, à la cuisse un furoncle large et très-douloureux.

Le 20, plus de fièvre ; bien que très-faible, ce malheureux a de l'appétit et souffre affreusement de l'escarre et du furoncle ; le tannate continué jusqu'au 25 avril est supprimé ; le malade entre en convalescence ; mais ses forces ne reviennent que très-difficilement.

Cette observation est intéressante (1) à plus d'un titre, et d'abord les envies de mordre, symptômes de l'hydrophobie, et des signes critiques des fièvres ataxiques. En effet, arrivée à son soixantième jour, il survint à la fesse gauche une escarre gangréneuse, puis un énorme anthrax à la partie supérieure externe de la cuisse du même côté. Au même moment, la fièvre se calma, mais la douleur était extrême, et la faiblesse qui succéda était telle, que nous aurions craint de voir succomber le sujet, si nous n'avions pas eu pleine confiance dans la pureté de l'air qu'il respirait, et des bons soins qu'il recevait.

Qu'il me soit permis, à l'occasion des affections typhoïdes, de signaler deux faits importants consacrés par une pratique de vingt-cinq ans :

1° Tous les accidents, toutes les gangrènes que j'ai vu survenir dans le cours des maladies typhoïdes ont été le signe précurseur d'un changement favorable dans l'état des malades ; je ne

(1) Observation qui prouve qu'un praticien ne doit jamais condamner sans appel de tels malades.

me souviens que d'un sujet qui, trop affaibli par l'intensité et la longueur de la maladie, mourut à l'apparition de la gangrène (1).

2° J'ai vu plusieurs sujets survivre aux ravages d'une gangrène, large, profonde, qui avait détruit jusqu'à l'os, toute la masse charnue de l'une ou l'autre fesse (2); aussi quand je vois arriver cet accident tant redouté de quelques médecins, moi, je m'en réjouis, car j'y vois souvent le présage d'une terminaison heureuse.

Néanmoins, je dois le dire, si je consulte mes souvenirs des cliniques que j'ai suivies : en 1827, celle de M. Chomel; en 1828, celle de Broussais; en 1829, celle de Cayol; je les trouve fort différents de ma pratique personnelle. Aux époques où je me reporte, il était rare, en effet, que les typhoïdés auxquels il survenait des accidents gangréneux, ne succombassent pas. Cependant pourquoi cette différence? Pourquoi tant de revers à la ville? Pourquoi tant de bonheur à la campagne? Pour moi, je ne doute pas que les malades des hôpitaux, trop rapprochés les uns des autres, ne s'empoisonnent mutuellement, et bien qu'aujourd'hui, ils soient plus éloignés les

(1) C'était un des fils Veil... de la Grande-Épinay, commune de Chambertaud (Vendée). Traité par le docteur Poisson.

(2) Trois enfants Grol... de la Verrie (Vendée), la femme Mer..., de Mortagne ont offert de tels accidents.

uns des autres, ils ne le sont pas encore assez pour balancer les avantages de l'isolement dans une chambre spacieuse et bien aérée. A quoi il faut ajouter la confiance que portent dans le cœur du souffrant les soins d'une mère, d'un frère ou d'une sœur.

Il serait curieux de comparer la mortalité dans les hôpitaux de Paris avec ceux de la province. J'ignore à quel résultat on arriverait; je soupçonne cependant que l'avantage ne serait pas en leur faveur. Ce qu'il y a de certain, c'est qu'on meurt plus dans les hôpitaux des premiers que dans la pratique de la campagne. N'y aurait-il pas moyen d'effacer cette différence? Ce sujet est digne de la méditation des philanthropes. Ne pourrait-on pas créer deux sortes d'hôpitaux, les uns *intra-muros*, les autres *extra-muros?*... Dans les premiers, seraient traitées les maladies aiguës et non suspectes; dans les autres, on placerait les convalescents et les maladies putrides, contagieuses, ou compliquées de gangrène et de malignité, etc., etc.

Pardonnez-moi le vœu que je forme ici en passant; s'il se réalise jamais, je ne doute pas qu'il ne tourne à l'avantage de l'humanité. Il en serait ainsi de la création de maisons mortuaires d'attente, dont nous parlerons à la fin de ce mémoire. Revenons à Per... : comme chez les autres sujets, le tannate de quinine fit merveille, et, en parlant de la sorte, je n'entends pas dire que ce médicament est le spécifique des fièvres typhoïdes; mais je crois qu'en général, il est mieux supporté que les autres toniques et mieux approprié par conséquent aux estomacs frêles et irritables.

CINQUIÈME OBSERVATION. — *Typhoïde grave guérie par le tannate de quinine.* — Mala..., âgé de treize ans, tomba malade le 2 avril 1853. Cet enfant présenta tous les accidents de l'affection typhoïde au plus haut degré; souvent on le crut mort; mais, enfin, grâce aux soins et aux médicaments à la tête desquels figura le tannate à dose tonique, comme chez le précédent malade, à l'apparition des escarres gangréneuses vers le soixantième jour, et d'un dévoiement abondant, il devint mieux et se leva pour la première fois le soixante-seizième jour de l'invasion de la maladie.

SIXIÈME OBSERVATION. — *Typhoïde grave; mort.* — La sœur de Mala..., âgée de dix-huit ans, tomba malade, le 5 mars 1852, d'une fièvre typhoïde intense, à laquelle elle succomba le trente-cinquième jour; elle fut traitée comme tous les autres (par le tannate de quinine), au vingt-huitième jour de la maladie, survint une crise qui mit fin à la fièvre, mais alors la faiblesse était extrême, et le trente-cinquième jour, à l'instant où on la croyait sauvée, la mort arriva dans les conditions suivantes : c'était la nuit, ses parents dormaient près d'elle, et la lampe vint à s'éteindre. Tout à coup, Marie se réveilla et voulut uriner; son père, ne pouvant arriver à se procurer de la lumière, la souleva dans l'obscurité pour lui passer le vase de nuit. Malheureusement l'effort que fit la malade pour se prêter à cette manœuvre produisit une syncope mortelle. Nous croyons être utile en communiquant ce fait, qui démontre que tout mouvement brusque, chez un sujet aussi faible, peut lui être fatal.

La SEPTIÈME OBSERVATION concerne le nommé Pierre Pe..., de la Chaloire d'Evrunes (Vendée), dont l'affection fut aussi longue et aussi difficile à guérir que les précédentes.

La HUITIÈME OBSERVATION, Re..., du Grand-Chambord (Deux-Sèvres.)

La NEUVIÈME OBSERVATION, Font... aîné, de la Tremblay (Maine-et-Loire).

La DIXIÈME, Marie Bau..., du même lieu.

La ONZIÈME, Alexandre Ti..., de Mortagne (Vendée).

La DOUZIÈME, Gou..., charron, au même lieu.

La TREIZIÈME, la femme Rou..., de Mortagne (Vendée).

Nous ne donnerons pas les détails de ces dernières observations, parce que, à quelques différences près, elles ne sont que la répétition des premières. Qu'il nous suffise de dire que tous les malades de la première série, au nombre de treize, usèrent du tannate de quinine avec le même avantage.

DEUXIÈME SÉRIE (1).

QUATORZIÈME OBSERVATION. — *Dysenterie, fièvre typhoïde, chez un sujet de soixante-cinq ans.* — C'est le 20 mai 1852 que je vis la femme Rot..., de Burguet, habituellement mal portante et faible; je la trouvai couchée et atteinte d'une fièvre violente (pouls petit, à 120 pulsations), chaleur et soif vive; prostration extrême, coliques intenses, ventre ballonné, dévoiement sanguinolent et verdâtre; trente garde-robes dans la nuit, oppression vive, la malade est asthmatique; bouche sèche, amère, langue saburrale, envies fréquentes de vomir. (6 sangsues à l'anus, potion avec le laudanum de Sydenham, lavement anodin; fumigation émolliente sur le ventre, tisane de riz.) Le 21, l'état de la malade est à peu près le même; cependant, bien qu'elle n'ait pas dormi, elle semble plus calme, le pouls est à 120 pulsations.

Le 22, l'état de la langue et les vomituritions m'engagèrent, bien que la femme Rot... fût faible,

(1) La deuxième série comprend six malades seulement : tous avaient des accidents typhoïdes compliqués de dysenterie.

à lui donner un vomitif; je prescrivis donc 120 centigrammes d'ipécacuanha pris en deux fois. Le vomitif fit bon effet; les calmants continués modérèrent les selles et les coliques, mais ils ne firent rien sur la fièvre. Les paroxysmes du soir devenant inquiétants, je donnai le tannate de quinine à la dose de 30 centigrammes par jour, pris en trois fois.

Le 25 et le 26, le dévoiement diminue, mais il ne cesse pas : il y a encore quatre à cinq garde-robes par jour et autant la nuit; la malade est aux abois, tant la faiblesse est grande; même médication calmante et tonique; la dose de tannate est portée à 40 centigrammes.

Le 29, 30 et 31, la malade est moins faible; dans la dernière nuit la malade a fait deux selles. Le tannate passe bien et modère les déjections alvines.

Du 1er juin au 10, même état, même prescription; les forces reviennent, quoique lentement; le 11, la fièvre cesse sous l'influence de sueurs abondantes; du 12 au 20, mieux sensible, plus de dévoiement, faiblesse moins grande. (Même médication.) Le 21, la Rot... entre en convalescence, et, après avoir pris 2 grammes 1/2 de tannate de quinine, elle a de l'appétit; elle est très-bien.

Le 25, elle se lève une heure.

Si on se rappelle la sensibilité de l'estomac et les lésions des gros intestins dans la dysenterie, on s'étonnera peut-être de l'innocuité du tannate de quinine. C'est dans tous les cas une chose digne de remarque, qu'un sel qui est tout à la fois tonique et astringent ait concouru si puissamment à calmer les coliques et à modérer les selles.

QUINZIÈME OBSERVATION. — *Fièvre typhoïde et dysenterie chez un sujet de cinquante-quatre ans.* —

Fer.., (Jean), ordinairement bien portant, et sujet à des excès de vin, est malade depuis le 21 juin 1852. Voici sa situation le 23, à l'instant de ma première visite :

Depuis vingt-quatre heures, il vomit et souffre d'un hoquet très-fatigant; langue sèche et soif vive, chaleur à la peau, pouls fréquent, petit, à 120 pulsations; diarrhée; les matières rendues sont verdâtres et sanguinolentes; coliques vives, surtout à l'instant des déjections. Faiblesse, insomnie et rêvasseries; peur extrême de la mort. (12 sangsues à l'anus, limonade et tilleul; usage de l'acétate de morphine, 15 centigrammes dans vingt-quatre heures.) Le 24, le hoquet existe encore, mais il est plus rare; il n'y a plus de vomissements; sommeil agité, fatigant, et même du délire; bouche mauvaise, stupeur de la face. (On supprime le sel de morphine, lequel est remplacé par des lavements anodins; ipécacuanha en poudre, 120 centigrammes; nouvelles sangsues à l'anus.) Le 25, le malade a vomi trois fois; faiblesse plus grande; la diarrhée continue; mais il n'y a plus de sang dans les matières; pouls petit, 116 pulsations; retour du hoquet, soif vive, bouche sèche, ventre ballonné et douloureux; rêvasseries, délire et agitation la nuit; paroxysme chaque soir. (8 cent. d'acétate de morphine et tannate de quinine, 30 centigrammes dans les vingt-quatre heures; du reste, mêmes prescriptions que la veille.)

Le 26, le hoquet a diminué; le 27, il n'existe plus; les coliques sont moins vives, les selles moins abondantes; le délire continue; faiblesse très-grande. (Mêmes prescriptions.)

Le 28, persistance du délire, de l'insomnie, selles, etc.; coliques moins fréquentes; pouls à 112 pulsations; le tannate passe bien. (35 centigrammes dans les vingt-quatre-heures, lavements anodins.)

Les 29 et 30, même état, même prescription; du 1er juillet au 10, Fer... est dans le même état de faiblesse et d'agitation, surtout la nuit; le dévoiement, les coliques, le délire n'existent plus. Le 17 et le 18, le pouls, petit, est à 96 pulsations; l'intérieur de la gorge présente des ulcérations douloureuses couvertes d'une membrane blanchâtre. Même prescription. (Tannate de quinine, 40 centigrammes en vingt-quatre heures.)

Du 19 au 25, peu de changement; tantôt Fer... est mieux, tantôt il est moins bien; la peau est sèche et chaude, la soif persiste, la faiblesse et la fièvre existent toujours; langue saburrale, anorexie. (Purgatif, usage du tannate; frictions sèches sur tout le corps.)

Du 28 au 30, persistance de la fièvre et des autres symptômes. (Mêmes prescriptions.)

Du 1er août au 15, même état; du 17 au 20, le malade présente au matin quelques petites sueurs; les urines sont bourbeuses et la fièvre a complétement cédé.

Du 20 au 30, l'appétit s'est déclaré, et Fer... entre en convalescence. Il ne s'est levé qu'au soixante-huitième jour de la maladie.

Il faut remarquer ici la faiblesse excessive du malade et le hoquet, deux symptômes qui d'ordinaire ne se déclarent que dans le cours et même sur la fin des fièvres typhoïdes et non à leur début. Signalons encore la longueur de la maladie, qui ne fut jugée que le soixante-unième jour. Quelle lenteur! Cependant, le tannate continué longtemps et à petites doses, soutint les forces, modéra les selles, sans exciter l'irritation de la muqueuse, si cruellement compromise dans cette grave dysenterie.

Seizième observation. — *Fièvre dysentérique typhoïde, usage du tannate, guérison.* — Victor Jea..., quarante ans, ordinairement bien portant, fait usage et souvent abus de boissons alcooliques ; il est malade depuis quatorze jours. Voici son état au 15 mai 1852 : Prostration extrême des forces, visage pâle et frappé de stupeur, crainte de la mort; pouls petit, facile à déprimer; 120 pulsations; soubresauts des tendons, céphalalgie intense; agitation, délire la nuit; peau chaude et sèche; bouche amère, langue âpre, tremblotante, saburrale; soif vive; dévoiement bilieux, contenant un peu de sang; coliques fréquentes, urines rares; le malade fait sous lui.

Jusque là, Victor qui était entre les mains d'un confrère de la localité, avait usé des anti-phlogistiques. (J'ordonnai, tannate de quinine 20 centigrammes dans le jour en trois fois; lavements anodins, camphre à l'intérieur et en frictions sur le ventre, vésicatoires aux jambes; eau rougie, limonade citrique, trois bouillons gras).

Du 14 au 19 mai, peu de changement: le dévoiement persiste, mais il n'y a plus de sang. (Même médication.)

Du 20 au 25, à peu près même état; cependant les coliques sont moins vives, les soubresauts plus rares, l'expression de la face meilleure; le devoiement persiste, la faiblesse est grande, la fièvre se soutient au même degré. (Même médication, on supprime les lavements et l'on porte le tannate à 25 centigrammes dans les vingt-quatre heures.)

Les 26, 30 mai et 2 juin, la céphalalgie est moins vive, plus de soubresauts des tendons; le dévoiement est diminué, mais la faiblesse est grande, et souvent encore, le malade fait sous lui sans en avoir conscience. (Mêmes prescriptions.)

Du 3 au 15, même état (même médication.)

Du 16 au 26, petites sueurs le matin, urines bourbeuses, large furoncle au haut de la cuisse droite. Cessation de la fièvre et des autres symptômes, mais faiblesse extrême, etc. (Mêmes prescriptions.)

Les 27, 28 et 29, début de l'appétit, la faiblesse est moins grande : cessation du dévoiement. (Tannate à 20 centigrammes par jour.)

Le 1er juillet, indigestion; le 2, mieux sensible.

Le 3, début de la convalescence.

Le 15 juillet, le malade est bien.

Dix-septième observation. — *Fièvre typhoïde grave avec dévoiement. Usage du tannate de quinine. Guérison.* — Le 12 mai 1852, je vis Eugène Gri..., malade depuis quinze jours, et abandonné comme devant mourir sous peu de temps : C'est un enfant de trois ans, prostré au dernier point; pouls à peine sensible, à 150 pulsations; figure pâle, amaigrie, retirée, soubresauts des tendons, sommeil profond, rêvasseries, délire, strabisme, renversement de la tête en arrière. Le malade ne répond pas et ne connaît personne. Ventre ballonné; parfois il s'agite et se tourne brusquement à droite et à gauche. Depuis deux heures, Gri... n'a rien pris; langue sale. (Larges vésicatoires aux deux cuisses, sinapismes aux extrémités, 10 centigrammes de tannate de quinine, pris en trois fois; 60 centigrammes de poudre d'ipécacuanha pour le lendemain, tisane vineuse et limonade citrique.)

Le 13 mai, on nous dit que, deux heures après notre visite de la veille, le malade avait repris sa connaissance; la médecine prescrite la veille, fut donnée ce matin et produisit deux vomissements de matières bilieuses; la faiblesse est très-grande. Gri... a du dévoiement et fait sous lui. (Vin muscat, tannate.)

Le 14 et 15, même situation; coliques, délire et plaintes. (Même médication.)

Du 16 au 20, même état, même prescription.

Du 21 au 27, diminution des selles, faiblesse moins grande. (Vin muscat, tannate de quinine à même dose, vésicatoire à la nuque.)

Du 28 mai au 2 juin, petites sueurs le matin,

apparition de nombreuses ulcérations sur le voile du palais et les amygdales; cessation de l'état nerveux et de la fièvre, le dévoiement et les coliques ont cessé, le ventre est souple, indolore. (Mêmes prescriptions.)

Du 3 au 6, mieux sensible.

Les 7 et 8 juillet, quarante-troisième jour de la maladie, appétit, convalescence et guérison.

DIX-HUITIÈME OBSERVATION. — *Fièvre typhoïde de deux mois de durée avec dévoiement, succès du tannate de quinine.* — Cha... fils; tisserand, âgé de vingt-un ans, ordinairement fort et bien portant, tomba malade le 1er décembre 1852. Je le vis le 2, et alors il était atteint de céphalalgie violente, face injectée, pouls fort à 120 pulsations, chaleur et soif vives, langue sale, bouche mauvaise, coliques, dévoiement bilieux, somnolence et rêvasseries ; stupeur de la face. (Saignée du bras, synapismes aux pieds, limonade citrique, eau sucrée, ipécacuanha en poudre 100 centigrammes pour le lendemain.)

Le 3, le malade est dans le même état; il y a eu du délire et de l'agitation dans la nuit; la fièvre est la même, l'ipécacuanha a produit trois vomissements bilieux, abondants. La langue devient de plus en plus brune et sèche; ventre ballonné, dévoiement abondant et bilieux. (Sangsues aux pieds, réfrigérants sur la tête (1)

Le sixième jour, même état, soubresauts des tendons, mal de tête violent. (Six sangsues aux pieds, même médication.)

Le douzième jour, faiblesse assez grande, même état que le sixième jour, le dévoiement continue; le malade délire et fait sous lui sans en avoir conscience. (Même prescription, sauf les sangsues; deux vésicatoires aux mollets, tannate de quinine 20 centigrammes pris en quatre fois dans le jour, camphre à l'intérieur.)

Le vingtième jour, même état, faiblesse plus grande, les coliques persistent, le dévoiement est moins abondant. (Même prescription, tannate, camphre et réfrigérants sur la tête.)

Le trentième jour, même état, ventre ballonné, sensible au toucher, le dévoiement a diminué; faiblesse extrême, pouls petit à cent vingt pulsations, vin de Bordeaux mitigé. (Même prescription.)

Le quarantième, même état, même prescription.

Le quarante-cinquième jour apparaissent des

(1) J'ai donné à la page 376 le moyen facile d'établir un appareil spécial pour atteindre ce but, appareil qu'on pourra se procurer partout. A la page 375 j'ai signalé une manière avantageuse de placer des cataplasmes aux pieds.

boutons prurigineux sur le ventre, les cuisses et les bras, petite escarre au sacrum; pouls à 92 pulsations. Sueur sur le visage, faiblesse extrême.

Le cinquantième jour, même état de faiblesse, pouls à soixante-seize pulsations; le cinquante-sixième jour, convalescence.

DIX-NEUVIÈME OBSERVATION. — *Fièvre typhoïde avec dévoiement abondant, succès du tannate.* — Jules Chi..., âgé de six ans, ordinairement bien portant, tomba malade le 11 janvier 1853 : Céphalalgie intense, fièvre vive, bouche mauvaise et sèche, langue chargée, rougeur, stupeur de la face, délire la nuit et agitation; constipation, ventre ballonné, indolore. (Six sangsues aux malléoles, réfrigérants, laxatif.)

Le deuxième et le troisième jour, même état, dévoiement; chaque soir paroxysme intense et assoupissement, soubresauts des tendons. Cet état dura vingt et un jours et fut combattu par le tannate de quinine, qui modéra la faiblesse, les paroxysmes et le dévoiement.

Outre qu'il est un excellent antipériodique, le tannate de quinine offre d'autres avantages, qu'il importe de faire connaître. C'est dans les dysenteries graves et les dévoiements qu'il est appelé à rendre de nouveaux services, comme on l'a vu par les observations de la deuxième série (1). Ce sel, loin d'être irritant et nuisible, modifie heureusement l'état des muqueuses gastro-intestinales, rend les selles moins fréquentes en même temps qu'il relève les forces. Du reste, je ne suis pas le seul praticien de la Vendée qui ait eu à se louer de ce fébrifuge; notre confrère de la Flocellière (2), M. Abautret, a usé du même sel en 1852 sur de nombreux dysentériques gravement attaqués, et a obtenu des succès auxquels il était loin de s'attendre.

TROISIÈME SÉRIE (3).

VINGTIÈME OBSERVATION. — *Emploi du tannate à haute dose chez un sujet atteint d'un catarrhe pulmonaire intense et d'un rhumatisme articulaire aigu. Guérison.* — Le 3 septembre 1852, P. H..., après avoir eu chaud et froid, contracta un catharre pulmonaire avec fièvre continue, toux et oppression des plus vives, soif incessante, céphalalgie, agitation, délire la nuit, pouls petit à cent huit pulsations, bouche mauvaise, langue sale, embarras muqueux gastro-intestinal. Cet état, combattu par les antiphlogistiques, les révulsifs aux bras et les évacuants, dura quatorze jours.

(1) Et comme on le verra ailleurs.

(2) Localité de la Vendée ou la dysenterie est souvent en règne.

(3) Cette série comprend les cas d'affections rhumatismales dans lesquels le tannate a été donné avec succès.

Les quinzième et seixième jours, il survint de la diarrhée et une petite douleur dans le genou droit; la fièvre s'amenda durant le jour, mais elle revenait le soir avec toux, oppression et agitation; quelquefois on remarqua un peu de sang dans les crachats, qui du reste étaient muqueux; il y avait en outre des coliques et des dévoiements bilieux. (Large révulsif sur le côté droit de la poitrine, béchiques sous toutes les formes, purgatif.)

Le dix-septième jour, même état.

Le dix-huitième on ordonne 1 gramme de tannate pris en quatre fois dans le jour.

Le dix-neuvième jour, même médication.

Le vingtième, après avoir usé de 2 grammes de tannate, la fièvre du soir ne revient pas, mais l'agitation nocturne continue, la douleur du genou droit passe au gauche; les selles sont moins abondantes, plus consistantes; du reste, même état. (Même médication.)

Les vingt et un, vingt-deux et vingt-troisième jours, la douleur est presque passée ainsi que le dévoiement.

Les vingt-quatre et vingt-cinquième, plus de douleur, plus de fièvre, mais continuation de l'agitation nocturne et de la toux. (Suppression du tannate; on renouvelle les vésicatoires aux bras, et le malade se trouve mieux.)

Du vingt-sixième au quarantième jour, mieux encore, mais la toux, l'insomnie et l'agitation des nuits persistent, quoique à un moindre degré; la convalescence ne commença que le quarante-cinquième jour, et le soixantième la guérison était presque parfaite.

Il est bon de dire que depuis trois ans, époque où P. H. contracta une dysenterie qui faillit l'emporter, son estomac et ses intestins restèrent gravement malades. Un voyage à Vichy, en 1851, le soulagea. En 1852, il alla de nouveau à Vichy, et en revint sans être parfaitement rétabli; son estomac souffrait du moindre écart de régime; aussi sa surprise fut grande quand il vit avec quelle facilité les organes digestifs s'accommodaient du tannate de quinine. Il est donc vrai que ce sel pris à haute dose, a mis fin, en quelques jours (1), aux douleurs articulaires, à la fièvre, au dévoiement, à la douleur de l'épigastre. Nous avons été si souvent témoin de pareils cas, que nous ne pouvons considérer que comme exceptionnelle, l'observation de M. Castiglioni, qui assure avoir vu « le tannate de quinine produire des troubles vers la tête et l'estomac. » A la vérité, ces

(1) P... a souvent éprouvé les années précédentes des douleurs semblables qui ne duraient pas moins de trois à quatre semaines, tandis que sous l'influence du tannate il a été guéri en quelques jours.

troubles étaient légers et passagers (1). Nous devons faire remarquer au contraire l'avantage du tannate qui à haute dose n'a causé ni surdité, ni bourdonnement d'oreilles, ni rien de semblable.

VINGT ET UNIÈME OBSERVATION. — *Rhumatisme articulaire ambulant guéri en huit jours par le tannate de quinine.* — M. Ch..., vétérinaire, atteint depuis longues années d'une gastro-entérite chronique, fut pris, le 11 février 1853, de rhumatisme articulaire ambulant.

Le troisième jour de la maladie, notre confrère Maudet (2) lui ordonna toutes les trois heures 25 centigrammes de tannate de quinine. Après trois jours de cette médication, M. Ch... éprouva une diminution sensible de ses douleurs, et le huitième jour il fut radicalement guéri.

VINGT-DEUXIÈME OBSERVATION. —Un domestique de ferme, âgé de 14 ans, d'un tempérament sanguin, fut atteint d'une douleur très-aiguë de l'articulation coxo-fémorale avec gonflement et chaleur au pourtour, qui l'obligeait à se coucher sur le ventre sans changer de position : cet état durait depuis quatre jours : 12 sangsues sur les régions douloureuses ne produisent aucun effet; une

(1) Voyez le *Bulletin de thérapeutique médicale et chirurgicale*, tome 43, page 421.

(2) M. le docteur Maudet est un praticien distingué de la ville de Chollet (Maine-et-Loire), et je dois à son obligeance la communication de cette observation et de la suivante.

deuxième application ne fut pas plus heureuse. Il entra à l'hôpital de Chollet au 10e jour de la maladie : nouvelle application de 15 sangsues, mieux après trois jours de séjour à l'hospice, douleur aigue avec gonflement dans l'articulation du coude gauche ; le lendemain, le genou est pris à son tour. (Cataplasme sur le genou et boisson délayante, tannate de quinine 6 paquets de 25 centigrammes dans les 24 heures ; même médication pendant trois jours et même état dans la maladie). Le quatrième jour, diminution dans la douleur du genou et du coude ; persistance de la douleur de la cuisse, cependant la chaleur à diminué. (Vésicatoire sur l'articulation, continuation du tannate de quinine, guérison de la douleur du coude et du genou, diminution de la douleur de la cuisse, et après huit jours de l'emploi du tannate toutes douleurs ont disparu.)

La promptitude avec laquelle arriva la guérison chez ces trois sujets est fort remarquable, et l'innocuité du médicament sur des organes aussi sensibles que ceux des deux premiers malades ne l'est pas moins.

QUATRIÈME SÉRIE.

VINGT-TROISIÈME OBSERVATION. — *Fièvre quarte passée au type double quarte.*

Le 15 août 1852, je fus appelé près de Ber.... (d'Évrunes, Vendée), âgé de 42 ans, d'une faible constitution et souvent indisposé; depuis huit jours, il souffre de la tête et d'une petite fièvre qui mine ses forces.

Le 24 août, la fièvre changea et prit le type double quarte; l'accès principal était marqué par un froid glacial de deux heures, avec céphalalgie intense, anorexie, bouche amère et langue couverte d'un mucus épais d'un blanc jaunâtre. Je lui pratiquai tout d'abord une petite saignée du bras, le lendemain je le fis vomir; ce qui n'empêcha pas les accès subséquents de revenir comme de coutume, moins la céphalalgie. Ce fut dans de telles conditions que je prescrivis le tannate de quinine. Il fut administré à la dose de 2 grammes dans trois jours, la fièvre fut parfaitement coupée; mais Ber... ne reprenait pas de forces, il resta faible durant trois semaines, et à cette époque la fièvre reparut avec le type quarte. Je revins au tannate, dont il prit 3 grammes en trois jours. Pour consolider cette guérison, j'ordonnai les eaux de Vichy et l'usage d'une décoction de centaurée. Ber... resta encore faible pendant deux mois, mais plus d'accès, plus de fièvre.

VINGT-QUATRIÈME OBSERVATION. — *Fièvre quarte passée au type tierce.* — Pas..., domestique, vingt-deux ans, fortement constitué, contracta au 1er septembre dernier une fièvre typhoïde dans le genre des malades de la première série. Comme eux il prit le tannate à dose tonique, et revint à la santé en conservant toutefois un fond de faiblesse qui dura plusieurs mois.

Le 12 septembre 1852, il fut atteint d'une fièvre quarte; l'accès était marqué par un tremblement de trois heures de durée : céphalalgie, bouche amère, langue saburrale, soif, etc., etc. (Saignée le 13; le 14 vomitif.)

Le 15, nouvel accès aussi violent que le précédent, mais sans céphalalgie. (2 grammes de tannate donnés en quarante-huit heures ne coupèrent les accès que pendant quinze jours; la fièvre alors reparut en tierce : le premier accès fut assez long; tremblement d'une heure, mal de tête violent : le malade est oppressé et tousse sans cracher; le lendemain, point de fièvre; le jour suivant revint le second accès, qui fut terrible. Pas... faillit être suffoqué par une oppression extrême. Arrivé près de lui, le soir, je lui fis une saignée du bras, après laquelle il vint une sueur abondante qui dura toute la nuit; le matin, elle était passée. J'ordonnai aussitôt 1 gramme de tannate de quinine qui coupa l'accès subséquent; un second gramme de ce sel fut pris le jour suivant, puis 50 centigrammes encore, qui firent complétement céder la fièvre.)

VINGT-CINQUIÈME OBSERVATION. — *Fièvre quarte.* — Marie Bid..., âgée de dix-huit ans, est atteinte de fièvre quarte depuis trois semaines; je la vis le 2 octobre 1852, elle présentait les mêmes phénomènes que les précédents malades, savoir :

Frissons de deux heures, céphalalgie, etc., etc.

Le 3, saignée.

Le 4, purgatif.

Le 5, administration du tannate : 200 centigrammes réprimèrent tous les autres accès.

Le 26 décembre, Marie est toujours sans fièvre.

VINGT-SIXIÈME OBSERVATION. — *Fièvre quarte coupée une première fois par le sulfate de quinine; retour des mêmes accès, guérison durable par le tannate de quinine.* — Le 14 novembre 1852, Bau..., domestique à Mallièvres (Vendée), me demanda des conseils à l'occasion d'une fièvre quarte qu'il avait longtemps portée, et qu'on coupa pendant dix-huit jours à l'aide du sulfate de quinine : depuis huit jours il éprouve une récidive des mêmes accès, et voici son état, à ma première visite : l'accès a débuté par un tremblement de deux heures; ventre dur, rate et foie gonflés; ajoutez à ces symptômes tous ceux qui caractérisent une fièvre inflammatoire intense (1), les accès durent ordinairement vingt-quatre heures; après une saignée copieuse et un vomitif, 200 centigrammes de tannate de quinine, aidés d'une décoction de centaurée, pris chaque matin pendant quinze jours, ont conjuré, pour ne plus reparaître, ces accès intenses et tenaces.

VINGT-SEPTIÈME OBSERVATION. — *Fièvre quarte coupée trois fois à l'aide du sulfate de quinine et guérie radicalement par le tannate de quinine.* — Marie Ret..., fileuse, est atteinte depuis un an d'une fièvre quarte, qui combattue à plusieurs reprises par le sulfate de quinine; ne cesse pour un temps que pour revenir. Je la vis le 29 juillet 1852. Elle avait la figure colorée et non en rapport avec la pâleur ordinaire des sujets atteints depuis longtemps de ces sortes de fièvres, les yeux légèrement jaunâtres, le ventre dur, la rate volumineuse, indolore, le foie à l'état normal, la tête lourde, céphalalgie, langue sale, bouche amère, pouls petit à 80 pulsations; telle était la situation de Marie, les jours d'apyrexie. Elle est très-souffrante pendant les accès, qui débutent par des tremblements de deux heures, et finissent par des sueurs abondantes.

(1) Pendant les apyrexies, le visage de Bau... est pâle et les yeux sont jaunes.

Comme les précédents malades, Marie fut guérie par une saignée, un vomitif, 200 centigrammes de tannate et l'usage des amers le matin. Les accès n'ont pas reparu.

Les malades de cette quatrième série offrent de l'intérêt sous plusieurs points de vue : remarquez d'abord que les sujets des vingt-cinquième et vingt-sixième observations, sur lesquels le sulfate de quinine avait été impuissant, ont été radicalement guéris par le tannate. Est-ce à dire pour cela que ce sel est supérieur au sulfate de quinine? Telle n'est pas notre opinion. Nous croyons qu'ils ont des propriétés analogues et qu'on peut les remplacer l'un par l'autre ; et j'insiste sur ce fait, parce que des confrères, placés dans des conditions opposées aux miennes, ont dit contre le tannate ce que je pourrais dire contre le sulfate de quinine ; oui, je crois sincèrement que le nouveau fébrifuge vaut l'ancien ; si les malades sont convenablement préparés (1) à le recevoir, ils en ressentiront les mêmes avantages ; mais ma confiance ne va pas jusqu'à proclamer son infaillibilité ; quelque efficace que soit un médicament, il se rencontre toujours dans la pratique quelques cas où il échoue (2). C'est ce que j'ai dit en 1851, c'est ce

(1) C'est le point essentiel.

(2) Du reste, j'ai parfois vu des accès rebelles au sulfate de qui-

que je répète aujourd'hui. Ni le sulfate ni le tannate ne fait exception de la règle générale.

Ajoutons, et ceci est important, que, six semaines après avoir quitté mes malades, je les ai revus et aucun n'était retombé.

VINGT-HUITIÈME OBSERVATION. — *Fièvre tierce très-rebelle guérie à l'aide du tannate de quinine.* — Charles Char..., âgé de onze ans, éprouva, le 22 mars 1852, un accès de fièvre qui débuta par un frisson de deux heures : figure rouge, céphalalgie, peau sèche, soif vive, bouche mauvaise, langue sèche, saburrale. Cet accès dura vingt-quatre heures et se termina par de la sueur. (Sangsues, vomitif, limonade, diète.)

Le 23 mai, apyrexie complète ; le 24, nouvel accès semblable au précédent, excepté qu'il vint deux heures plus tôt. (Sangsues aux pieds, synapismes aux jambes, boisson tempérante.)

Le 25, apyrexie ; 30 centigrammes de tannate de quinine furent pris dans la journée.

Néanmoins, l'accès du 26 fut presque aussi violent.

Le 27, apyrexie ; continuation du tannate à la même dose que la veille.

nine être coupés par l'emploi de la poudre de quinquina, de sel ammoniac, etc., etc., pris dans du vin blanc. Aujourd'hui (1862) les faits ont démontré que le sulfate est plus actif que le tannate.

Le 28, fièvre moins longue et moins forte.

Le 29, continuation du fébrifuge.

Le 30, fièvre peu diminuée.

Le 31, on double la dose du tannate, et, après en avoir pris en tout 2 grammes 20 centigrammes, Charles se trouva tout à fait délivré de ses accès; mais la convalescence fut longue.

CINQUIÈME SÉRIE.

VINGT-NEUVIÈME OBSERVATION. — *Fièvre tierce rebelle chez un sujet de soixante-seize ans; triomphe du tannate de quinine.* — Cha... Meu..., âgé de soixante-seize ans, après avoir fait des excès de table pendant trois jours, fut pris d'un accès de fièvre qui débuta par un tremblement qui dura vingt heures. A ma visite, le 29 juin 1852: chaleur générale de tout le corps, le malade dit qu'il brûle; mal de tête intolérable, soif vive, pouls assez fort à 120 pulsations, langue sale, bouche sèche, toux fréquente. (Petite saignée du bras, vomitif, boisson gommeuse, diète.)

Le 30, point de fièvre.

Le 1er juillet, apparition d'un nouvel accès aussi violent que le premier. (Sangsues aux pieds, laxatif.)

Le 2 juillet, apyrexie. (Tannate de quinine, 20 centigrammes dans le jour.)

Le 3, récidive de la fièvre.

Le 4, continuation de l'antipériodique.

Le 5, la fièvre reparaît, quoique moins violente.

Le 6 et le 7, même médication.

200 centigrammes ne purent triompher de cette fièvre, mais elle diminua sensiblement; les jours de pyrexie, Cha... conservait encore quelques légers souvenirs de son affection. Le malade fit longtemps usage de ce fébrifuge à dose tonique, et enfin la fièvre disparut au bout de trois mois.

TRENTIÈME OBSERVATION. — *Fièvre tierce combattue avec succès par le tannate.* — Le nommé Bad..., d'Évrenas (Vendée), tisserand, âgé de quarante ans, d'une constitution frêle, contracta des fièvres aussi violentes et aussi tenaces que les sujets des deux précédentes observations, et guérit par les mêmes moyens.

Les fièvres tierces passent pour être plus faciles à guérir que les quartes, et cela est vrai en général; mais il est des circonstances où elles sont aussi rebelles les unes que les autres, témoins : Char., Chail., Bad.; et cependant ils n'eurent ni les yeux jaunes, ni la figure, ni la rate gonflées, etc., etc.

TRENTE ET UNIÈME OBSERVATION.—*Fièvre tierce radicalement coupée par le tannate.*—Eugénie Ouv..., âgée de douze ans, m'appela près d'elle le 30 mai 1852. Depuis quinze jours elle est prise de fièvre tierce; l'accès débute par un frisson d'une heure; ensuite figure rouge, céphalalgie, bouche mauvaise, langue sale, soif vive, chaleur générale qui se termine par de la sueur. (Huit sangsues aux pieds, vomitif pour le lendemain, 31 mai.)

Le 31, apyrexie. Tannate de quinine, 25 centigrammes.

Le 1er juin, nouvel accès, mais bien moins intense.

Le 2, apyrexie. Tannate, 25 centigrammes.

Le 3, même état, même médication.

Le 4, suppression des accès, qui ne sont plus revenus.

TRENTE-DEUXIÈME OBSERVATION. — *Fièvre tierce guérie par deux grammes de tannate de quinine.* — Le nommé Sor... père, âgé de cinquante ans, fut pris le 22 juin 1852 d'une fièvre ordinaire, qui commença par un tremblement d'une heure et qui en dura quatorze, avec céphalalgie, embarras gastrique. (Saignée, vomitif pour le lendemain).

Le 24, nouvel accès de douze heures. (Sangsues à l'anus, limonade.)

Les 26 et 28, les accès se soutiennent et se ressemblent.

Le 29, tannate de quinine, 25 centigrammes. 2 grammes de ce sel donnés en trois jours ont coupé les accès sans récidive.

Trente-troisième observation. — *Fièvre tierce, succès du tannate de quinine.* — Sor.. fils contracta à la même époque le même genre de fièvre que son père; il fut traité et guéri par les mêmes moyens.

Trente-quatrième observation. — *Fièvre tierce combattue avec avantage par le tannate de quinine.* — La Sab... m'appela, le 20 mai, pour un accès de fièvre qui durait depuis quatre heures; tremblement d'une demi-heure au début, chaleur générale, céphalalgie, soif vive, douleur abdominale. (Sangsues, limonade.)

Le 21, apyrexie. (Tannate de quinine, 25 centigrammes par jour.) Un gramme 50 centigrammes suffirent pour supprimer ces accès.

Trente-cinquième observation. — *Fièvre tierce, même succès.* — Rem..., âgé de trente-six ans, m'appela près de lui le 20 juillet 1852. Depuis huit jours il était atteint de fièvres tierces qui duraient vingt heures; l'accès commençait par un tremblement de quatre heures et finissait par des sueurs abondantes.

Ce jeune homme était très-fort, ses accès étaient violents. Les 21 et 22 juillet, je lui pratiquai une forte saignée.

Le 23, je le purgeai, et le 24 il prit 50 centigrammes de tannate de quinine.

Le 25, l'accès fut sensiblement diminué; le 26, le tannate l'enleva complétement.

Le 27, il prit encore 50 centigrammes du même sel, et la fièvre n'a plus reparu.

TRENTE-SIXIÈME OBSERVATION. — *Fièvre tierce chez un sujet dont l'estomac est très-irritable.* — Victoire Git... m'appela près d'elle le 8 mai 1852 (elle était atteinte depuis cinq années d'une gastrite chronique); malade depuis huit jours, elle est à son troisième accès de fièvre tierce; après une application de sangsues aux pieds, 150 centigrammes de tannate de quinine pris en trois jours coupèrent la fièvre, et cela sans avoir excité de douleurs plus vives que celles dont l'estomac souffre habituellement.

TRENTE-SEPTIÈME OBSERVATION. — *Fièvre tierce compliquée de hoquet.* — Après trois accès de fièvre tierce de vingt heures de durée, Mi..., âgé de soixante-quatre ans, me consulta le 10 septembre 1853. Je le saignai, je le purgeai, et les accès n'en furent que plus violents. Au cinquième jour apparut un hoquet qui provoqua de fortes douleurs à l'estomac. L'accès passé, le hoquet diminue, mais l'épigastre reste sensible. On administre 50 centigrammes de tannate, pris en trois fois, et le lendemain, avant l'accès, on donne une nouvelle dose de ce sel; le sixième accès est moins long, mais le hoquet reste le même. La fièvre terminée, le hoquet persiste encore et cause des angoisses telles, que cet homme est à la veille de succomber. On augmente la dose de fébrifuge, on y joint les antispasmodiques, et un large vésicatoire est placé sur l'épigastre; après dix-huit jours de traitement, Mi... fut sauvé.

L'innocuité du tannate sur des estomacs aussi malades est digne d'attention; chez ce dernier sujet, loin d'exciter le hoquet, il a contribué à l'éteindre en enrayant les accès.

Trente-huitième observation. — *Fièvre tierce combattue avec avantage par le tannate de quinine.* — Le 16 mai 1852, je me rendis près d'Aurélie Cout..., âgée de trois ans, depuis six jours prise d'une fièvre tierce; chaque accès débutait par un frisson d'une heure, et se terminait par de la sueur. (75 centigrammes de tannate pris en trois jours supprimèrent ces accès.)

Nous devons remarquer que cette année les engorgements du foie et de la rate ont été plus rares que de coutume. Pourquoi cela? Je ne puis l'attribuer qu'à la promptitude avec laquelle le tannate a agi; il n'a pas laissé le temps à ces organes de s'affecter, et moins encore de se gonfler sensiblement.

SIXIÈME SÉRIE.

TRENTE-NEUVIÈME OBSERVATION. — *Fièvre tierce et angine gangreneuse.* — Le 15 juillet 1852, je fus mandé près de Mariette B..., âgée de huit ans; elle est malade depuis six heures, et voici son état: à onze heures du matin, fièvre vive, 124 pulsations; mal de tête violent, langue saburrale, bouche amère et sèche, soif vive, douleur intense à la gorge. Lorsqu'on en examine l'intérieur, on voit que les amygdales sont rouges et gonflées; la muqueuse qui tapisse le gosier est de la même couleur, mais elle présente çà et là de petites régions d'un gris tirant sur le noir, dont la surface est ramollie comme pulpeuse, et s'enlève facilement.

Le malade se plaint et souffre beaucoup de l'inflammation de la gorge, qui s'étend au loin et gêne l'abaissement de la mâchoire inférieure. Cet accès, qui débuta par un tremblement d'une heure, finit par de la sueur. (Quatre sangsues à la gorge et deux aux pieds, sinapismes aux mollets. Cautérisation avec le nitrate d'argent des régions noires de la gorge; liniment détersif avec miel rosat; vomitif pour le lendemain 16, diète.)

Le 16, mieux sensible, plus de fièvre; l'émétique a produit trois vomissements, les tonsilles sont moins gonflées, moins douloureuses et conservent encore quelques points noirâtres. (Liniment ordinaire; je brûle de nouveau les points noirs; sinapismes aux pieds.)

Le 17, dix heures du matin, la fièvre, avancée de deux heures, reparaît plus intense que la veille (pouls à 130 pulsations); tremblement au début, chaleur générale très-intense; la malade *brûle* (c'est son expression), elle se plaint beaucoup de la gorge; amgydales très-gonflées; l'inflammation gagne les parties voisines, et l'abaissement de la mâchoire est très-douloureux. Les régions grises et noires du gosier et du pharynx s'élargissent et s'étendent au voile du palais; faiblesse et découragement. (Quatre nouvelles sangsues à la gorge, sinapismes aux pieds, vésicatoire sur la face antérieure du col.) Je brûle la surface gangréneuse. Limonade citrique et liniment détersif.

L'accès du 17 dura dix heures environ; à la fin, Mariette sua assez pour mouiller une chemise.

Le 18 au matin, plus de fièvre, mais faiblesse extrême; les amygdales sont toujours très-gonflées; des lambeaux gangréneux se détachent et laissent voir une surface fortement enflammée; le mal de gorge est moins violent.

Il n'y avait pas à hésiter; je prescrivis sur-le-champ 50 centigrammes de tannate; je brûlai de nouveau la gorge, et dans le courant de la nuit on donna 10 autres centigrammes du même sel.

L'accès du 19 reparut, mais peu intense. La gangrène resta ce qu'elle était la veille. La gorge est moins douloureuse, et les parties gangrenées se séparent et tombent. (Mêmes médications.)

Le 20, même état, mêmes prescriptions.

Le 21, mieux.

Le 26 juillet, convalescence.

Cette observation nous apprend que des accès pernicieux en tierce peuvent se compliquer de la gangrène des amygdales, complication si grave, que, si l'on n'avait pas eu recours à l'antipériodique, la malade n'aurait pas résisté à son état critique; c'est donc une question de vie ou de mort, et ici le sort du patient est entre les mains du médecin. J'ai vu Mariette..., au commencement de sa maladie; j'ai suivi et apprécié l'intensité des accès, et je l'ai guérie. Je n'ai pas été si heureux avec le sujet de l'observation suivante, qui a les rapports les plus frappants avec l'observation de cette jeune fille.

Quarantième observation. — *Fièvre tierce et angine gangréneuse.* — Le 4 décembre 1852, je vis Marie Mer..., âgée de trois ans et demi, d'une faible constitution, mais ordinairement bien portante; depuis quelques jours, elle tousse et ressent un malaise général avec mal de tête; du reste point de fièvre, langue saburrale, bouche mauvaise, sans soif ni chaleur à la peau. (Quatre sangsues aux pieds, vomitif pour le lendemain.) Le 5, dix heures du matin, on me dit que dans la nuit, Marie avait éprouvé une fièvre assez forte avec oppression; mais à l'instant de ma visite la fièvre avait cessé, ce qui avait permis à Marie de prendre un émétique et de vomir deux fois. Du reste, voici son état : légère oppression, toux, râle muqueux dans la trachée-artère et les poumons où l'air pénètre partout; mais les amygdales sont rouges et tuméfiées; le voile du palais participe à cette inflammation, enfin on découvre çà et là quelques aphthes entourés d'un fond rouge, et ce qu'il y a de plus remarquable, c'est que, malgré ce témoignage d'une vive inflammation, la malade ne ressent aucune douleur, et se plaint seulement de la tête; le visage est légèrement coloré, la peau naturelle, pouls à soixante-seize pulsations, langue sale et bouche amère. (Gargarisme adoucissant avec miel rosat, vésicatoires aux bras, eau gommeuse, julep béchique, sinapismes aux pieds.) Ce même jour au soir, sur les cinq heures, la malade est dans le même état que le matin; plus tard, sur les dix heures, elle dort paisiblement, mais vers deux heures de la nuit nouveau frisson, nouvelle fièvre à laquelle se joint une forte chaleur avec toux. Oppression et mal de gorge violent. Quelle était à cette époque l'intensité de la fièvre et quelles étaient les lésions survenues à l'intérieur de la gorge? je l'ignore, car je ne vis la malade que le 6 au matin, huit heures.

Alors, oppression extrême tenant spécialement à l'occlusion de la gorge. En effet, les amygdales étaient aussi grosses que des œufs de poule, avec gonflement des parties adjacentes; la muqueuse ramollie s'enlevait facilement, elle était d'un gris cendré et noire dans plusieurs points; la moitié de la luette et du voile du palais paraît de la même couleur; l'autre moitié est rouge. Cependant Marie conserve toute sa connaissance, elle est sans fièvre (je brûle profondément les amygdales et les surfaces noires, quatre sangsues à la gorge); vésicatoires sur les piqûres, vésicatoires aux jambes, synapismes, potion vomitive, liniment antiseptique pour l'intérieur de la gorge. Malgré l'activité de cette médication, l'inflammation gagne les parties profondes de la gorge et du larynx, et, deux heures après notre visite, la malade expire suffoquée comme dans le croup.

Si, après le premier accès du 4 décembre, nous avions dès le lendemain administré le annate de quinine, à cette époque où, l'intérieur de la gorge n'étant encore que faiblement compromis, il n'existait pas de fièvre, eussions-nous sauvé Marie? Le fébrifuge aurait-il, comme chez la précédente malade, prévenu cette fièvre qui, dans quelques heures, amena la mort? C'est mon opinion, et je me fonde sur ce que, une heure avant de mourir, Marie était sans fièvre et dans une situation plus ou moins analogue à celle du 5. Mais, malheureusement, l'intensité de la fièvre du 6 occasionna des désordres tels, que le larynx s'obstrua et l'enfant périt étranglée, asphyxiée. C'était sans doute le cas de recourir à la trachéotomie, mais les parents s'y refusèrent. Au reste, après un accès aussi bénin en apparence que celui du 4, qui aurait pu en prévoir celui du 6 ?... Finalement, nous concluons que tout accès susceptible de laisser des doutes sur sa gravité dans l'esprit du médecin commande par cela même de recourir au plus vite à l'usage du tannate de quinine, médicament innoffensif en lui-même et doué des plus éminentes vertus.

Quarante-unième observation. — Le 1er mai 1854, Mor..., âgé de neuf mois, fut pris d'un accès de fièvre violente avec symptômes graves de croup : après vingt-quatre heures de durée, sous l'influence d'une médication énergique et l'apparition de sueurs, la fièvre et la strangulation diminuèrent. 25 centigrammes de tannate de quinine furent donnés. Le lendemain, un second accès, quoique moins intense, eut lieu; le fébrifuge continué prévint les autres; le croup peut donc se lier à une fièvre pernicieuse.

SEPTIÈME SÉRIE.

QUARANTE-DEUXIÈME OBSERVATION. — *Fièvre quotidienne guérie par le tannate de quinine.* — Bid... fils, de Saint-Laurent (Vendée), âgé de quatorze ans, me consulta le 15 juillet 1852, pour des fièvres qui duraient depuis six semaines; elles débutaient par des frissons de deux heures, et chaque accès n'en durait pas moins de huit. Bid..., qui, depuis un an, est atteint d'un catarrhe pulmonaire menaçant de passer à la phthisie, tousse incessamment. A l'instant de la fièvre, céphalalgie des plus intenses, soif vive et sueurs à la fin de l'accès. Après une application de huit sangsues aux malléoles, 150 centigrammes de tannate de quinine enlevèrent complétement ces accès; depuis lors Bid... est beaucoup mieux portant, et sa toux est plus rare.

QUARANTE-TROISIÈME OBSERVATION. — *Fièvre quotidienne et rhumatisme ambulant.* — Le 28 décembre 1852, je vis Cha... père, âgé de quarante-trois ans; il avait un rhumatisme qui passait alternativement des épaules à la tête, et à l'un des côtés de la poitrine; une saignée et des boissons diaphorétiques amenèrent une diminution notable des douleurs dans l'espace de six jours. A la suite de ces douleurs, une fièvre quotidienne, revenant le soir par frissons, s'établit d'une manière régulière. (150 centigrammes de tannate de quinine enlevèrent les accès). Sa convalescence fut longue, car ce n'est que le vingt-cinquième jour que Cha... se trouva complétement remis de ses deux maladies.

Quarante-quatrième observation. — *Fièvre quotidienne.* — Le 4 janvier 1853, on m'apporta le nommé Bod..., âgé de trois ans. Cet enfant était malade depuis quatre jours, et chaque soir la fièvre, nulle le matin, revenait entre trois et quatre heures; l'enfant alors éprouvait un froid d'une heure, auquel succédait une vive chaleur; céphalalgie intense, sommeil profond; en effet, on le secoue ou le pince, rien ne peut le réveiller; mais il se plaint en dormant. Toux, dévoiement, pouls à cent trente pulsations; tel était sa position, 6 janvier 1853, sept heures du soir : les accès allaient toujours en croissant, si bien que, sans le tannate, il était à craindre que l'enfant ne succombât par son extrême faiblesse. 2 grammes donnés en quatre jours éteignirent les accès et la diarrhée.

Le succès du nouveau fébrifuge est remarquable ici comme ailleurs sous le rapport de ses propriétés toniques et astringentes.

HUITIÈME SÉRIE.

QUARANTE-CINQUIÈME OBSERVATION. — *Faiblesse et douleur d'estomac guéris à l'aide du tannate de quinine.* — Madame Bré..., âgée de soixante cinq ans, vint me consulter le 25 juin 1852 pour des douleurs épigastriques qui ne sont pas continuelles, mais qui viennent surtout après les repas. Et, lorsque la digestion des aliments est faite, la malade ressent dans cette région un délabrement et une faiblesse considérables. A cet accident s'en joint un autre qui la tourmente beaucoup : ce sont de fortes palpitations de cœur, de sorte que la Bré... se croit à tout instant menacée de syncope. Les palpitations ne résistèrent pas à quelques prises de digitale, et les autres accidents au tannate de quinine.

Si l'on se rappelle la trente-sixième et la trente-septième observation, et qu'on les rapproche de celle-ci, on verra que les trois malades avaient à peu près une égale susceptibilité de l'estomac; non-seulement le tannate n'a pas augmenté la douleur, mais il l'a emportée avec la fièvre.

NEUVIÈME SÉRIE.

QUARANTE-SIXIÈME OBSERVATION. — *Douleurs utérines périodiques guéries par le tannate de quinine.* — Madame H..., âgée de dix-neuf ans, primipare, éprouva à sept mois et demi de grossesse des douleurs utérines extrêmement aiguës qui revenaient périodiquement tous les deux jours. Je lui prescrivis 50 centigrammes de tannate de quinine pris quatre heures avant l'accès; cette médication continuée pendant douze jours, fit taire complétement la violence de ses douleurs (1).

QUARANTE SEPTIÈME OBSERVATION. — *Douleur gastro-intestinale périodique avec diarrhée et métrorrhagie abondantes.* — Le 2 mars 1853, après un repas copieux, Jeanne Mer... fut prise le soir de douleurs gastro-intestinales peu vives d'abord, qui augmentèrent et devinrent intolérables; pouls nerveux à quatre-vingt-douze pulsations, peau naturelle, soif nulle, dévoiement excessif (vingt selles dans la nuit, apparition des règles qui fluent avec abondance, usage des calmants). Le 3 au matin, les coliques se modèrent de même que les gardes-robes après l'usage du laudanum de Sydenham et de lavements anodins; à midi,

(1) Communiquée par le docteur Mandet, de Chollet.

Jeanne est bien, les règles sont moins fortes. Le 3 au soir, nouvelle apparition des coliques et des autres accidents qui durent jusqu'au lendemain matin. (Même médication.) Le 4 au matin, nouveau calme pendant le jour; le soir, retour des accidents, qui durent également toute la nuit. Le 5 au matin, 30 centigrammes de tannate de quinine pris en trois fois retardent le quatrième accès. Le 7 et 8 même prescription. La malade consomma en tout 2 grammes de ce sel et se rétablit.

Quel précieux médicament que la quinine et ses composés!... ils ne coupent pas seulement la fièvre d'accès, mais toutes les maladies, quelque apparence qu'elles prennent, pourvu qu'elles reviennent périodiquement. Ainsi, notre malade avait avec la fièvre, des douleurs, une hémorrhagie, un dévoiement, et tous les accidents ont cédé avec la même facilité au même médicament.

Mais, puisque les antipériodiques suspendent si bien les hémorrhagies accidentelles, auraient-ils aussi le pouvoir de suspendre ou de retarder les hémorrhagies naturelles, les règles par exemple, les hémorrhoïdes, etc.? c'est une simple question que je fais.

QUARANTE-HUITIÈME OBSERVATION. — *Hématurie périodique chez un sujet atteint d'une gonorrhée des plus intenses.*—Le nommé Auguste Bar..., âgé de vingt ans, contracta le 15 octobre 1852 une gonorrhée qu'il garda cinq jours sans rien faire. Le malade consulta alors un pharmacien, qui prescrivit du copahu à haute dose. Trois jours après cette médication, pissement de sang, douleurs atroces en urinant. Parfois les urines sont claires, d'autres fois elles contiennent beaucoup de sang; cependant le copahu, continué à la même dose pendant huit jours, finit par diminuer la douleur et le catarrhe urétral. Cette amélioration dura dix jours environ; mais Bar..., à cette époque, ayant fait des excès de café et de liqueurs, surexcita la maladie; et dès lors l'hématurie reparut ainsi que les douleurs, avec un écoulement puriforme très-abondant.

Les adoucissants et les calmants produisirent un mieux sensible; quoi qu'il en soit, l'hématurie et les douleurs reparaissaient de temps en temps. Les bains, les autres antiphlogistiques continués longtemps n'amenèrent que du calme, mais ne guérirent pas radicalement, et, après deux mois d'un état chancelant, on vit reparaître l'hématurie et les douleurs qui l'accompagnaient; les urines de claires qu'elles étaient se troublaient et devenaient de plus en plus sanguinolantes et douloureuses à rendre. Enfin on remarqua que tous ces accidents débutaient sur les cinq heures du soir pour finir le lendemain matin; alors les urines dérougissaient, et, sur les huit heures, elles étaient claires. Dans ce moment, Bar... était calme et pissait à plein canal. Ce mieux durait jusqu'au début de l'accès subséquent. Ce phénomène s'étant reproduit pendant trois jours successifs, je me décidai à employer le tannate de quinine, qui fut prescrit à la dose d'un gramme pris en trois fois avant l'accès.

2 grammes de ce sel diminuèrent les accidents et la longueur des accès; un troisième gramme les fit complétement disparaître.

La crise terminée, les urines ne contenaient plus de sang, mais un mucus puriforme qui les rendait troubles et sédimenteuses. Au tannate de quinine on fit succéder le copahu à petite dose, qui, dans l'espace d'un mois, acheva la guérison.

Aujourd'hui, 28 février 1853, Bar... est très-bien.

En reportant notre attention sur les trois derniers malades dont je viens de faire l'histoire, on voit premièrement que, si le tannate de quinine est souverain dans les fièvres d'accès, il n'est pas moins précieux dans les autres affections spéciales quelque aspect d'ailleurs qu'elles présentent.

Le dernier malade, doué d'une sensibilité exquise, souffrait cruellement en urinant, surtout pendant les crises. Nous avions donc à craindre d'exaspérer ses douleurs par des doses élevées du fébrifuge, mais c'est justement le contraire qui arriva, à mesure que Bar... prenait le tannate : les accès diminuaient en longueur et en douleur.

Ici se terminent nos recherches sur la valeur thérapeutique du tannate de quinine ; ces recherches, comme celles de 1851, sont favorables à ce nouveau médicament, qui, j'en conviens, est un peu moins actif que le sulfate de quinine ; mais le tannate, présentant d'autres avantages que n'offre pas le sulfate, doit, par cela même, être placé à ses côtés; tels sont du moins les résultats que m'a fourni ma pratique dans la Vendée; aussi ce n'est pas sans une vive surprise que j'ai vu M. Briquet (1) faire une sorte de critique de ce sel, à mon avis bien imméritée. Les preuves de son efficacité sont dans le mémoire que je livre à la publicité avec toute confiance, car nos observations ont été faites dans des contrées où fréquemment apparaissent des fièvres périodiques, tandis que ces affections

(1) *Recherches expérimentales sur les propriétés des quinquinas et de ses composés*. 2e édition. Paris, 1855, page 464.

ne se montrent que très-rarement et sans gravité dans les hôpitaux où M. Briquet a fait ses expériences. Qu'il me permette une réflexion : de ce que le tannate est insoluble entre les mains des chimistes, cela ne veut pas dire que les choses se passent de la même manière dans l'estomac, où les combinaisons chimiques sont encore ignorées; j'insiste sur les faits que j'ai mentionnés, et j'ajoute que, depuis dix années que le tannate de quinine est entré dans le domaine de la thérapeutique, je n'ai pas employé à l'intérieur (1) d'autre fébrifuge contre les fièvres intermittentes les plus graves de tous types, fièvres quotidiennes, tierces, quartes, nouvelles, anciennes, et ma pratique n'a été, j'ose le dire, ni moins heureuse ni moins expéditive que celle des confrères qui en sont toujours au quinquina et à ses préparations (2).

(1) Sauf trois cas où j'étais obligé d'agir très-énergiquement et sans délai.

(2) . . . . Pour couper une fièvre quarte invétérée et rebelle, je ne donne pas moins de dix à douze paquets de tannate de quinine de 25 centigrammes; les deux premiers jours, j'en fais prendre quatre, et les deux derniers jours les malades en avalent deux sans avoir éprouvé aucuns des accidents cérébraux signalés dans l'ouvrage de M. Briquet, page 465 : vertiges, pesanteurs de tête, bourdonnements d'oreilles, etc , etc. Ces doses remplacent celles de 200 centigrammes de sulfate de quinine, que j'administrais en trois jours pour guérir de tels accès; et, pour combattre certains rhumatismes articulaires aigus, j'ai élevé la dose du tannate à cinq

Finalement, de toutes mes observations, je conclus :

1° Que le tannate de quinine mérite de prendre place à côté du sulfate comme antipériodique ;

2° Que, si le sulfate est plus actif, le tannate est plus doux et sera par conséquent mieux supporté par les estomacs irritables et délicats;

3° Que le tannate, joignant à ses propriétés fébrifuges des propriétés astringentes et toniques convient, par cela même, d'une manière toute particulière dans les dysenteries malignes et dans les fièvres typhoïdes compliquées ou non compliquées ;

4° Que le tannate de quinine a guéri non-seulement les fièvres tierces, quartes et quotidiennes (4e, 5e et 7e série), mais encore trois rhumatismes articulaires aigus (3e série);

5° Qu'il a triomphé d'une fièvre tierce compliquée d'une angine évidemment gangréneuse (observation 39) ;

6° Qu'il a supprimé de la manière la plus heureuse les accès de douleurs nerveuses périodiques (observation 45);

7° Qu'il a arrêté avec la même facilité une

paquets dans la journée, sans avoir remarqué d'accidents. Mon confrère de Paris, pour combattre les fièvres d'accès, n'use que de 30 à 60 centigrammes au plus de sulfate de quinine; ce qui dénote que les fièvres en Vendée sont trois fois plus difficiles à vaincre qu'à Paris.

hématurie périodique, une métrorrhagie avec douleurs abdominales du même type et dévoiement (observations 47 et 48);

8° Qu'il peut être employé avec avantage à titre de tonique sur les estomacs débiles et prompts à s'irriter (observations 2, 35, 37 et 44);

9° Je veux également comprendre dans mes conclusions les idées que j'ai émises dans le cours de ce mémoire; à savoir qu'il ne pourrait qu'être très-utile de créer deux espèces d'hôpitaux, les uns dans l'enceinte des villes, les autres à la campagne, loin des grands centres des populations.

Je reviendrai plus loin sur cette création utile et de haute philanthropie.

X

APPAREIL FUMIGATOIRE POUR L'INSPIRATION DES VAPEURS AQUEUSES.

Depuis Hippocrate jusqu'à nos jours, il n'est pas de praticien qui n'ait été à même d'apprécier les bons effets des fumigations émollientes, narcotiques, etc., dans diverses affections du tube aérien, etc. Elles sont utiles dans les pneumonies, les bronchites, les angines, etc., et de même dans cette grande famille des maladies nerveuses du poumon. C'est cette heureuse médication qui a fait dire au célèbre Mascagni que les bronches sont les voies par lesquelles doit passer le remède qui guérira la phthisie pulmonaire; et n'avons-nous pas également lieu de penser que c'est par la même voie que doit être donné le médicament propre à combattre le croup?... Affection contre laquelle échouent fréquemment les médicaments les plus énergiques. Je puis affirmer, en outre, que les enfants atteints de coqueluche éprouvent d'heureux effets de fumigations narcotiques dirigées dans les poumons de ces petits êtres, demi suffoqués (1); plus loin, j'ai signalé une observation qui atteste ce fait et j'en pourrais citer plusieurs autres. Les praticiens ont tenté un grand nombre d'expériences sur les avantages des fumigations; mais il reste encore beaucoup à faire, et je crois même que si l'on a, dans le cours d'une maladie, abandonné ce genre de médication, c'est à l'imperfection des appareils qu'il faut s'en prendre. Celui que je propose offre des avantages que je ne remarque pas dans les autres instruments de cette espèce. Ainsi, il porte jusqu'au visage la fumée qui est inspirée sans aucun effort; il permet aux malades de prendre les fumigations dans toutes les positions désirables; en sorte que l'enfant au berceau, l'adulte, le vieillard, l'asthmatique pourront, les uns comme les autres, en user sans éprouver ni peine ni fatigue.

Cet appareil se compose de trois pièces qui s'articulent entre elles pour former l'ensemble de l'instrument (fig. 9, pl. V). La première pièce

(1) Décoction de belladone, d'aconit, de jusquiame réduite en vapeur.

est un vase que je nomme récipient (fig. 9, *a*, *b*), qui sera en métal convenable suivant l'espèce de vapeur qu'on voudra faire inspirer.

La deuxième pièce de l'appareil est un tuyau horizontal, conducteur de la fumée (fig. 9, *c*, *d*, *e*, pl. V).

La troisième a la forme d'un cône tronqué ressemblant plus ou moins à un masque (fig. 9, F). Je reviens sur ces pièces.

La première pièce de l'appareil a la forme d'une bouteille dont le fond est très-évasé, d'un diamètre de 18 centimètres. La hauteur totale du récipient est de 17 centimètres. Ce vase se rétrécit de plus en plus et se termine par un goulot très-court, dont l'ouverture (fig. 9, *c*), présente 2 centimètres de diamètre. Au-dessous du goulot se trouve soudée l'extrémité supérieure d'une poignée recourbée sur elle-même et dont l'autre extrémité est fixée assez bas sur le corps du récipient (fig. 9, *g*).

Cette poignée sert à tenir l'appareil dans la position voulue quand il est nécessaire de donner des fumigations à une personne affaiblie. Au-dessous de la poignée, vers la partie médiane du récipient, existe une ouverture ronde (fig. 9, *i*) où s'adapte le robinet, offrant 2 centimètres de diamètre; ce trou est intérieurement garni d'une douille soudée à son pourtour et qui dans sa partie supérieure présente une seconde ouverture. La première est fermée par un bouchon en forme de robinet et de même métal que l'appareil (fig. 11, *l*, *k*, *j*). Ce robinet offre les conditions suivantes : il est rond et creusé à son intérieur, il a 11 centimètres de long; son volume doit être susceptible de boucher exactement l'ouverture ci-dessus (fig. 9, *i*). Nous lui distinguerons deux parties, l'une interne et cachée (fig. 11, *j*), l'autre externe et apparente (fig. 11, *k*) et deux extrémités qui sont fermées. La partie interne est ronde et offre sur son corps une ouverture de même grandeur que celle pratiquée sur la douille, de sorte que ces ouvertures venant à se correspondre, établissent un courant d'air dans l'intérieur du récipient; si, au contraire, cette correspondance cesse d'exister, l'air ne circule plus dans son intérieur. La partie externe du bouchon, d'abord arrondie comme l'interne, finit par s'aplatir en affectant la forme d'un cœur (fig. 11, *l*). Cet aplatissement sert à faire tourner le robinet sur lui-même. Au-devant de ce cœur, sur la face externe du bouchon, il existe une deuxième ouverture située sur le même plan que l'ouverture interne et de même grandeur qu'elle (fig. 11, *k*), de sorte que c'est par cette ouverture que l'air extérieur communique dans le récipient ; or, la circulation de l'air aura lieu quand cette ouverture sera tournée en haut (fig. 9, *m*).

Si, au contraire, elle est en bas, l'air cessera d'entrer; on pourra également par elle mesurer la quantité d'air qu'on voudra laisser pénétrer, ce qui ne sera pas inutile quand on voudra inspirer plus ou moins de vapeur; car la dose de fumée sera en raison directe de l'air en circulation.

La deuxième pièce de l'appareil est un tuyau recourbé à angle droit présentant deux branches; l'une verticale, s'articulant avec le goulot du récipient et laissant passer la fumée (fig. 9, *c*); l'autre branche horizontale, et s'articulant avec la troisième pièce (fig. 9, *d*, *e*). Cette dernière, que je nomme masque (parce qu'il s'applique sur la figure), ressemble à la moitié supérieure d'un cornet coupé en deux (fig. 9, *f*). Ce segment de cône présente supérieurement une ouverture oblongue où peut se loger une partie du visage et former ainsi un masque saillant de 15 centimètres de hauteur; on y distingue trois ouvertures, une supérieure, l'autre moyenne et la troisième inférieure. L'ouverture supérieure (fig. 9, *n*, *o*) est ovale, a 15 centimètres dans son grand diamètre, et est plus évasée inférieurement que supérieurement; cette partie supérieure du masque se rétrécit de plus en plus et forme une espèce de godet pour loger la face dorsale du nez (fig. 9, *n*).

Les bords de cette ouverture sont garnis d'une étoffe moelleuse pour être moins durs au visage. L'ouverture inférieure du masque est ronde et offre un diamètre de 7 centimètres (fig. 10, *p*); elle est fermée dans ses 3/4 supérieurs par un diaphragme soudé au pourtour de cette ouverture (fig. 10, *q*); dans son quart inférieur, c'est une soupape mobile (fig. 10, *r*), fixée par une de ses extrémités sur le diaphragme au moyen d'un clou qui lui permet de rouler sur elle-même (fig. 10, *r*).

Son autre extrémité est contournée sur elle-même pour faire marcher la soupape (fig. 10, *s*), elle est maintenue en place au moyen d'un petit morceau de fer-blanc (fig. 10, t), croisant l'ouverture et dont les extrémités sont soudées au pourtour de l'ouverture inférieure du masque plus extérieurement que le diaphragme; cette ouverture sert à transmettre hors du masque la vapeur rendue dans chaque expiration : au-dessous de cette ouverture inférieure il en existe une troisième, ronde et de 28 millimètres de diamètre (fig. 10, U). Un tuyau de même diamètre sur 5 centimètres de long se trouve soudé à son pourtour par une de ses extrémités, et l'autre s'articule avec le tuyau de la deuxième pièce (fig. 9, *c*, *d*); comme on le voit, cette ouverture laisse pénétrer la fumée dans le masque qui fait l'office d'un réservoir, où se dépose la vapeur avant d'être inspirée.

Maintenant que nous connaissons le mécanisme de cet instrument, voici la manière de s'en servir : On met l'appareil dans les conditions de la figure 9, c'est-à-dire le masque situé à l'extrémité du tuyau, la soupape ouverte et le bouchon de l'appareil tourné en bas : on verse ensuite dans le récipient un liquide quelconque en ébullition, jusqu'à ce que son niveau atteigne les deux tiers supérieurs de l'espace compris entre le robinet et le fond du vase.

Les choses étant ainsi, la fumée ne sort pas de l'intérieur de l'appareil ; mais, pour qu'elle puisse circuler facilement, il faut tourner le robinet en haut pour laisser entrer l'air dans l'intérieur; quand cette communication existe, la fumée arrive aussitôt au visage, et si le trou interne pratiqué sur le robinet était entièrement ouvert, la quantité de vapeur serait telle, au début de l'opération, que le malade n'en supporterait pas la chaleur. Il faut donc, en tournant le bouchon, ne laisser entrer que la quantité d'air convenable pour rendre la fumigation supportable.

Si les forces du patient lui permettent de

prendre seul ses fumigations, il sera assis près d'une table ou dans son lit, et il lui suffira d'appliquer plus ou moins exactement le masque sur son visage; s'il inspire par le nez ou par la bouche, la vapeur sera transmise par l'une des deux voies jusque dans l'intérieur des poumons; mais, si le malade, affaibli ou tourmenté par une vive oppression, ne pouvait s'aider assez pour pratiquer seul cette opération, la garde-malade prendrait l'anse de l'appareil, et, suivant le désir du malade couché dans son lit, inclinerait le masque à droite ou à gauche.

Pour un enfant comme pour un adulte on s'y prend de la même manière, et l'opération n'en réussit pas moins.

Au fur et à mesure que l'eau se refroidit il se forme moins de vapeur, et le malade n'en respire plus autant. Pour obvier à cet inconvénient on aura l'attention de laisser pénétrer une plus grande quantité d'air dans le récipient; si le liquide n'est plus que tiède et s'il est utile, sans changer l'eau, de continuer l'opération, on ferme la soupape qui se trouve sous le masque, et le malade pourra encore quelques instants la prolonger.

Pour rendre les fumigations efficaces, il ne faut pas en user au delà de deux à cinq minutes; s'il devient urgent de les prolonger, il vaut mieux les renouveler plus fréquemment : les fumigations, en outre, ne doivent pas être administrées à une température trop élevée, ce qui arriverait au début de l'opération, si, comme nous l'avons dit, on laissait pénétrer une trop grande quantité d'air dans l'appareil ; sans ces précautions essentielles, certains malades seraient exposés à un violent mal de tête.

Cet instrument diffère des autres appareils connus :

1° En ce que ceux-ci n'ont point de masque qui conserve la vapeur en présence des organes par lesquels elle doit être inspirée.

2° Il en diffère par son mécanisme intérieur, qui fait que l'air, dans ce dernier, n'a pas besoin de traverser le liquide contenu dans le récipient, circonstance désavantageuse dans l'appareil de Mudge et ceux qui s'en rapprochent; voici ce qu'on lit à ce sujet (1) : « Ces deux machines ne sont, au reste, ni l'une ni l'autre d'un usage bien commode ; la résistance opposée par l'eau contenue dans le vase à l'air extérieur qui doit la traverser fait faire des inspirations forcées souvent difficiles dans les maladies du poumon, et d'autant plus pénibles que la colonne de liquide est plus considérable. » (Il est ici question d'un autre ap-

(1) *Dictionnaire des sciences médicales, mot* FUMIGATIONS.

pareil qui a la plus grande analogie avec celui de Mudge.)

3° La manière dont se fait l'expiration dans mon appareil est bien simple, tandis qu'elle est fort compliquée dans les autres machines.

Plusieurs confrères m'engageaient à remplacer le réservoir où se dépose la vapeur par une embouchure et un tuyau semblables à ceux que nous remarquons sur l'éthérisateur, de M. Charrière. Je ne me suis point rendu à leurs conseils, parce que je vois dans le masque des avantages qu'on ne rencontre pas dans le premier instrument; ainsi le masque étant maintenu à une distance plus ou moins grande du visage, permet au malade de ne respirer que la quantité de vapeur qui lui convient pour n'en pas être fatigué. Un appareil en métal est plus solide; il est plus facile à transporter comme à nettoyer ; en fer-blanc il est d'un prix peu élevé et n'a besoin que de rares raccommodages, bien qu'il soit confié à des mains peu soigneuses. Je n'aurais pas rencontré ces avantages, si j'avais adopté l'appareil de l'éthérisateur, qui, plus compliqué et moins solide, aurait pu occasionner des réparations plus fréquentes.

Après avoir fait connaître le mécanisme de mon appareil et avoir indiqué le moyen de s'en servir, je vais signaler quelques-uns des cas de ma pratique dans lesquels les fumigations ont été avantageuses. C'est particulièrement pendant l'épidémie de grippe qui a régné à Mortagne en 1837 que j'ai souvent eu l'occasion d'user de cette médication.

Lorsque la toux était sèche, la poitrine douloureuse et qu'il existait en même temps un sentiment de chaleur et de resserrement, au traitement général j'ajoutais des fumigations émollientes qui produisaient de très-bons effets; je les renouvelais souvent, et le malade en éprouvait un soulagement notable.

Quand la grippe était compliquée de pneumonie intense avec oppression forte, des fumigations purement émollientes modéraient la dyspnée en rendant l'expectoration plus facile; l'observation suivante vient à l'appui de ces faits.

Observation. — La fille For..., âgée de trente-quatre ans, d'une constitution faible et délicate, souffrait fréquemment et même était sujette à cracher le sang; cette fille fut prise de l'épidémie; l'affection, peu intense et négligée dans son début, augmenta tout à coup et présenta les symptômes suivants : (le 24 février 1857) vive douleur au côté gauche de la poitrine répondant aux fausses côtes de ce côté; crachats mêlés de sang, peu visqueux, néanmoins difficiles à avoir. Toux fréquente, oppression forte, sentiment de chaleur et de sécheresse dans toute l'étendue de la poitrine, céphalalgie, soif vive, bouche et langue sèches, pouls petit, fréquent, cent seize pulsations, brisement dans les membres; la nuit a été agitée et le sommeil fréquemment interrompu par des rêves pénibles; douleurs aux reins; depuis deux jours les règles fluaient, mais elles ne coulent plus à l'instant de ma visite. (Saignée du bras de 180 grammes, synapismes aux extrémités inférieures, potion et tisane gommeuses, fumigations émollientes qui ne duraient que cinq minutes et qu'on renouvelait toutes les deux heures, diète.) Cette médication produisit peu d'effet sur l'affection générale, mais la malade, à chaque fumigation, expectorait plus facilement et la chaleur de la poitrine devenait moins vive. Le lendemain je la revis; elle était à peu près dans le même état que la veille; dans la nuit, il y avait eu délire; l'oppression et le crachement de sang m'engagèrent à pratiquer une nouvelle saignée, j'y joignis un vésicatoire sur le côté (Loco dolenti) et j'en ordonnai deux autres aux jambes, qu'on devait mettre la nuit s'il se manifestait encore du délire; je prescrivis du reste les mêmes moyens que la veille, j'insistai surtout sur les fumigations, que la malade réclamait souvent.

Cet état dura quinze jours avec des alternatives en plus ou en moins mal. Enfin je pourrais citer encore plusieurs autres observations dans lesquelles les fumigations ont sensiblement soulagé les malades et puissamment contribué à leur guérison.

J'ai employé avec succès les fumigations narcotiques de belladone et de digitale chez un enfant de onze mois, atteint d'une coqueluche très-forte :

Première observation. — Le nommé Gar..., d'Évrunes (Vendée), me consulta, le 11 novembre 1837, pour son enfant, âgé de quatre ans, qui depuis huit jours était tourmenté d'une coqueluche très-forte : toux fréquente, de longue durée, et menaçant de suffocation; après les quintes, le visage était rouge et bouffi. (4 sangsues aux malléoles internes, vésicatoire à chaque bras, belladone à l'intérieur, fumigations fréquemment renouvelées, même pendant le sommeil.) J'ai suivi avec soin les effets de cette médication, je remarquai, qu'elle avait éloigné les quintes, modéré la toux, devenue moins convulsive, moins longue et moins suffoquente. Cet enfant a survécu.

Deuxième observation. — Alfred Mo..., âgé de neuf mois, est atteint d'un coryza et d'un catarrhe pulmonaire tellement intenses, qu'on croit le voir suffoquer à chaque instant. A cet état grave, qui dura six jours, j'opposai une médication énergique qui ne fit que modérer la toux et l'oppression, quand tout à coup Alfred fut pris d'un accès de fièvre violent avec symptômes graves. Voici sa position le 15 novembre 1837 : J'appris que l'accès avait débuté par un grand froid auquel avait succédé une vive chaleur : coma profond et complet, insensibilité, convulsion des extrémités et des muscles de la face, se renouvelant toutes les heures et qui rendaient l'état du malade d'autant plus inquiétant que l'oppression était toujours forte. Après chaque convulsion, le malade était couvert de sueur et anéanti; cependant le pouls était assez fort et présentait cent soixante pulsations; ventre ballonné, selles rares. L'accès dura vingt-quatre heures, après lesquelles reparurent la connaissance et la sensibilité. J'avais prescrit deux sangsues aux pieds, potion et lavements laxatifs, fumigations émollientes. Ce mieux dura trente-six heures, puis revint un second accès semblable au premier. L'oppression persistait et tenait en partie à l'occlusion des fosses nasales, produite par des mucosités épaisses; déjà la nourrice avait plusieurs fois tenté de les arracher avec la tête d'une épingle. Ses tentatives et les miennes furent vaines. J'insistai sur les fumigations émollientes; les mucosités ramollies furent retirées et l'oppression sensiblement diminuée. Plus tard, l'enfant devint mieux et guérit.

Je n'ai nullement la prétention de croire avec les parents que les fumigations prolongées ont sauvé leur enfant; mais, si elles ne l'ont pas guéri, elles ont bien secondé les autres moyens; je crois d'autant plus à leur efficacité, que l'appareil à l'aide duquel on les administre est lui-même plus perfectionné.

Le médecin aujourd'hui ne doit donc pas se rebuter, et doit, au contraire, continuer ses recherches avec l'espoir de trouver le remède propre à combattre avec succès la phthisie pulmonaire.

J'ai cité l'observation de deux pulmoniques dont la guérison a été favorisée par l'administration de fumigations spéciales; en voici une troisième que je suis bien aise de faire connaître.

Troisième observation. — Bi..., âgé de vingt ans, d'une constitution faible, en 1852 contracta un catarrhe aigu avec hémoptysie; cette affection dura plus d'un an et finit par céder à une médication antiphlogistique et tonique. En avril 1855, retour de la maladie; alors toux violente, fièvre, pouls fort, cent vingt pulsations, hémoptysie abondante; dyspnée, douleur au poumon droit, râle crépitant et légère matité dans la moitié supérieure de cet organe. (Saignée, béchique et diète.) Cet état dure huit jours : vésicatoire sur la poitrine; la fièvre, la toux diminuent et demeurent ainsi durant quinze jours; mais faiblesse plus grande, crachats verdâtres muqueux, abondants, légère résonnance de la voix, sous la clavicule droite. (Fumigation de vapeurs aromatiques et de teinture d'iode, trois fois le jour et de deux minutes chaque fumigation; deux cautères sous la clavicule droite.) Plus tard, pectoriloquie et respiration caverneuse, fièvre hectique, faiblesse plus grande, amaigrissement croissant. (Même prescription : usage du sirop de quinquina et de l'huile de foie de morue.) Cette médication, prolongée durant dix mois, diminua la toux, la fièvre, et tarit l'expectoration purulente; la pectoriloquie reste la même, mais sans gargouillement, et Bi... sensiblement mieux, reprend ses forces et engraisse. En 1856, ses forces et son embonpoint sont revenus; seulement sa santé est fragile, et il enrhume facilement. En juin 1857, même état de bonne santé qui peut se prolonger longtemps si ce jeune homme sait se ménager.

Un semblable succès est rare; par cette circonstance, il devient intéressant, et sert à convaincre certains esprits égarés qui abandonnent inhumainement les phthisiques aux seules ressources de la nature. En leur mettant sous les yeux des guérisons bien avérées, ils deviendraient coupables s'ils ne soumettaient pas les tuberculeux au traitement dont nous avons fait usage sur notre malade.

De ce que j'ai dit et observé, je conclus :

1° Qu'un appareil de ce genre est simple, solide, portatif et plus commode que ceux proposés jusqu'à ce jour; que le malade, pouvant fumer dans toutes les positions et se trouvant peu fatigué de l'opération, pourra par cela même la prolonger plus longtemps.

2° Que les enfants, quelque jeunes qu'ils soient, peuvent aussi bien que les adultes user de fumigations.

XI

DE L'UTILITÉ DE L'ÉTABLISSEMENT DES SALLES MORTUAIRES D'ATTENTE.

Ce système, comme on le sait, a été vivement agité vers le milieu du siècle dernier, époque à laquelle apparut un de ces hommes d'heureuse organisation à qui seul appartient de laisser dans le monde ces idées humanitaires qui sont la conservation de l'espèce. Thiery, justement frappé de la promptitude avec laquelle on séparait les morts des vivants, et dans le but de remédier au mal, publia son ouvrage intitulé *De la vie de l'homme respectée dans ses derniers moments* (1715). Chose extraordinaire, cette voix de l'humanité ne trouva d'échos qu'à l'extérieur; la Suède, la Prusse, et quelques autres principautés du Nord, adoptèrent ce système qui résout à lui seul un de nos plus importants problèmes médicaux et qui apparaît à tous comme une assurance morale. En effet, si nous pénétrons dans les familles nous y trouvons à divers degrés la terreur que fait naître l'idée de pouvoir être enterré vivant, terreur d'autant plus vive, d'autant plus vertigineuse, qu'elle est justifiée par des faits; c'est ainsi qu'il n'est pas rare en France de rencontrer des localités où l'on trouve la preuve de ces effroyables récits; c'est ainsi que Mortagne (Vendée) a sa chronique (1).

Vers 1755 vivait en cette ville une noble famille dont un de ses membres, mademoiselle du Tréan, à la suite d'une maladie de quelques jours, tomba dans une léthargie tellement violente, qu'on la crut morte; cet état ayant duré vingt-quatre heures, on l'enterra dans l'église (à l'époque c'était l'usage). Le surlendemain de l'inhumation, le sacristain allant sonner l'*angelus* du matin passa sur la tombe de la défunte, d'où partirent des soupirs et des gémissements. Interdit et tremblant, il appela le curé, qui fit sur-le-champ déterrer la malheureuse; mais il était trop tard, mademoiselle du Tréan venait d'expirer; car elle conservait encore toute la chaleur d'une personne qui est décédée depuis quelques instants. Ce fait, et celui de la momie de la tour

(1) Que nous tenons des gens dignes de foi.

Saint-Michel à Bordeaux, doivent arrêter l'attention.

En effet, que penser de pareils exemples? et n'arrive-t-on pas tout naturellement à cette conclusion, que, si le nombre et les circonstances de ces malheurs offrent des exagérations, dût-on les réduire des trois-quarts, ce serait toujours beaucoup trop, et pour l'honneur de l'art et pour celui de l'humanité, car il est poignant de penser que, faute d'attendre, un homme qui pourrait être conservé de longs jours encore à sa famille soit exposé à périr misérablement au fond d'un cercueil. S'il est une vérité incontestable, c'est qu'il n'y a pas de thème que la pitié puisse varier sous des couleurs aussi émouvantes; je sais bien que les souffrances ne peuvent être telles qu'on les a peintes, mais c'est toujours une atroce cruauté. Aussi combien n'ai-je pas vu de malades haut placés, qui, avant de mourir, me suppliaient instamment de constater leur décès en employant les excitants d'usage, qui d'ordinaire, restent sans effet. Je crois donc sincèrement à l'utile établissement des salles d'attente; j'y crois, et comme assurance morale et comme accomplissement d'un devoir naturel.

Sous le roi Louis-Philippe, on avait paru vouloir atteindre ce but, mais on rejeta la proposition par des raisons plus ou moins spécieuses qui tombent devant un examen sérieux. Ainsi l'on mit en avant les frais considérables que nécessiterait l'érection de ces maisons (1).

Ne devons-nous pas penser qu'il se trouverait dans les localités des âmes généreuses qui viendraient au secours du gouvernement et qui, dans leur propre intérêt, doteraient ces établissements?...

On parle aussi des difficultés de trouver des hommes aptes à surveiller les cadavres?... Quelle différence y aurait-il donc entre les médecins attachés à ces maisons et ceux qui dans Paris vont constater les décès particuliers?... Je trouve encore « qu'après avoir surveillé des milliers de cadavres sans en avoir vu revivre un seul, l'attention se lasserait, le zèle s'éteindrait, etc., etc. » Que nous fait, je le répète, l'extrême rareté de ces cas; ne suffit-il pas qu'un seul de ces malheurs ait été constaté pour que les philanthropes s'occupent des moyens d'y obvier?...

C'est ici l'occasion de rappeler la fin tragique de l'abbé Prévot, que nous trouvons reproduite en ces termes: « Devenu vieux, l'abbé s'était retiré à Saint-Firmin pour fuir le chagrin de la ville. Un jour d'automne il traversait seul la forêt de Chantilly; soudain, il s'arrêta, chancela

(1) *Dictionnaire de médecine*, tome XVI, page 525. — Bouchut, *Traité des signes de la mort*. Paris, 1849, page 211.

et tomba lourdement foudroyé par une attaque d'apoplexie. Des paysans le ramassèrent. ... On s'empresse alors, on l'emporte, et bientôt, regrettable légèreté, ignorance coupable, on procéda à son autopsie ! Sous la dent du fer, le malheureux tressaille, il pousse un cri. Hélas ! il ne revient à la vie que pour se voir rouler dans la tombe, sans que qui que ce soit puisse désormais l'en arracher ! »

Eh ! ne voyons-nous pas également les journaux nous révéler fréquemment le cas de personnes, tombées en léthargie, qu'on a ensevelies, et que des circonstances fortuites ont fait revivre à temps pour n'être pas enterrées vivantes?...

Nous ne pouvons donc voir avec indifférence les inhumations précipitées qui oppressent le cœur de douleur et d'inquiétude à la seule pensée de se voir un jour peut-être livré à cette agonie d'outre-tombe. Eh! qui peut se flatter d'échapper au péril?... et d'ailleurs, puisque l'insécurité suffit seule pour empoisonner l'existence, prenons donc les moyens si faciles d'écarter le mal!

Nous nous bornerons là, persuadé que les bonnes choses ont leur apologie en elles-mêmes et que tôt ou tard l'utilité s'en fait sentir. Quant à nous, nous serions heureux d'avoir pu servir à la réalisation d'idées que jusqu'alors on n'avait pas su apprécier à leur juste valeur.

XII

RÉFLEXIONS EN RÉPONSE AUX QUESTIONS DU PROGRAMME DU CONGRÈS MÉDICAL DE 1845. — QUESTIONS RELATIVES AUX HONORAIRES DUS AUX MÉDECINS.

En 1845, j'eus l'honneur d'être envoyé par les confrères de mon canton au congrès médical de Paris, où je fus nommé un des membres de la septième commission, chargée de vérifier la question relative aux honoraires dus aux médecins. Cette faveur m'inspira des réflexions que je portai à la connaissance de tout le corps médical : heureux si elles peuvent un jour contribuer à mettre dans de justes rapports les exigences du médecin et les sacrifices du malade !...

Questions. — « L'arbitraire qui règne actuel-
« lement sur les honoraires dus aux médecins
« est-il compatible avec la dignité de l'art ?

« Quels seraient les avantages d'une fixation
« légale à cet égard ?

« D'après quel mode et sur quelle proportion « établir cette fixation ? »

Réponse. — L'arbitraire qui règne actuellement sur les honoraires dus aux médecins n'est pas compatible avec la dignité de l'art; en effet, si le médecin demande des honoraires trop modiques, il nuit par cela même à la dignité de la profession; si, au contraire, il demande trop, il ne proportionne pas ses exigences à la fortune de ses clients, et c'est encore un motif de déconsidération pour l'art.

Pour prévenir ces résultats, il serait à désirer que les médecins fussent rétribués par les communes où ils exercent. Ce mode de rétribution me semble avantageux; il est moral et digne de la profession médicale.

Chaque commune aurait un nombre de médecins proportionné au chiffre de sa population.

Chaque médecin connaissant la somme annuelle qui lui serait affectée, la toucherait par terme et à des époques fixes.

Ainsi, le médecin, désormais tranquille sur sa position et sur celle de sa famille, pourrait se livrer sans inquiétude à tous les travaux de son ministère.

Débarrassé du règlement de ses intérêts, il ne se verrait jamais dans l'obligation de contraindre par des voies légales ceux qui refuseraient de reconnaître les soins qu'ils ont reçus, extrémité toujours fâcheuse pour le médecin comme pour le client.

Avec des honoraires fixes, le médecin sera sans excuse s'il fait du charlatanisme; il ne portera pas envie à la position de son confrère, dont les traitements seront fixés comme les siens; il n'y aura entre eux d'autre rivalité que celle du bien public, et d'autre désir que celui de mériter l'estime de ses concitoyens.

Également rétribués, tous les médecins auraient le même rang dans la société : ainsi, plus d'inimitiés, plus de jalousies, plus de haines. D'où naît, en effet, la mésintelligence entre confrères? De deux sources : de l'amour-propre blessé (1), ou de ce que l'un fait plus que l'autre. D'après le nouveau mode de rétribution, rien de semblable n'aurait lieu, ou du moins, si un médecin inspirait plus de confiance qu'un autre, il ne devrait cet avantage qu'à son talent; mais alors il faut bien remarquer ce qui arrivera : le médecin le plus recherché ne pouvant suffire à tous les malades, il sera contraint, de bon gré ou de force, d'adres-

(1) Comment faire disparaître cette puissante cause de mésintelligence?..... Une civilisation avancée peut seule polir les esprits et faire comprendre aux hommes les égards qu'ils se doivent mutuellement. Chacun de nous doit être pénétré de cette vérité, que, pour être respecté, il faut respecter les autres, et ce n'est pas se respecter que de chercher à rabaisser son semblable.

ser une partie de sa clientèle à son confrère, qui, recevant les mêmes appointements que lui, doit, en effet, partager les charges de la profession.

Si l'exercice de l'art cesse d'être une cause d'inimitié parmi les médecins, ils se rechercheront, ils se rapprocheront, enfin ils seront heureux de se trouver ensemble et de confondre leurs soins pour soulager la douleur.

AVANTAGES POUR LES MALADES. — Ces avantages suffiraient, selon nous, pour démontrer les bons effets que produirait, partout et pour tous, le nouveau moyen que nous proposons de rétribuer les docteurs; mais il y en a d'autres pour les malades, je m'explique :

Chacun de nous sait combien la bonne intelligence est utile à notre profession; c'est de cette bonne intelligence, en effet, que naît près du lit des malades une foule de réflexions, de communications importantes, d'où découlent souvent des moyens de traitement utiles, qui seraient demeurés inappliqués sans cette confiance mutuelle.

AVANTAGES POUR LES PAUVRES. — Les classes indigentes des localités dépourvues d'hôpitaux gagneraient beaucoup à cet état de choses; car les droits de tous seraient égaux, et le pauvre comme le riche aurait, pour soulager ses souffrances, un médecin à sa disposition.

MOYENS D'ÉTABLIR L'IMPÔT DE LA SANTÉ. — Comment régler, sur le chiffre de la population des communes, le chiffre des honoraires du médecin? Il y a deux parties à contenter : il faut, d'une part, que le médecin soit convenablement honoré; il ne faut pas, d'autre part, que la commune soit trop chargée.

Voici ce que nous proposerions à cet égard :

Un nouvel impôt serait créé dans chaque localité, et je l'appellerais *impôt de la santé*. Voici comment il serait réparti.

Il faudrait admettre quatre séries de personnes dans chaque commune.

La première série composée de personnes pauvres non payantes;

La deuxième série, composée de personnes pouvant vivre, payerait, je suppose . . . . fr. 1

La troisième, de gens aisés, payerait . 2

La quatrième, de gens riches, payerait. 3;

Vient ensuite une cinquième série composée de riches capitalistes, qui payeraient comme les autres et en proportion de leurs revenus : ainsi chaque capitaliste serait imposé autant que le plus imposé de la quatrième série.

Cet impôt serait perçu par le receveur municipal.

Cet impôt, qui au premier aperçu semble fort difficile à établir, est pourtant fort exécutable, quand on y réfléchit un instant. C'est une opération du ressort des finances et tout à fait semblable à celle qu'exécutent les hommes du métier lorsqu'il s'agit d'augmenter ou de diminuer l'impôt, ou d'en faire une égale répartition.

Sans doute, il n'est pas de question plus délicate à traiter que celle de régler les honoraires du médecin, et c'est à cause de cette délicatesse même qu'elle mérite de fixer l'attention des cœurs justes et des esprits généreux.

Puisse notre proposition recevoir leur approbation, puisse-t-elle trouver son jour de réalisation ! Dès cet heureux jour, notre ministère sera semblable à celui du prêtre : placé sur le même rang social, appelé à consoler les hommes et à soulager leurs misères, il exercera sur ses concitoyens un véritable sacerdoce; sacerdoce touchant qui liera de plus en plus le médecin au malade et le malade au médecin. C'est alors que l'art de guérir sera noblement exercé, et que l'auréole du médecin brillera avec autant d'éclat que l'auréole du ministre des autels.

Conclusions. — De ce que nous avons dit nous concluons : 1° que la malaisance chez un grand nombre de médecins a fait naître, dans la plupart des cas, le charlatanisme; que cette malaisance a entretenu l'inimitié, la haine parmi eux, et que le médecin a pris souvent pour prétexte le malheur de sa position pour invoquer la rigueur de la justice contre des clients ingrats;

2° Que la nouvelle rétribution, en prévenant la plupart des inconvénients graves signalés, rendra service à la profession, au médecin et à l'humanité;

3° Qu'en assurant aux médecins une position égale de fortune et d'honneur, la profession médicale deviendra facile, honorable et respectée, et qu'elle sortira de l'état d'abaissement où dans bien des localités elle est tombée;

4° Que le médecin quittera volontiers les grands centres de population quand il sera assuré de trouver une existence honorable dans les campagnes.

XIII

CORPS ÉTRANGER DANS LA VESSIE. — CRAYON DE 5 CENTIMÈTRES DE LONG SUR 6 MILLIMÈTRES DE DIAMÈTRE, EXTRAIT SANS LE SECOURS D'AUCUN INSTRUMENT.

En 1856 je fus consulté par le nommé B..., âgé de vingt-six ans, libéré récemment du service militaire. Cet homme, d'une constitution robuste, d'un tempérament sanguin et nerveux, se plaignait de douleurs sourdes et quelquefois très-aiguës à la vessie; elles dataient de quatre mois et étaient occasionnées par un corps étranger introduit dans ce réservoir. Voici, au reste, l'histoire de ce malade : En 1844 B... contracta une blennorrhagie très-intense qui le retint longtemps au lit : de tous les symptômes, le plus grave était une dysurie tellement douloureuse, que les urines brûlantes au passage lui arrachaient des cris.

Forcé d'entrer à l'hôpital militaire, il fut placé dans une chambre où se trouvaient plusieurs camarades atteints comme lui de la même maladie.

Un matin B... se sentant le besoin pressant d'uriner, prit son vase de nuit sans pouvoir se satisfaire; ses efforts ne firent qu'augmenter ses douleurs. Un de ses voisins, fatigué de l'entendre gémir, lui dit avec impatience : Eh! bou... si tu ne peux pas pisser, prends donc la baguette de ton fusil et t'épingle le canal. Ce conseil fut suivi; seulement, au lieu d'une baguette de fusil, il prit un crayon qui se trouva sous sa main et le plongea tout entier dans le méat urinaire. Ce corps étranger, dont j'ai donné plus haut les dimensions, détermina d'abord un surcroît assez vif de douleur. Dès lors l'imprudent malade s'arrêta; mais, souffrant de plus en plus, et dans l'impossibilité de retirer ce corps étranger, il imagina de l'enfoncer davantage, et finalement il le précipita jusque dans la vessie. Cette manœuvre achevée, il se mit à uriner et se sentit soulagé. Quelques mois après B..., guéri de sa gonorrhée, sortit de l'hôpital et jouit longtemps d'une excellente santé. Cependant, vingt mois après l'accident, il survint dans l'hypogastre des douleurs d'abord modérées, puis si vives, qu'il vint enfin me demander des conseils.

Quand je le vis, il éprouvait une douleur continue; douleur tolérable tant qu'il y avait dans la vessie une certaine quantité d'urine; mais quand il avait fini d'uriner la douleur redoublait d'intensité.

Je connaissais la cause de la maladie, et je n'hésitai pas à déclarer qu'il n'y avait qu'un moyen de le délivrer; c'était d'extraire le corps étranger par la taille ou de le broyer par la lithotritie. B... ayant refusé, je lui prescrivis quelques calmants laissant au temps et à la douleur le soin de le rendre à mes conseils; je n'attendis pas longtemps. Un mois après, le malade vint me trouver de nouveau et me fit part de sa pénible situation :

Outre les douleurs qui suivaient l'émission des urines, le cours s'en interrompait de temps en temps tout à coup.

Ces faits ne sont pas difficiles à comprendre. Lorsque la vessie contenait une certaine quantité d'urine, le corps étranger surnageait à la surface et le malade ne souffrait plus; lorsque la vessie se vidait, ses parois, en revenant sur elles-mêmes, s'appliquaient sur le corps étranger, et de là les douleurs; enfin, lorsque le corps se présentait en face de l'orifice interne du canal, il faisait fonction de bouchon, et le cours des urines s'interrompait. Il est digne de remarque que jamais les douleurs n'étaient plus vives que dans ces moments.

Ces détails bien précis me frappèrent et me donnèrent l'espoir d'imprimer au crayon une impulsion assez forte pour lui faire traverser le canal ou pour l'y engager assez avant et l'extraire ensuite par une petite incision.

Ce n'est pas ici le lieu de rappeler toutes les lois de l'hydrostatique, tout le monde sait que, quand on remplit d'eau un vase muni dans son bas-fond d'une ouverture plus ou moins étroite, et qu'on ouvre tout à coup cette ouverture, le liquide s'échappe en formant un tourbillon à la surface, lequel s'empare des corps flottants et les fait tourner sur eux-mêmes en les forçant de présenter au passage l'une de leurs extrémités.

Destiné à recevoir et à expulser les urines, la vessie représente très-bien le vase dont nous venons de parler; comme lui elle offre des ouvertures pour l'introduction et la sortie des liquides; comme lui elle contient un liquide sur la surface duquel une pression plus ou moins forte peut être exercée. Ces idées s'étant présentées heureusement à mon esprit, je résolus d'en faire l'application sur mon malade.

En conséquence, je lui conseillai de retenir longtemps ses urines, de lier même la verge, et, lorsqu'il n'y pourrait plus tenir, de se poser devant une table, le tronc fléchi de manière à former avec le bassin un angle d'environ quarante-cinq degrés, de tenir les bras et les jambes assez écartées et les mains cramponnées aux bords de cette table, afin de faire une forte inspiration et d'expulser vivement les urines.

Mes conseils eurent un plein succès; dès la première tentative, le crayon fut rejeté à trois pas du malade, et cela sans avoir beaucoup souffert. A la vue du crayon, le bienheureux malade plein d'une vive satisfaction, l'examina attentivement et se présenta deux fois chez moi pour me le montrer; par malheur, j'étais absent de Mortagne et ne pus le voir. Les souvenirs d'un bonheur inespéré et des services reçus passent vite chez certains malades; voilà pourquoi B... ne revint pas me voir : il oublia dans un tiroir cette pièce qu'il croyait sans intérêt, et plus tard il la jeta dans son jardin, pour ne plus avoir sous les yeux un objet qui lui rappelait toujours avec une pénible émotion des jours d'angoisses et de tortures.

Ce ne fut que six mois après sa guérison qu'il me fit part du résultat que je viens d'exposer. Mes regrets égalèrent presque ma joie, lorsque j'appris ce qu'il avait fait de ce crayon que j'aurais été heureux de posséder. Je fis faire les recherches les plus minutieuses, soins inutiles! on ne trouva rien. J'interrogeai B... sur l'état du crayon, et j'appris qu'il était recouvert d'une concrétion urinaire épaisse d'un blanc jaunâtre, hérissé de nombreuses aspérités qui occasionnaient en grande partie les douleurs dont j'ai parlé; car elles ne se montrèrent avec quelque intensité qu'au bout de vingt-deux mois.

Après avoir rapporté le fait tel qu'il s'est passé, qu'il me soit permis d'ajouter quelques réflexions, je serai d'ailleurs très-court.

Si on jugeait de la valeur du procédé que j'ai employé par le bonheur du résultat que j'ai obtenu, mon amour-propre aurait lieu d'être satisfait. Mais, quelque prompt et heureux qu'ait été ce résultat, il ne faut pas espérer qu'il se reproduise ni toujours ni peut-être souvent. A coup sûr c'est un moyen à tenter dans des circonstances plus ou moins semblables. Si le corps étranger, au lieu de surnager et de se tenir au niveau du liquide, eût été un de ces corps pesants qui vont au fond, il est probable qu'il eût été plus difficile à expulser. Cependant, depuis que j'ai recueilli ce fait, j'ai appris de M. le Dr Bousquet qu'un membre de l'Académie, feu M. Sédillot, se délivrait de temps en temps de petits graviers par un procédé analogue : il laissait aussi la vessie se remplir, et, quand il ne pouvait plus résister au besoin de les rendre, il se mettait sur le parquet appuyé sur ses quatre membres et les rejetait avec force. Il paraît que cette manœuvre lui réussissait assez souvent pour y revenir toutes les fois que la douleur l'avertissait qu'un nouveau gravier était tombé des reins dans la vessie.

Tels sont les faits scrupuleusement rapportés; quelque jugement qu'on en porte, il est difficile d'admettre que de tels conseils aient été inutiles; en effet, il lui est souvent arrivé que, dans des transports de colère causés par ses souffrances, B... en urinant poussait de toutes ses forces, et cependant le crayon n'en restait pas moins dans la vessie. Nous pensons donc qu'il importe de livrer à la science les succès d'une pratique aussi simple qu'innocente, qui pourra épargner à bien des malades les souffrances et les dangers de la taille ou de la lithotritie.

Finalement nous concluons :

1° Que sans le secours d'aucun instrument on a pu, à l'aide de moyens naturels, débarrasser la vessie d'un crayon de 5 centimètres de long sur 6 millimètres de diamètre;

2° Que, dans un cas plus ou moins analogue à celui dont on vient de lire l'histoire, il sera prudent d'avoir tout d'abord recours aux moyens employés chez B...

FIN

EXPLICATION DES PLANCHES

Il est essentiel que les couteliers chargés de confectionner tous les instruments signalés dans les planches, tiennent note exacte des proportions assignées à chaque pièce ; sans cette précaution, il est à craindre qu'ils ne soient imparfaits et qu'ils n'offrent pas les avantages que je leur reconnais.

Planche I.

FIGURE 1. — SERRE-NŒUD. — Tige métallique de 15 à 18 centimètres de hauteur, sur une largeur de 13 millimètres inférieurement, et 3 millimètres d'épaisseur; se rétrécit de plus en plus jusqu'à sa partie supérieure qui se termine par une petite tête ronde, aplatie de 6 millimètres de diamètre et de 2 millimètres d'épaisseur ; 4, 4, ouverture inférieure. 11, ouverture supérieure de 5 millimètres de diamètre ; 12, 6 et 14 treuil ; 9 vis pour soulever le ressort.

FIGURE 2. — AIGUILLE A DOUBLE OUVERTURE. — Vue de face, 25 centimètres de longueur sur 1 millimètre d'épaisseur et 3 millimètres 1/2 de largeur ; 5, ouverture inférieure de 3 millimètres de long sur 1 millimètre 1/2 de large.

FIGURE 3. — MÊME AIGUILLE. — Vue de côté, et présentant la courbure que doivent avoir les aiguilles à l'instant d'opérer, de même que son chas qui est de 1 millimètre 1/2 de large sur 3 millimètres de hauteur.

FIGURE 4. — AIGUILLE CONDUCTRICE. — Vue de côté, 25 centimètres de long sur 3 millimètres 1/2 de large et 2 millimètres 1/2 d'épaisseur. Une précaution essentielle, c'est de rendre l'extrémité supérieure des aiguilles assez mince, pour qu'elles passent simultanément et avec facilité par le trou supérieur du serre-nœud, *précaution des plus essentielles,* je le répète.

FIGURE 5. — TREUIL. — 7, extrémité droite servant à faire mouvoir; 2, ouverture pratiquée sur son milieu; 8, extrémité gauche où se trouve adapté le rochet.

FIGURE 6. — EXTRÉMITÉ INFÉRIEURE DU SERRE-NŒUD. — Vue sur sa face antérieure; 10, ouverture inférieure; 13, ressort

FIGURE 7. — PINCE A GOUPILLE. — 16, anneau mobile.

FIGURE 8. — PINCE A GOUPILLE APPLIQUÉE SUR L'EXTRÉMITÉ INFÉRIEURE DE L'AIGUILLE CONDUCTRICE. — 15, anneau mobile.

Planche II.

FIGURE 1. — CÉPHALAPAGOTOME. — *j*, *k*, ailerons mobiles; *p*, *n*, face antérieure du manche d'ébène; *t*, manche d'ivoire de la deuxième tige.

FIGURE 2. — PREMIÈRE BRANCHE OU BRANCHE A LANCE. — *l*, extrémité inférieure de la première branche, se vissant sur l'écrou enchâssé sur l'extrémité supérieure du manche d'ébène.

FIGURE 3. — DEUXIÈME BRANCHE OU BRANCHE A PLAQUE. — *b*, vis qui fixe la plaque.

FIGURE 4. — FACE SUPÉRIEURE DE LA PLAQUE DE LA DEUXIÈME BRANCHE. — *a*, tenon qui glisse dans la rainure de la première branche; *v*, *x*, trous pour loger l'extrémité inférieure des ailerons et laisser passer les fils de soie pour les abaisser.

FIGURE 5. — POSITION DU CÉPHALAPAGOTOME A L'INSTANT D'ÊTRE APPLIQUÉ COMME TIRE-TÊTE. — *e*, *f*, *c*, bords tranchants de la lance et de l'aileron gauche; *f*, *g*, ouvertures donnant passage aux fils pour élever les ailerons ; *c*, *d*, ailerons abaissés ; *u*, gaine métallique et vis qui fixe la plaque au tenon.

FIGURE 6. — POSITION DU CÉPHALAPAGOTOME A L'INSTANT DE SON APPLICATION SUR LA TÊTE. — *h*, *i*, trous où passent les fils qui ont élevé les ailerons.

FIGURE 7. — EXTRÉMITÉ SUPÉRIEURE DU MANCHE D'ÉBÈNE. — *q*, vis de pression qui fixe la première branche dans son écrou, et la deuxième branche quand on se sert de l'instrument comme repoussoir ; *r*, *s*, écrou enchâssé sur l'extrémité supérieure du manche d'ébène ; *m*, écrou où se visse la première branche ; *o*, vis de pression servant à fixer la deuxième branche sur la première au point voulu ; il est essentiel de dire au lecteur, que cette vis signalée ici par *o*, a été par erreur, désignée dans le texte par la lettre *q*, cette erreur, j'ai hâte de la faire connaître.

FIGURE 8. — TENON GLISSANT LIBREMENT DANS L'INTÉRIEUR DE LA PREMIÈRE BRANCHE. — *z*, trou où se loge la vis qui fixe la plaque au tenon.

FIGURE 9. — CÉPHALAPAGOTOME. — Vue de côté, *a*, extrémité inférieure du fil, fixé par son autre bout à l'extrémité inférieure de l'aileron droit et passant par le trou latéral et supérieur de la lance, tombe sur les bords de la plaque et sert à élever cet aileron ; *b*, extrémité inférieure du fil qui, attaché par son autre bout à l'extrémité inférieure de l'aileron droit, et passant par le trou droit de la plaque, sert à abaisser cet aileron.

Planche III.

FIGURE 1. — FORCEPS MULTIPLE. — *a*, *a*, *a*, branche à pivot ; *b*, *b*, *b*, branche à mortaise ; *c*, *d*, écartement des cuillers (anciennes courbures) *l*, écrou où se loge la vis de compression ; *m*, ouverture où passe la vis compressive ; *a*, *b*, manche du forceps.

FIGURE 2. — FORCEPS A DENTS. — *e*, *e*, *e*, *e*, *e*, *e*, dents du forceps ; *g*, lettre indiquant que la tête des crochets lorsqu'ils sont vissés, ne dépasse pas la surface externe des jumelles; *j, j,* trous où se vissent les plaques.

FIGURE 3. — CROCHETS. — *f*, crochet antérieur plus volumineux que les autres.

FIGURE 4. — CLEF POUR VISSER LES CROCHETS. — *h*, échancrure pour les visser.

FIGURE 5. — CLEF POUR VISSER LES PLAQUES. — *i*, tourne-vis pour cet usage.

FIGURE 6. — JUMELLE EN BOIS, DESTINÉE A CACHER LES POINTES DES CROCHETS. — *k*, goupille en fer.

FIGURE 6 *bis*. — JUMELLE APPLIQUÉE SUR LES CROCHETS.

FIGURE 7. — VIS POUR ÉCRASER LA TÊTE, — *u*, ouverture pour recevoir une tige métallique et faire tourner cette vis.

FIGURES 8. — FORCEPS CÉPHALOTRIBE. — *r*, face interne des plaques et leurs rebords saillants; P, P, courbures des cuillers; *s, s*, cylindres en fer soudés aux plaques; *t, t*, trous où se fixent les plaques; *n, n*, vis écrasant la tête.

FIGURES 9 et 10. — PLAQUES A PLACER SUR LES CUILLERS DU FORCEPS POUR LE RENDRE FORCEPS CÉPHALOTRIBE.

FIGURES 11 et 12. — VIS POUR MAINTENIR LES PLAQUES EN PLACE.

FIGURE 13. — CLEF ORDINAIRE POUR ASSEMBLER LE FORCEPS.

Planche IV.

FIGURE 1. — VACCINATEUR. — *e*, lame de l'instrument; *b*. ouverture transversale de la virole supérieure; *a, a*, coulisse où glisse le bouton pour servir au va-et-vient de la lame; *c*, virole inférieure sur laquelle s'emboîte la gaîne; *d*, vis destinée à faire sortir plus ou moins de fer pour vacciner.

FIGURE 2. — GAINE MOBILE. — A placer sur la virole inférieure, pour rendre l'instrument plus portatif.

FIGURE 3. — VIS A PLACER DANS L'ÉCROU (fig. 6).

FIGURE 4. — VACCINATEUR MODIFIÉ PAR M. CHARRIÈRE. — *g*, bouton inférieur tournant sur lui-même pour faire sortir et rentrer la lame.

FIGURE 5. — PARTIE CACHÉE DU VACCINATEUR. — *i*, ressort placé sur le côté de la lame ; *f*, bouton servant au va-et-vient de la lame et à la fixer au besoin.

FIGURE 6. — ÉCROU OU SE LOGE LA VIS DU PREMIER VACCINATEUR.

FIGURE 7. — LIÉGES LIÉS SUR LE BOUTON INFÉRIEUR, pour le fixer et rendre l'instrument plus maniable.

FIGURE 8. — CORPS PRIMITIF DU VACCINATEUR, sur lequel était placé une virole mobile, glissant sur la partie moyenne de ce corps et qui, à l'aide d'une vis, pouvait régler la quantité de lame à faire sortir.

AVIS : Je note avec intention toutes les proportions à donner aux diverses pièces du vaccinateur ; proportions qui, faute d'être observées par le fabricant, rendraient l'instrument imparfait. Voici ces proportions :

1° Le vaccinateur (fig. 1) aura 9 centimètres de long, sur 6 millimètres d'épaisseur.

2° La vis (fig 3) qui doit fixer la lame, aura 23 millimètres de longueur et sera terminée par un bouton.

3° La lame (fig. 1) *e*, doit avoir 22 millimètres de long ; son ressort, semblable à celui d'un canif à coulisse, n'aura que 24 millimètres de longueur.

Pour le vaccinateur modifié par M. Charrière, voyez la description (page 177), où se trouvent les proportions de cet instrument.

Planche V.

FIGURE 9. — APPAREIL FUMIGATOIRE. — *a*, *b*, récipient ; *c*, *d*, tuyau conducteur de la fumée ; *e*, jonction de ce tuyau avec la troisième pièce de l'appareil; *f*, masque; *n*, *o*, ouverture supérieure du masque; *g*, poignée servant à porter l'appareil; *c*, hauteur du goulot formant la partie supérieure du récipient, *m*, partie extérieure du robinet; *i*, partie interne et cachée de ce robinet.

FIGURE 10. — TROISIÈME PIÈCE DE L'APPAREIL (dite masque); *u*, ouverture moyenne du masque s'articulant avec le tuyau horizontal; P, ouverture inférieure du masque; *q* diaphragme formant les 3/4 supérieurs de l'ouverture inférieure; *r*, soupape fixée au diaphragme par une de ses extrémités; *s*, autre extrémité de cette soupape pour la faire mouvoir; *t*, morceau de ferblanc croisant l'ouverture inférieure du masque et soudé par ses extrémités au pourtour de cette ouverture.

FIGURE 11. — ROBINET. — *j*, ouverture interne et cachée du robinet; *k*, ouverture externe et apparente de cette pièce; *l*, aplatissement du robinet servant à le faire tourner.

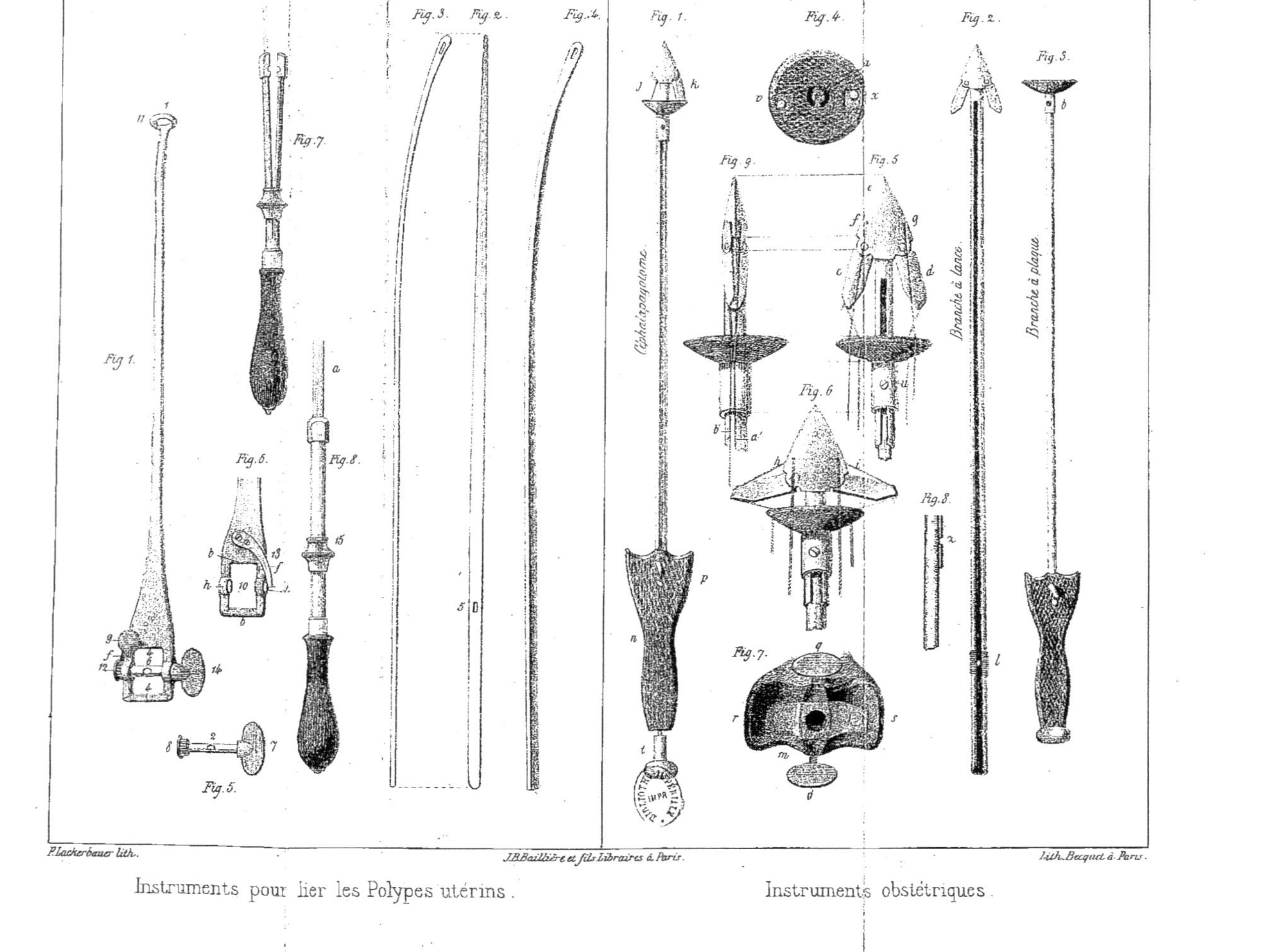

Instruments pour lier les Polypes utérins.

Instruments obstétriques.

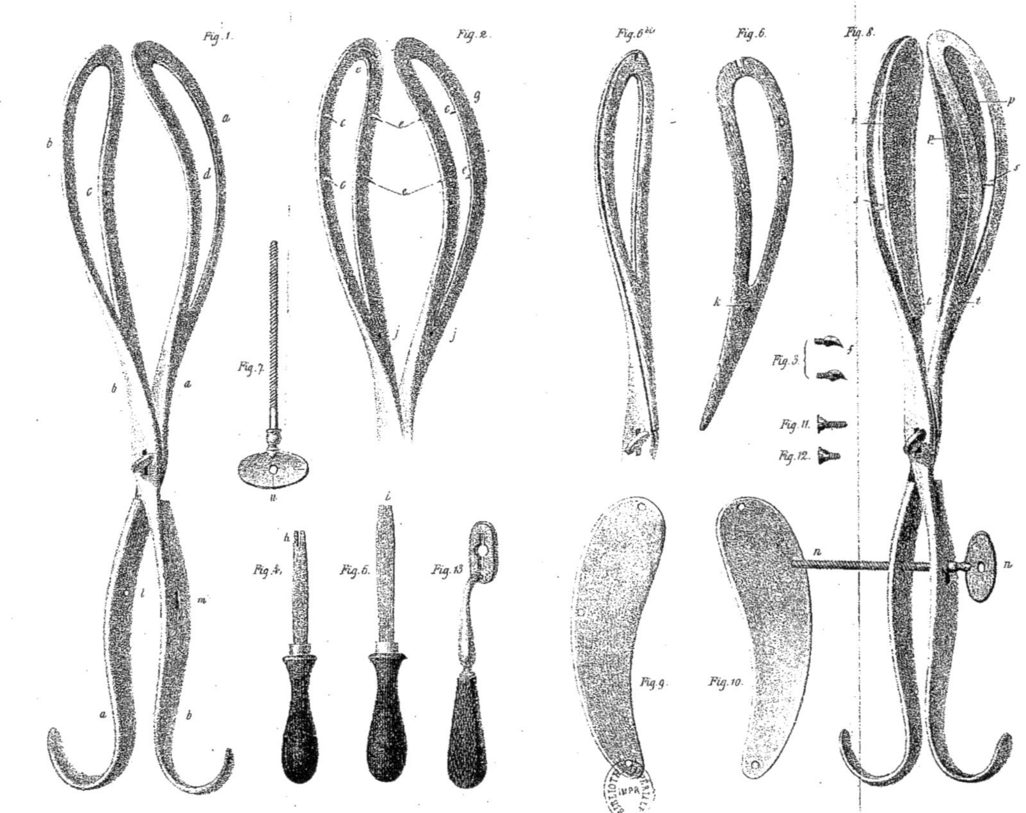

P. Lackerbauer lith.

J.B. Baillière et fils Libraires à Paris.

Lith. Becquet à P.

Forceps multiple.

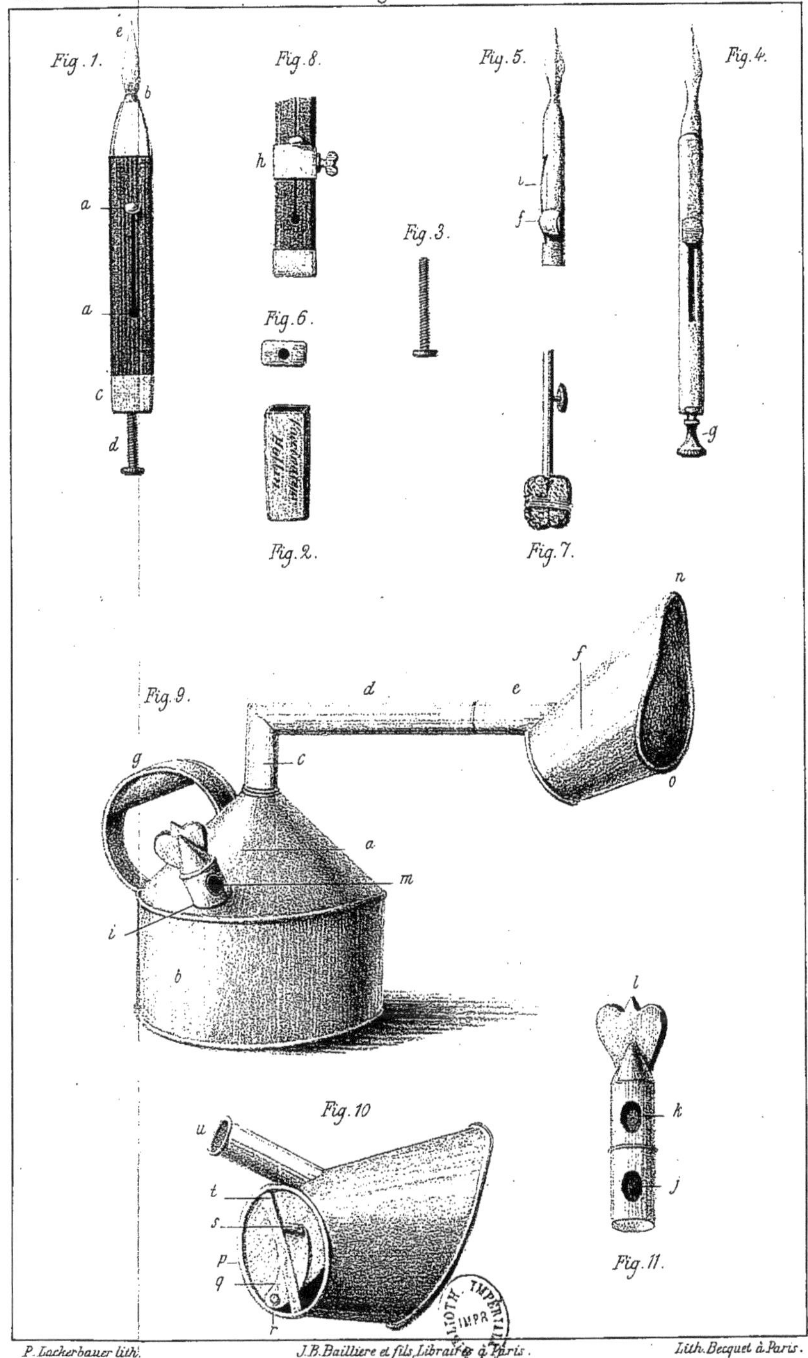

P. Lackerbauer lith. J.B. Baillière et fils, Libraires à Paris. Lith. Becquet à Paris.

Vaccinateur — Appareil Fumigatoire.

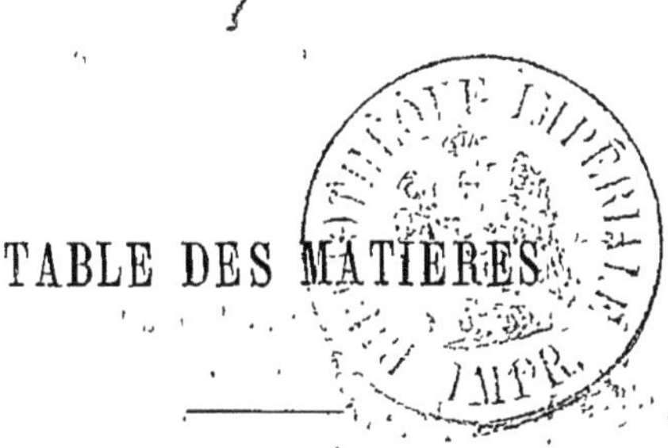

TABLE DES MATIÈRES

Avis. — Voici la marche à suivre pour trouver dans ce volume, les renseignements désirés : la table, comme l'ouvrage, est divisée en treize mémoires numérotés en chiffres romains, et l'intitulé est en gros caractères ; on cherchera à la préface le numéro d'ordre du mémoire à consulter ; ensuite, vous reportant à la table, vous y trouverez les détails qui vous donneront la page où est traité le sujet dont vous voulez prendre connaissance.

I

Procédés et instruments nouveaux pour détruire les polypes de l'utérus, du vagin et du rectum

[1] **Avis à MM. les fabricants d'instruments.** Voir l'explication des planches.

II

IV

V

VI

VII

VIII

IX

X

XI

XII

XIII

FIN DE LA TABLE.

ERRATA

Page 4, 13e ligne, *au lieu de :* pages 44 et 46, *lisez :* 35 et 36 ; et à la 14e ligne, *au lieu de :* 47, *lisez :* page 40.

Page 33, 5e ligne, *au lieu de :* enlevé d'après la méthode *usitée* jusqu'à ce jour, *lisez :* d'après une méthode *inusitée* jusqu'à ce jour.

Page 72, 10e ligne, *au lieu de :* la lettre Q, désignant la face antérieure du céphalapagotome, *lisez :* la lettre O, qui est placée sur la figure 7, planche II.

Page 136, *au lieu de :* Ier mémoire, *lisez :* IVe mémoire.

Page 245, 3e ligne, *au lieu de :* 17, *lisez :* 11 autres sujets.

Page 246, 12e ligne, *au lieu* d'un quart, *lisez :* d'un sixième.

Page 254, 3e ligne, *au lieu de :* 10 maisons, *lisez :* 12 maisons.

Page 302, 4e ligne, *au lieu de :* la nature se montre toujours la même, *lisez :* la nature, généralement, se montre toujours la même.

Page 486, *au lieu de :* 1715, *lisez :* 1787.

PARIS. — IMP. SIMON RAÇON ET COMP., RUE D'ERFURTH, 1.

www.ingramcontent.com/pod-product-compliance
Ingram Content Group UK Ltd.
Pitfield, Milton Keynes, MK11 3LW, UK
UKHW012142240726
13966UKWH00001B/107

9 782011 781840